뼈는 거짓말하지 않는다

뼈는 거짓말하지 않는다

초판 1쇄 발행 2017. 11. 27.
　　11쇄 발행 2021. 8. 13.

지은이 박진영
펴낸이 김병호
책임편집 김슬기 | **그림** 박소현
마케팅 민 호 | **경영지원** 송세영

펴낸곳 주식회사 바른북스
등록 2019년 4월 3일 제2019-000040호
주소 서울시 성동구 연무장5길 9-16, 301호 (성수동2가, 블루스톤타워)
대표전화 070-7857-9719 **경영지원** 02-3409-9719 **팩스** 070-7610-9820
이메일 barunbooks21@naver.com **원고투고** barunbooks21@naver.com
홈페이지 www.barunbooks.com **공식 블로그** blog.naver.com/barunbooks7
공식 포스트 post.naver.com/barunbooks7 **페이스북** facebook.com/barunbooks7

· 책값은 뒤표지에 있습니다. **ISBN** 979-11-88363-41-4 03510

바른북스는 여러분의 다양한 아이디어와 원고 투고를 설레는 마음으로 기다리고 있습니다.

박진영 한의사가 들려주는 척추이야기

뼈는 거짓말하지 않는다

박진영 지음

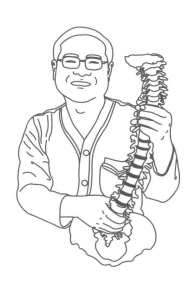

바른북스

의술을 펼치는 목적은 '濟生'에 있으며, 다양한 분야의 학문에서 이러한 목적을 효과적으로 달성할 수 있도록 노력하였고, 그 결과 많은 업적을 이루었다. 특히 한의학은 더욱더 '濟生'의 의술을 펼쳐야 하며, 그러기 위해서 현재 한의학에 종사하는 모든 이들은 한의학을 계승함은 물론 발전시켜야 한다.

'한의학의 계승과 발전'을 이루기 위해 다양한 방법이 있겠지만, 한의학에 종사하는 각자가 임상을 하면서 깨달은 것들을 함께 공유하여 모든 한의사들이 양질의 진료를 할 수 있어야 하는 것도 한 가지 방법이다. 그러므로, 『醫學入門』의 「習醫規格」에 "여러 번 사용하고 여러 번 경험해서 마음에 터득한 바가 있거늘 이를 모아서 천지에 알려서 모든 이에게 숨김없이 드러내지 않는 것은 세상과 내 자신을 속이는 것이다"고 하였다.

임상을 하면서 터득한 바를 숨기지 않고 한의학을 하는 모든 이들과 공유하고자 하는 것은 한의학을 공부하는 사람의 도리이지만, 실천하기가 쉽지는 않다. 저자 박진영과 잠깐만이라도 대화를 나눈다면 아마도 그가 매우 순수하고 정열적이며 심지가 곧은 사람이라는 것을 쉽게 깨달을 것이다. 이런 성격의 저자가 30여 년의 임상을 하면서 본인이 직접 경험하고 터득한 바를 체계적으로 정리하고, 내용을 지금에 맞게 풀이하여 책 속에 글자로만 있던 내용을 실제 임상에서 생동하는 지식으로 탈바꿈시켰다. 그리고 많은 어려움을 겪으면서 자신이 터득한 내용을 혼자만의 것이 아닌, 우리 모두의 것으로 함께하고자 본서를 출간하게 되었다.

책을 출간하기까지 결코 쉽지 않은 많은 일들을 묵묵히 참아내며 멈추지 않고 완성한 저자의 노고에 격려와 찬사를 보내며, 책의 내용이 양질의 진료를 하는 데 도움이 될 것으로 확신하여 추천사를 쓰게 된 것을 기쁘게 생각한다.

_원광대학교 한의학전문대학원장·한의과대학장, **정헌영**

운동선수들은 강도 높은 훈련과 격렬한 시합 중 여러 가지 척추의 문제가 올 수 있다. 그중에는 그대로 방치해 두어도 치유가 되는 경우도 있지만 정확하게 처치를 않으면 선수 생명에 지장을 줄 수도 있다. 따라서 몸에 문제가 발생하였을 때는 골반과 척추의 상태를 면밀하게 파악하여 바로 잡아야 한다. 만약에 치료 시기를 놓칠 경우에 신체적 결함, 불균형으로 일상생활에도 큰 어려움이 초래된다.

이에 골반과 척추로 인한 통증과 질병을 명철하게 설명하고 정리한 박진영 한의사의 책 출간을 진심으로 환영하며 체육인으로서 일독을 권하고 싶다.

_한국체육대학교 교수, **정현택**

현대의학의 발전으로 표준화, 과학화, 근거 중심의 예방과 치료법이 급속도로 진행되고 있으며 어느 정도의 성과를 내고 있는 것은 사실이다.

하지만 병원에서 수많은 검사를 하고 거기에 따른 약, 시술, 수술을 한다 하여도 질병과 통증의 원인조차 모르는 것이 많다. 환자들은 인터넷의 발달과 각종 방송매체의 건강에 대한 방송으로 본인의 병에 대해서는 이제 어지간한 의사들보다 더 많은 지식을 습득하고 병원을 찾는다. 하지만 넘쳐 나는 의료정보의 홍수 속에 막상 마셔야 할 시원한 물이 없어서 목마름에 지친 환자들이 너무 많다.

임상 30년이 되는 지금에 와서 항상 느끼는 것은 진정으로 환자들을 위하는 길은 환자의 질병과 통증을 정확히 알고 치료에 임하여야 하는 것이다. 많은 질병과 통증에 있어 척추가 우선이고 정답인 경우가 많다. 사실이 이러하므로 의료인들은 일시적인 치료방법이나 대증적인 치료의 매너리즘에 빠지지 말고 한 번쯤은 구조의 중요함에 눈을 떠야 한다.

구조가 바뀌지 않고는 기능을 지배할 수가 없다.

인간은 척추동물이면서 다른 척추동물과는 다르게 직립보행을 하고 앉아서 많은 시간을 보내고 있다.

그리하여 다른 척추동물의 척추란 마치 대들보의 형상을 하고 있는 데 반하여 인간의 척추는 기둥의 역할을 하므로 발생하는 질병과 통증이 다른 척추동물과는 다른 형태를 가진다. 즉, 다른 동물들에게는 없는 병인 요통이며 치질, 위장병, 두통 등 많은 병을 숙명처럼 안고 가야만 하는 신세가 된 것이다.

또한 문명의 이기로 말미암아 골반과 척추의 변형이 가속화되면서 여기에 따른 질병과 통증의 문제가 심각한 수준에 이르렀다.

즉 아이들 보행기로부터 시작하여 유모차, 침대의 매트리스, 높다란 베개, 소파 및 의자에 오래 앉아 생활하는 습관, 장기간의 운전, 컴퓨터와 스마트폰 사용으로 인해 요즘 급격하게 늘어나는 골반과 척추의 변형인 VDT증후군(Visual Display Terminal Syndrome) 등 우리의 골반과 척추를 올리고 틀어지고 꼬이게 하는 문명의 이기는 우리를 편하고 즐겁게 해 주었지만 과연 우리의 건강에게 아군인가? 적군인가? 다시 한번 깊게 생각해 볼 일이다.

지난 30년 동안 많은 환자를 보면서 여러 가지 병에 대해서 연구에 연구를 거듭하며 여러 가지 치료법을 응용하고 써 보았지만, 뭔가가 항상 부족하였다. 병의 원인도 가지각색이고 그에 따른 치료방법도 가지각색이었으니 한의사인 나조차 헤맬 때가 많았고 병의 원인조차 모를 때가 있었다.

실제로 한의사인 필자도 십수 년 전 위장병을 심하게 앓았었다. 어느 날 하도 통증이 심해서 위내시경을 해보니 위와 십이지장에 궤양이 심한 상태였다. 오죽이나 아파오니 그때부터 한의사임에도 불구하고 양약제제를 먹었더니 통증이 확실히 줄어드는 것을 느꼈다.

한의사인 내가 양약을 먹으면서 위장병에 시달리는데 그때 든 생각이 내가 실력이 없어서인가 내가 복용했던 한약보다 양약의 효과가 더 빠른 것에 내심 놀라고 창피했다. 그런데도 완전히 나아지지는 않고 목에서의 이물감과 위장의 통증은 여전하기를 일 년여. 우연한 기회로 척추와 질병 및 통증의 상관관계를 알게 되었고 깊이 연구하기 시작하였다. 여러 치료법, 한약, 양약을 복용하였어도 치료 효과가 확실하지 않았던 위장병이 흉추 11번과 12번 그리고 요추 1번 사이에 있었던 척추의 변형을 교정하니 정말로 어느 순간 사라진 것이다.

왜 내 척추에 이상이 생겼던 것일까?

가만히 생각해 보니 아파트에 새로 입주하면서 침대를 샀었는데 이 침대의 매트리스가 문제였었다. 나무로 된 침대였는데 매트리스의 두께가 30cm 정도 되었으며 너무나 부드럽고 푹신하였던 것이다. 그리고 베개는 어른 머리 크기의 높이에 길쭉한 형태로 있었는데 왠지 그 침대에서 자면 몸 컨디션이 너무 안 좋아 머리도 아프고, 어깨도 무겁고, 허리도 묵직하고, 가슴이 답답하여 잠에서 몇 번이나 깨고 거기에다 속마저 안 좋으니 아픈 사람들의 마음을 충분히 이해가 되었다. 즉, 너무나 푹신한 매트리스가 내 척추를 힘들게 한 것이었다.

푹신한 매트리스 자체가 척추의 후만을 만들어 그 중심에 있는 흉추와 요추를 뒤쪽으로 튕겨져 나가게 한 것이다. 그리하여 위, 십이지장에 문제가 생기게 된 것이다. 또한 높은 베개는 경추를 강직하게 만들고 흉추의 후만을 일으켜 가슴을 답답하게 하고 두통, 어깨 결림 등을 생기게 하였다.

척추에 문제가 생긴 것을 깨닫고 틀어지고 후만된 요추와 흉추를 교정하니 편해지는 것이었다. 결국은 매트리스를 다 버리고 침대 나무통판 위에서 자고 베개를 조금 낮은 것으로 베니 몸이 점점 더 편해지고 좋아졌다. 또한 매일 아침저녁으로 교정대와 교정석을 계속해서 요추와 흉추에 대고 십 분, 이십 분씩 누워서 뼈를 고정시켰다. 이렇게 위장병이 치료가 되어서 다시 음식을 잘 먹게 되었다. 이미 유전적으로 밝혀진 병이나 감염성 질환이 아닌 거의 모든 질병과의 상관관계가 명확해지고 모든 통증의 원인이 바로 골반과 척추란 사실은 나를 점점 더 골반과 척추의 치료에 매진하게 만들었다.

병의 원인을 알면 치료하기가 쉽고 병의 진행 상태를 정확히 알면 환자들에게 예후를 정확하게 설명할 수가 있다. 병의 원인을 모르니 치료하기가 어렵고 병의 진행 상태를 모르니 그로 인한 막연한 공포는 오롯이 환자의 몫이다. 이때 의료인이 환자의 막연한 공포심을 없애 주어야 하는데 모르니까 알려주지 못하는 것도 있다.

의료인도 자기전공이 아니면 다른 질병이나 통증에 대해 잘 모르는 경우가 많고 특히 골반이나 척추로 인한 병에 대해서는 생소할 수도 있다.

정신과 의사가 과연 척추로 인해서 틱 장애, ADHD, ADD, 우울증, 공황장애가 올 수도 있다는 사실을 알고 있을까?

내과 의사가 과연 척추로 인해 위장병, 당뇨, 고혈압이 올 수도 있다는 사실을 알고 있을까?

갑상선, 비염, 불면증 등등 다른 모든 병들도 마찬가지. 습관적으로 검사하고 약을 쓰고 또 증량하고 있지는 않은지 한 번쯤은 생각해 볼 일이다.

실제로 질병이나 통증의 원인이 골반과 척추라고 상세하게 환자들에게 설명하면 그들의 눈에서 공포심이 사라지는 것을 많이 본다.

그런데 오래된 병은 치료도 오래 해야 하며 척추의 변형을 잡는 것은 충분한 시간을 필요로 한다. 기본적으로 일곱 번 정도 교정을 하면 아무리 심한 통증이나 질병이라도 어느 정도는 효과가 나타나기 시작한다. 그렇다고 다 치료가 되는 것은 아니며 나을 수 있다는 희망과 향후 치료지침이 세워지는 기간이 된다. 그리고 가골이 자라지 않고 척추가 부드러운 젊은 사람들은 아무리 증상이 심하여도 의외로 치료가 빨리 되며 후유증도 없으니 환자도 좋고 나도 좋다.

골반과 척추가 바로 서면 나의 건강이 바로 서고 나의 건강이 바로 서면 집안이 바로 서고 집안이 바로 서면 그 어떤 부귀영화보다 더 큰 행복이 가까이 있음을 알 것이다. 골반과 척추를 바로 세우면 통증과 질병에서 벗어나고 정신이 맑아짐을 바로 경험할 수 있다.

환자들이 오면 그들에게 골반과 척추에 대해서 사진을 찍어서 질병과 통증의 원인을 하나하나 설명을 한다. 여러 시행착오를 거치면서 연구가 더 필요하겠지만, 나만의 진단방법이 되었으며 골반의 위치와 척추의 변형을 설명하기가 편하고 치료 후 경과를 사진으로 바로 확인할 수 있다.

대부분 병원에서 이러한 설명을 듣지 못하고 시스템에 의한 치료를 받는 경우가 대다수여서 호기심이 가득하다. 설명을 하고 물어볼 게 있으면 물어보라고 하여 일일이 설명을 해 주면 대부분의 환자가 긍정을 하고 만족해한다. 그다음 말하는 것이 아래와 같다.

① 나는 한약을 안 먹습니다

한약이 체질적으로 안 받는 경우도 드물게 있다. 하지만 대부분의 환자는 이 병 때문에 한약을 복용하였지만 복용할 때 잠깐 괜찮다가 다시 아픈 것을 반복하니 더 이상 한약을 안 먹겠다고 하는 사람이 대다수이다. 또한 병원에서 의사들에게 지속적으로 한약을 먹지 말라고 티칭을 받은 환자들이 너무나도 많다. 이럴 때 참으로 난감하다.

"뼛골을 채워야 병이나 통증이 빨리 좋아지고 교정하는 과정에서 몸살을 적게 하는데 무조건 한약을 안 먹는다니 그러면 치료 효과가 늦게 나타나고 몸살이 심하게 나타날 수도 있습니다"라고 말할 수밖에 없다.

실제로 교정을 하면서 뼛골을 채우는 보정제를 복용하게 되면 잠이 잘 오게 되고 얼굴이 맑아지고 여드름이나 잡티가 없어지고 주름이 펴지는 것을 경험한다. 내 몸은 소중하고 뼛골은 채울수록 좋다.

② 이제는 여기가 마지막이다

그럼에도 불구하고 나한테 치료를 받는 이들의 마지막 멘트가 바로 여기가 마지막이었으면 하는 말이다. 다른 치료를 다 해 보았지만 치료는 안 되고, 약을 한없이 먹어보아도 효과는 없고 으리으리한 병원에서 돈이 많이 드는 치료를 해 보았지만 그것도 아니고 어쩌란 말인가? 지금까지 이 병의 치료를 위해 쓴 돈과 시간이 주마등처럼 지나가는데 또 속지는 않는 것인지 불안하기 짝이 없다.

하지만 그들의 속마음은 치료만 된다면 어찌 그까짓 돈과 시간이 아깝겠는가? 그동안 여타 치료를 해 보았지만 치료는 되지 않고 금전적 시간적 낭비만 되고 몸은 더 만신창이가 되니 이제는 그 누구도 믿지 못하는 것이다. 어찌어찌 알음알음 와보았지만, 망치 하나 달랑 들고 있는 필자가 미더워 보이지는 않는데 하는 말을 듣고 보니 틀린 말은 아닌 것 같고 다른 데서는 듣지 못한 말을 들으니 가슴 한켠에서 슬며시 호기심이 생길 것이다. 어차피 유명한 곳은 다 다녀봤는데 별 뾰족한 수가 없으니 여기에서 마무리를 하였으면 하는 생각이 들 것이다.

그래서 하는 말이 "여기를 마지막으로 내 병이 나았으면 얼마나 좋을까?"이다.

이러한 어려움에도 불구하고 다른 곳에서 수많은 치료를 했음에도 낫지 않는 통증이나 질병들이 기적처럼 없어지고 치료가 될 때, 수술만이 답이라고 병원에서 말해서 수술일정을 잡았는데 교정 중 수술을 취소하고 당당하게 걷는 환자의 환한 모습에서 그동안의 시름과 고민과 안타까움을 덜어낼 수 있기에 오늘도 여러분의 골반과 척추를 만지고, 밟고, 당기고 두드린다.

 더 이상 갈 곳 없이 헤매고 있는 이 세상의 아픈 사람들에게 질병과 통증의 원인이 바로 골반과 척추일 수 있다는 사실을 알리고자 이 책을 쓴다.

.

차례

3장 _척추로 병을 진단하고 척추로 병을 치료한다?

4장 _엎드려야 보이는 것들

5장 _뼛골이 다 빠졌습니다

6장 _不治已病 治未病

1장

뼈는 거짓말하지 않는다

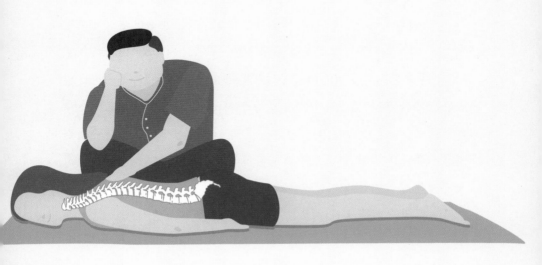

1. 뼈는 거짓말하지 않는다

생로병사의 중심에 있는 것이 바로 뼈라고 할 수 있다.

뼈는 우리 몸의 기둥으로 뇌와 척수신경을 보호하여 신경이 잘 흐르는 구조를 유지하고 우리 몸의 중요한 장기를 보호하는 역할을 한다.

뼈 중에서도 중심은 척추 뼈이다.
척추가 꼬이거나 틀어져서 척수신경이 압박을 받으면 통증이 생긴다.
또한 신경의 흐름이 약해지면 세포의 기능이 저하되는데 이러한 현상이 오래되면 조직의 변성이 생기면서 각 장기의 병변이 나타나고 그로 인해 질병이 생기는 것이다. 그래서 통증이나 질병이 있으면 일차적으로 척추 뼈의 배열이나 변형을 살펴야 하는데 이는 우리 몸의 기둥인 척추에 주목해야 하는 이유다. 문제가 있는 척추 뼈를 진단해보면 통증과 질병의 양상을 알 수 있고 그것을 환자에게 문진하면 대부분 거기에 일치하게 됨을 알 수 있다. 그 후 교정을 하게 되면 뼈의 움직임과 몸이 반응하는 바가 정확하게 일치하는 것을 본다. 그래서 통증과 질병을 치료하기 위해서는 반드시 척추 뼈를 바르게 교정을 해야 한다. 뼈의 상태 즉 척추의 상태를 보면 통증과 질병의 상태를 바로 알 수 있으며 그 환자의 과거 현재 미래의 상태를 가늠하여 생각해 볼 수가 있다.
그러므로 척추 뼈를 통해 치료 기간과 향후 통증 및 질병의 예후를 알 수 있으며 그것을 환자한테 바로 설명해 주고 치료에 들어갈 수 있다.

사람은 꼭 거짓말이 아니더라도 말을 바꿀 수 있다.
하지만 뼈는 거짓말하지 않는다.

척추 뼈가 꼭 있을 자리에만 있다면, 아프지 않을 자리에만 있다면, 좁아지
거나 꼬여지거나 틀어지지만 않았다면, 가골이 자라나서 너무 두꺼워지지
만 않았다면 아프거나 질병의 상황이 아닌 것이다. 그런데 있어야 할 자리
에서 올라가거나 내려갔다면, 골반이 올라가서 척추 사이가 좁아지고 꼬였
다면, 틀어지고 두꺼워져 신경이 눌리거나 압박을 받는다면 바로 통증이 있
거나 질병의 상태인 것이다.

같은 통증을 느끼더라도 뼈가 제자리에서 많이 벗어나 있지 않고 가골이
없다면 병세는 심하지 않으며 치료기간이 짧다. 반면 뼈가 제자리에서 많이
벗어나 있으며 가골이 심하게 자라났으면 병세는 심각하고 언제든지 다시
통증이 올 수 있으며 치료기간이 길 수 있는 것이다.

그래서 뼈는 거짓말을 하지 않는다는 것이다.

요즘 들어 갑자기 변형이 너무 심한 뼈들을 자주 보게 된다. 척추를 진단하
고 교정하는 나로서는 뼈와의 대화를 중요시하는 경우가 많다. 그중 살아
도 산 것이 아닌 뼈들이 만져질 때가 있다. 그동안 너무 힘들었던 뼈들인 것
이다. 병원에서 온갖 검사를 했음에도 불구하고 병명도 제대로 나오지 않
지만 정작 아픈 당사자를 너무나도 힘들게 하는 뼈가 있다. 그럴 때 "너무나

도 힘든 뼈네요"라고 말하면 대부분 환자들은 긍정을 하고, 때로는 아픈 몸
이 서러워 울기도 하는데 가슴이 먹먹하다.

"살아도 산 것이 아닌 뼈 때문에
살아도 산 것이 아닌 고통 속에서의 삶이다."

2. 구조는 기능을 지배한다

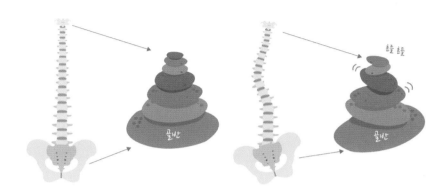

바르고 곧은 척추의 기본은 '하향안정화된 골반'이다!

우리 척추구조를 보면 골반, 요추, 흉추, 경추 순으로 하부에서부터 상부로 몸의 기둥 역할을 하고 있다. 집을 지으려면 기둥을 최하 네 개를 세워야 한다. 하지만 인간의 기둥은 하나밖에 없고 하나뿐인 척추로 인하여 외롭고 힘들게 살 수밖에 없는 숙명을 가지고 태어났다.

기둥은 주춧돌이 아래에서 튼튼하게 잘 받쳐 주어야 하는데 잘 받치지 못하고 위로 떠오르면 기둥은 견디지 못하고 틀어지거나 주저앉게 마련이다. 그래서 주춧돌은 기둥을 세울 때 최대한 아래로 위치하여 안정이 되어야 하는데 조금이라도 위로 뜨게 되면 기둥에 치명상을 줄 수 있다. 직립보행과 오래 잘못된 자세로 앉아 있는 것, 그리고 노화로 인한 척추의 퇴행 등이 주춧돌 역할을 하는 골반을 올라가게 하고 올라간 골반 때문에 척추 사이의 공간이 더욱 좁아져서 신경의 압박으로 말미암아 통증 및 질병이 생기는 것이다. 이를테면 허리 디스크, 목 디스크, 치질 같은 병은 인간에게만 존재하는 질병이다. 아마 두통도 마찬가지일 것이다.

무릇 인간은 척추동물이다.
그런데 다른 척추동물들은 척추가 대들보 역할을 한다. 즉, 척추가 대들보 역할을 하며 일자로 길게 늘어선 구조이므로 골반과 척추, 척추와 척추, 경추와 머리 사이가 좁아져 생기는 통증과 질병이 없다. 그러므로 다른 척추동물들은 극심한 노화나 사고가 아니고는 척추로 인한 병이 드물지 않나 싶다.

그렇다. 구조는 기능을 지배한다고 볼 수 있다.

그러므로 우리 척추의 상태는 우리 몸의 생리적, 병리적 기능을 지배한다고 볼 수 있는 것이다. 즉, 뇌에서부터 발생하는 생리적 전기 신호가 척수신경을 따라 각 장기 세포에 잘 도달하여 제 기능을 하게끔 도와주고 보호해 주는 역할을 하는 바른 척추야말로 우리 몸의 기능을 온전하게 해 주는 참된 구조인 것이다. 이때의 기둥은 일자가 아닌 S자형 구조이어야 극대화가 된다. 즉, 머리를 받치는 경추는 C자, 흉추는 거의 일자 비슷한 D자, 요추는 다시 요추 2~3번을 중심으로 완만한 C자 형을 갖추어야 온전한 힘을 받을 수 있다.

3. 척추 뼈를 보면 그 사람의 과거 현재 미래를 알 수 있다
(당신도 심근경색, 뇌졸중의 현재 주인공이 될 수 있다)

척추 뼈를 보면 그 사람의 과거와 현재, 미래를 알 수 있다.

황당하지만 재미있는 말이지 않은가?

척추 뼈를 보고 한 사람의 과거-현재-미래를 알 수 있다는 말은 곧 척추 뼈가 한 사람의 역사이기 때문이다. 그래서 자라온 환경이나 운동 및 직업상의 체형변화가 척추 뼈를 변형시키는 과정과 시간상의 문제를 알 수 있게한다. 오래 앉아 있으며 컴퓨터 작업을 많이 하는 현대인들을 살펴보자. 오래 앉아 있으므로 대부분 자세가 좋지 않다.

또한 과도한 스마트폰의 사용은 우리를 편하고 재미있게 해 주었지만 우리몸과 척추에는 독약이 되어버린 상황이다. 스티브 잡스가 현대를 사는 우리에게 컴퓨터, 스마트폰이란 거대한 문명의 이기를 가져다주었지만, 한편으로는 현대인들에게 골반과 척추의 변형을 같이 선물하고 갔다. 요즘 사람들은 골반이 올라가 일자 허리가 되고 흉추는 굽어 있으며 일자 목의 형태로 진화 아닌 진화를 하고 있다. 특히 의자에 앉는 자세가 골반 상향과 척추 후만(일자 허리)을 부르는 자세, 즉 엉덩이는 앞으로 허리는 뒤로 가는 자세는 그야말로 최악이라고 말하고 싶다. 이런 자세는 골반이 많이 올라가는 형태로 척추 후만을 일으키며 허리뼈와 등뼈가 일직선이 되기도 하고 심지어는 등뼈가 심하게 후만이 되어 허리 통증, 어깨 통증, 손발이 저리고 뒷목이 뻣뻣하고 두통 및 어지럼증에 시달리며(목 디스크) 역류성 위식도 질환

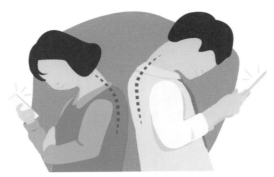

스마트폰의 과다사용은 흉추와 경추의 변형을 가속시킨다

으로 소화기까지 안 좋아질 확률이 매우 높다. 아울러 혈압이 올라가고 당뇨가 오는 점점 악화가 되어가는 건강상태를 가질 수밖에 없는 비운의 역사를 가진 한 사람의 뼈가 된다. 요즘 은행원, 증권맨, 공무원을 포함한 오랜 시간 앉아서 컴퓨터를 보며 일하는 사람들의 형태가 바로 이쪽으로 가고 있다. 심지어는 흉추 2~3번의 변형은 심장에 직접적으로 위해를 가해 심근경색, 심장마비 등으로 이어지고 흉추 1번과 경추 7번의 변형은 뇌졸중을 불러올 수 있다.

나이와는 상관없이 젊은 사람들이 갑자기 쓰러지는 원인이 바로 다 여기에 있는 것이다.

특히 요즘 공부하는 청소년과 젊은 직장인들 특히 운동 부족에 의해 척추를 지지하는 근육이 약한 사람들의 척추 뼈는 상태가 심각한 수준이다. 또한 그 척추 뼈의 변형된 모습은 시간이 지날수록 점차 변형이 가속화되어 심한 사람은 가골이 자라나기 시작하고 점점 좋지 않은 상황이 만들어진다. 그러므로 항상 바른 자세를 가지려고 노력하고 통증이 생기거나 갑작스

럽게 피로감이 생길 때에는 먼저 척추의 변형에 원인이 있지 않을까? 하고
의심해 보아야 한다.

과거, 현재, 미래가 내 몸, 척추에 있다.
가장 중요한 것은 현재이다. 지금 내 몸을, 내 척추를 바르게 하면 아름답고
행복한 미래를 만들어 갈 수 있다. 그러지 않고 틀어진 내 몸을, 내 척추를
바르게 하지 않는다면 암울한 미래가 기다릴 뿐이다.

척추는 한 번 틀어지기 시작하면 점점 안 좋은 방향으로 간다. 그러므로 통
증 및 질병의 초창기에 바로 잡아서 더 이상 틀어지지 않고 바른 자세가 될
수 있도록 노력해야 한다.

지금 이 시각 현재 진행형이다. 척추를 생각하며 살 일이다.
나의 척추가 바로 나의 과거요. 현재이며 미래이기 때문이다.

4. 기분(氣分)이 좋다는 말은 척추 뼈가 좋다는 말이다

기분이란 기(氣)의 배분을 이르는 말이다.

'기'란 바로 신경전달물질이다. 이 기가 잘 흘러 배분이 잘 되어야 건강한 상태가 되며 우리 몸의 항상성이 유지되는 것이다.

이 기(氣)의 온전한 배분이 우리의 마음과 육체의 편안함을 가져온다. 즉 뇌로부터 척추신경을 따라 각각의 장기 및 구조로 가는 신경전달물질의 바른 흐름이야말로 우리의 행복을 지켜주는 뿌리가 되고 지름길이 되는 것이다. 뇌와 신간(身幹)을 이어주는 중요한 가교 역할을 하는 경추의 중요성이 현대인들에게서 유독 부각이 되는데 이는 뇌의 전기 신호가 가장 빠르게 도달하는 곳이며 척추 중에서 가장 많은 전기 신호가 오고 가는 곳이기 때문이다.

요즘 현대인들은 컴퓨터, 스마트폰의 장시간 사용으로 경추를 너무 많이 혹사하고 있다. 이는 경추의 변형을 일으켜 우리의 건강에 적신호를 켜고 있다. 그다음으로 우리 몸의 중요한 장기들이 모여 있는 곳을 보호하고 관장하는 흉추를 살펴야 한다. 이곳은 직접적으로 생명 활동을 영위하는 데 중요한 장기, 즉 심폐기능을 담당하고 있는 곳으로 기분을 좌우하는 곳이라고 본다. 즉 흉추가 굽어지고 틀어지면 기분이 좋을 리가 없으며 우울증, 공황장애 등이 온다. 또한 이 흉추부위는 경추를 지지하는 중요한 축이다.

일자 목, 거북목이 되어 제 기능을 수행할 수 없게 되는 원인이 흉추가 굽어지고 틀어졌기 때문이다. 그러므로 우리가 기분이 좋으려면 흉추가 바로 서고 경추가 C커브를 유지해야 한다. 흉추가 바로 서고 경추가 C커브를 유지하기 위해서는 먼저 골반의 하향안정화와 요추의 전만이 중요하다.

뇌에서 척추를 통해 각각의 체절로 가는 신경의 바른 흐름이야말로 건강의 척도이며 질병과 통증 없이 잘 살 수 있는 생리활동의 근간이 된다.

예를 들어 가슴이 조이면서 아프고 뒷목이 뻣뻣하고 머리 아프고 어지러운데 기분이 좋을 사람이 어디 있겠는가? 척추의 상태가 좋으면 아프지 않고 마음이 즐거워지고 의욕이 넘치며 관대해진다. 척추의 상태가 좋지 않으면 아프고 마음이 우울해지고 의욕이 없어지고 소심해진다. 그러므로 '기분이 좋다' 는 말은 우리 몸의 신경 흐름이 좋아 혈액순환이 잘 되어 각각의 장기 및 세포들에게 풍부한 영양공급과 산소공급이 막힘없이 잘 이루어지고 있다는 뜻이다.

기분은 감정과는 다른 형태를 가진다. 감정은 금방 사그라지지만 기분은 감정과 달리 오래가는 특성이 있다. 감정은 마음에서 우러나오지만 기분은 척추에서 우러나온다.

5. 공부하는 학생들의 학습능력에 대하여

어떻게 하면 아이들의 키를 키울까?

어떻게 하면 아이들의 학습능력이 좋아져 공부를 잘할 수 있을까?

아이들이 키도 크고 공부도 잘했으면 하는 것은 모든 부모의 바람이다.

여러 가지 방법을 찾고 이것저것 다해 보지만 마음대로 쉽지만은 않아 결국은 부모 자신들의 잘못된 유전자 탓을 스스로 하며 안쓰럽게 자식을 바라보기 십상이다. 그러나 키도 크고 공부도 잘하는 뼈가 있음을 아는 부모는 그리 많지가 않다. 우선적으로 아이들의 더딘 성장과 학습능력이 떨어진다면 유전인자를 탓하지 말고 아이들의 골반과 척추를 살펴보아야 한다.

올바른 골반과 척추를 가진 아이들은 성장도 잘하고 학습능력도 뛰어나게 되어 있다. 즉, 키도 크고 공부도 잘하는 뼈가 따로 있음을 알아야 한다. 비만이나 저체중도 모두 골반과 척추의 문제로 오기 때문이니 이와 같은 이유로 마음고생 하는 일도 없을 것이다. 이러한 사실로 비추어볼 때 이렇게 중요한 골반과 척추를 바르게 하지 않고 아이들을 채근하고 닦달한다면 그야말로 꽁꽁 언 땅에 삽질을 하는 모양새가 될 것이다.

따뜻한 봄날의 나른한 햇살로 충분히 부드러워진 땅에 삽질을 하고 씨앗을 뿌려야만 무럭무럭 커나가는 식물을 생각해 보자. 골반과 척추의 공간이 좁아져 신경이 압박을 받으면 그야말로 꽁꽁 언 땅의 모양새가 되는 것이다. 이러한 땅에 씨앗을 뿌리고 나무를 심어 보았자 소용없는 일이 되고 만다.

또한 요즘은 고영양의 음식이 많아 틀어진 척추 사이로 가골이 쉽게 자라난다. 이러한 가골은 그야말로 꽁꽁 언 땅을 더욱 움츠리는 역할과 같아 뼈가 제 기능을 발휘하지 못하게 하며 신경을 압박하여 각종 통증과 질병을 유발하므로 특히 성장기의 아이들한테는 좋지 않다.

최근 들어 골반이 올라가고 등이 굽어가는 아이들이 점점 더 늘어나는 추세이다. 특히나 학교와 학원에서 오랫동안 앉아서 공부하고 집에서도 책상 앞에 앉아 공부하거나 컴퓨터와 스마트폰을 24시간 생활화하다 보니 골반은 올라가고 등은 점점 굽어 거북목, 일자 목이 된다. 그뿐 아니라 운동 부족으로 인한 근육의 감소는 척추를 더욱 휘고 틀어지게 만든다. 현실이 이렇다 보니 요즘 아이들은 등뼈가 굽음으로 인하여 시력이 약해지고 머리가 맑지 못하게 된다. 요즘 초등학교 아이들이 안경을 착용하는 사례가 기하급수적으로 늘고 있는 것도 거의 대부분 척추의 문제라고 보면 틀림이 없다. 대부분의 아이들이 결국 안경을 쓰게 되고 빼빼 마르거나 비만에 빠진다. 당연히 성장도 여의치 못하고 신경질만 늘어가니 부모와 자식 간 성질만 나빠지고 제대로 학습을 할 능력이 떨어지는 것은 자명한 사실이 된다. 이렇게 되면 아이들은 당연히 자존감이 사라지고 우울해지며 매사에 소극적이게 행동하게 되며 때로는 부모나 주위 사람에게 난폭하게 저항하거나 대들기도 한다.

아이들의 골반을 내려주고 등뼈를 세워주어야 한다.

골반이 내려오고 척추 사이의 공간이 충분해지면 뼈가 부드러워지고 기운이 세지며 머리가 맑아진다. 그리고 뼛골을 채워줄 수 있는 음식을 충분히 섭취하게 하되 상태가 심한 경우는 뼛골을 채워서 기운을 세게 하고 정신을 맑게 하는 한약을 같이 복용하게 하여야 한다. 세간에 총명탕이라고 하는 한약들도 결국에는 아이들의 뼛골을 채워주고 기운을 세게 하여 피로를 이기게 하는 처방들이다. 그러면 척추 사이의 공간이 넓어지면서 신경의 흐름이 원활해지고 혈액순환이 잘 되어 아이들의 성장과 두뇌에 필요한 산소와 영양공급이 충분해진다. 이렇게 되면 성장이 순조롭게 이루어지며 정신이 맑게 되므로 당연히 학습능력도 향상이 된다. 아이들의 올라간 골반을 내려주고 등골을 바로 펴주면 소화가 잘 되어 잘 먹고 잘 자고 대소변이 시원해지면서 머리가 맑게 되니 공부할 의욕이 많이 생긴다고 한다. 아울러 몸이 편해지니 부모와의 대립과 갈등도 적어져 사이가 좋게 된다. 그래서 실제로 성적이 많이 올라가게 된다. 키도 커지고 건강해지는 것은 기본이다. 이 모든 것이 순리대로 풀리는 지름길이 되는 것이며 몸과 마음이 같이 좋아지게 되는 것이니 성장과 학습의 두 마리 토끼를 한 번에 잡게 된다. 또한 부모와 자식 간에 사이가 더욱 좋아지는 것은 덤이다.

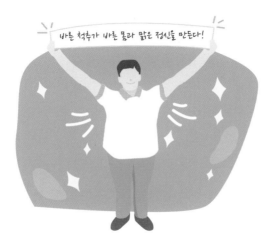

바른 척추가 바른 몸과 맑은 정신을 만든다!

2장

왜 아픈가 ?

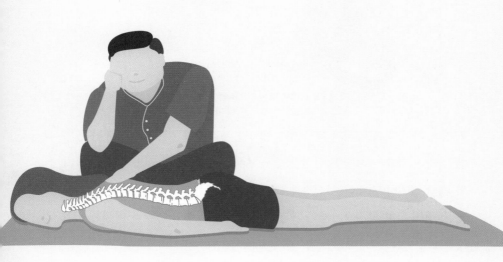

1. 왜 아픈가… 척추의 뒤틀림과 질병과의 관계

1921년 위장질환, 갑상선질환, 신장 질환, 변비, 생리통, 심장질환, 폐질환 등을 미세하게 틀어진 척추(minor distortions of the spinal bones)를 교정함으로 써 고칠 수 있다는 학설을 의심한 펜실베니아 대학의 핸리 윈저박사는 이 학설이 틀렸다는 것을 입증하기 위하여 실험을 하였다. 그런데 놀라운 결과 가 나왔다.

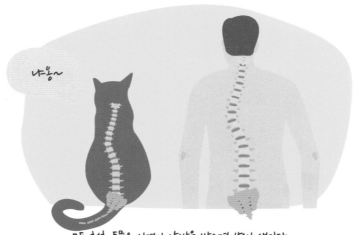

모든 척추 동물은 신경이 압박을 받으면 병이 생긴다.

75명의 사람과 22마리의 고양이의 사체를 부검하여 221개의 기관이 질병 에 걸려 있었다는 사실을 발견하였다. 박사는 주의 깊게 질병에 걸린 장기 와 해당 장기를 지배하는 신경과 그 신경이 나오는 척추 분절을 관찰한 결 과, 질병에 걸려 있는 221개의 기관 중에 212개는 해당 척추가 미세하게 뒤틀려 해당 척추분절의 교감신경계(자율신경)가 압박을 받아 질병이 생긴 것을 알아내었다. 척추의 미세한 뒤틀림이 신체 내부 장기의 질병과의 연관성이 96% 일치됨을 발견한 것이다. 하물며 나머지 4%인 9건도 자율신경이 척수신경으로 들어오고, 나갈 때 다른 척수신경으로도 흐르며, 위아래로 척추 몇 마디에 해당하는 척수신경을 주행하고 있는 것을 볼 때 거의 100%가 척추의 뒤틀림으로 자율신경이 압박을 받아 손상을 입은 결과라고 설명했다. 그는 척추의 작은 뒤틀림 현상이 자율신경을 압박하여 내부 장기에 질병이 온다는 것이 거의 100%라고 결론을 내렸다.

특히,
20케이스의 심장질환과
13케이스의 간질환
9케이스의 위질환
26케이스의 폐질환
8케이스의 전립선 질환과 방광질환은 100%가 일치하였다.

참으로 놀랍지 아니한가?
비록 1921년 11월의 오래된 실험이지만 질병의 원인이 바로 척추의 뒤틀림이라는 것을 증명한 놀라운 실험이다. 물론 이는 질병의 원인이 척추의 뒤틀림으로 인한 자율신경의 손상으로 결론이 났지만 사체를 부검하였으니 살아 있는 사람의 통증에 대한 실험이라고 볼 수는 없다. 그러나 시간이 흘러 현재에는 살아 있는 사람의 통증의 원인이 척추의 뒤틀림이라는 사실이 증명되고 있다. 그렇다면 질병과 통증의 원인은 바로 틀어진 척추라는 결론이 나온다. 우리가 질병이나 통증을 치료할 때 척추를 간과하면 절대 안 되는 이유가 바로 여기 있다. 설사 일시적으로 질병이나 통증을 가릴 수는 있다고 해도 척추를 바르게 하여 신경의 흐름을 정상화하기 전엔 그 질병과 통증을 낫게 했다고 볼 수 없다.

2. 척추는 생체전기가 들어오고 나가는 고속도로이다

우리가 움직이는 근육, 골격계의 동작뿐만 아니라 내부 장기의 기능을 포함해서 우리 몸 전신의 모든 기능을 조절하는 것이 뇌이다. 이 뇌는 신체 각 부위의 정보를 받고 다시 그 정보에 대한 반응을 보내서 생리활동이 이루어지게 하는데 이는 신경이라는 경로를 통해 왕복하는 생체전기로 하여금 가능하게 된다.

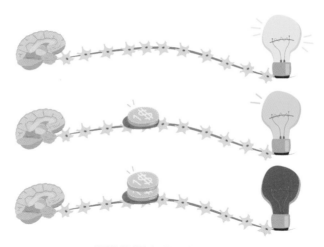

신경을 압박하면 전류량이 약해진다

미국 콜로라도 대학에서 동물을 해부하고 신경을 분리하여 전구에 연결하였더니 전구에 불이 들어왔다. 여기에 20mmHg에 해당하는 작은 동전을 신경계에 올려놓았더니 전구의 밝기가 50% 감소되었다. 그 후 동전을 하나 더 올려놓자 전구의 불이 들어오지 않았다.

이 실험에서 알 수 있는 사실이 두 가지가 있다.

① 신경을 통해서 전기가 흐른다(생체전기).
② 신경을 물리적으로 압박하면 신경을 통해서 흐르는 전류량이 약해진다.

뇌와 바로 연결된 척수신경이 지나가는 척추는 생체전기의 주된 통로이며 척수를 보호하고 있는 구조이다. 이 척추가 뒤틀리거나 꼬여지면 척수신경이 압박을 받고 압박을 받은 척수신경은 생체전기 신호가 약해져서 해당 척추분절에 있는 각 장기와 기관이 약해지게 되며 장기적으로 가면 조직의 변성까지 초래해 질병이 생기게 된다. 이는 자율신경의 문제이고 타율신경의 문제에 이르면 통증이나 운동장애가 뒤따른다. 그러므로 질병이나 통증은 척추의 뒤틀림이나 꼬여짐으로 인해 척수신경이 압박을 받아 생체전기가 원활히 흐르지 못하는 상태에서 오는 것이다. 척추는 생체전기가 흐르는 고속도로와 같은 역할을 한다고 볼 수 있다. 생체전기가 흐르는 속도는 뇌에서 발끝까지라도 불과 1~2초 정도밖에 걸리지 않을 정도로 빠르다. 하물며 작은 신경의 흐름까지를 포함컨대 뇌와 척수 사이는 더욱 빠를 것이다. 이 수많은 정보가 생체전기의 형태로 우리 몸을 조절하는데 순조롭게 이루어지려면 바로 척추의 올바른 정렬상태가 절대적이다.

고속도로가 원래 왕복 8차선이어야 올라가고 내려가는 차량이 원활한데 사고가 나거나 문제가 있어 왕복 2차선으로 좁혀졌다면 차량의 흐름은 더디다 못해 꽉 막혀 정체된 상황이 될 것이다. 이것이 오래되면 원활한 물류

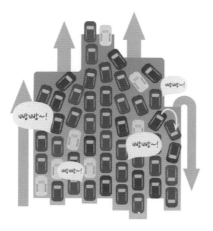

신경전달물질이 잘 흘러야 질병과 통증이 없다

수송이 안 되어 큰 문제가 생기는데 갈 것이 못 가고 올 것이 못 오는 상태가 된다. 이것이 바로 통증이 되고 오래되면 질병이 되는 상태이다.

여기서 서울을 뇌라고 치면 만남의 광장은 경추와 상부 흉추가 되고 천안이나 세종 쪽은 중부 흉추, 대전은 하부 흉추, 대구나 광주는 요추, 부산이나 목포는 천골과 골반이 되겠다. 만약 만남의 광장 쪽에서 막힌다면 그 아래쪽 전반에 걸쳐 물류난이 일어날 것이고 천안 쪽에서 막힌다면 그 아래쪽 방면에 문제가 일어날 것이며 부산, 목포 쪽의 상황도 마찬가지일 것이다.

문제는 서울(뇌)에서 내려가다 만남의 광장(경추 및 상부 흉추)에서 너무 막히면 내려가지 못하고 다시 서울(뇌)로 역행하여 돌아올 때인데 이것이 바로 머리쪽의 병, 즉 눈, 코, 입, 귀를 포함하여 두통, 어지럼증, 뇌졸중 등을 포함한여러 가지 질병을 일으킨다. 이쪽 병들은 거의 모두가 열증(熱症)임은 재미

있는 사실이다. 정보화된 생체전기가 순조롭게 내려가지 못하고 정체되거나 심하면 뇌 쪽으로 치받쳐 오르는 현상, 즉 차가 막혀서 지방으로 내려가지 못하고 그냥 서울(뇌)로 돌아오는데 열을 받지 않은 경우가 없을 것이다. 이런 상황에서는 대부분 얼굴이 붉게 달아오르고 목도 닭 볏처럼 발갛게 오돌톨하게 올라오는 경우가 많다. 그래도 내려갈라치면 천안(중부 흉추)까지 고생 중에 생고생이다. 참으로 힘이 들지만 살려면 어쩔 수가 없는 것이다.

우리 몸의 중요한 기관이 모여 있는 상부 흉추가 끝나는 지점. 여기를 지나면 조금은 수월해진다. 뇌에서 척수 신경을 통하여 흐르는 전류의 양이 적어지면 신체 각 기관들의 기능 저하는 물론이요, 혈액순환이 안 되어 냉증의 상태로 발전되는 것이다. 예로부터 머리와 가슴 쪽은 열증이 많고 배꼽 아래 하지 쪽은 냉증이 많은 것을 이것으로 이해하면 되겠다. 상열하한(上熱下寒)이라는 병증은 바로 생체전기의 배분의 문제이며 생체전기의 흐름의 문제이다. 이것은 바로 신경계의 고속도로인 척추의 문제로 보아야 할 것이다.

이러한 냉증이 오래된 상태가 지속이 되면 뇌로부터의 정보 신호가 무용지물이 되고 뇌와 각 기관의 정보가 혼란을 일으키는 상태가 바로 암의 시작이 아닌가 조심스럽게 유추해 본다. 또한 인체 상체부위(두경부)의 암은 신경의 신호가 역류되어 생길 수 있다고 보는데 열증이 많으며 예후가 비교적 좋지 않다. 이것은 필자의 개인 소견이니 그냥 참고만 하고 넘어가길 바란다.

또 한 가지 생각해야 하는 점은 고속도로를 벗어나면 지방도는 무한하게 자유로운 구조이며 큰 문제가 되지 않는다. 지방도에서 일어난 사고는 그곳을 바로 처리해야 하며 척추와는 무관한 경우가 많다. 즉, 공간의 자유가 있는 척추를 벗어난 신경 자체에는 이상이 없는 구조이다. 척추를 벗어난 신경들은 큰 문제가 없다는 것이다. 척추관에 싸여 보호를 받으며 내려오는 척수신경만이 척추구조의 영향을 받기 때문이다. 척수신경이 흐르는 고속도로인 척추구조가 문제이므로 질병과 통증의 원인은 바로 척추이며 이 척추를 올바르게 교정해야만 질병과 통증에서 벗어날 수 있는 것이다.

3. 틀어진 골반보다 올라간 골반이 문제이다

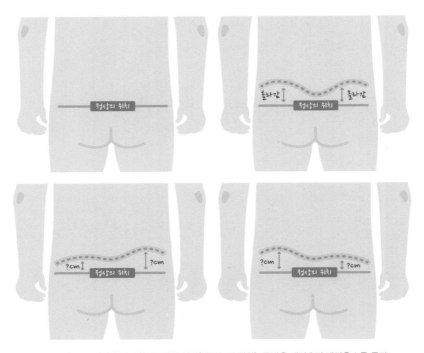

뒤에서 손으로 만져 알 수 있는 골반의 위치(장골능의 위치). 골반은 내려오면 내려올수록 좋다

보통 골반이 틀어져서 아프거나 문제가 생긴다고 생각하고 의사들도 그렇게 알고 설명하는 경우가 많다.

하지만 골반의 올라감이 문제임을 우리는 알아야 한다. 골반의 틀어짐도 문제이긴 하나 전체적으로 양쪽 골반을 내리면 틀어진 골반도 제 위치를 찾아가면서 하향 안정화가 된다.

인간은 척추동물인데 다른 척추동물과는 달리 직립보행을 하고 오래 앉아서 생활을 하는 고로 골반이 점차 올라갈 수밖에 없는 구조이다. 또한 나이가 들면서 골반이 더욱더 올라가는데 이는 흉추의 후만(등의 굽음)과 더불어 키가 작아지는 큰 이유가 된다. 요즘은 문명과 도구의 발달로 인하여 더더욱 골반이 올라가는 속도가 더 빨라 어른이나 아이 할 것 없이 골반이 다 올라가서 큰 문제이다. 아이들 보행기, 유모차, 소파, 침대, 장시간 운전, 스마트폰 사용, 운동 부족과 안 좋은 자세로 오래 앉아 공부하거나 컴퓨터를 보며 일하는 습관 등 모두 다 골반을 올리는 행동이며 습관이다.

특히 요즘 아이들이 척추의 힘이 생기기 전에 보행기나 유모차를 태워 골반이 많이 올라가고 근육이 약해져 문제가 생기는 경우가 많으므로 꼭 주의를 요해야 한다. 아이들은 누워서 있다가 뒤집기를 하고 기어 다니면서 점차적으로 척추와 근육의 힘을 키워가며 서기를 하고 걷는 과정을 충분히 거쳐야 하는데 그런 절차를 생략한다면 결과적으로 척추와 척추를 싸고 있는 근육과 인대 힘줄이 약해질 수밖에 없는 상황이 된다.

즉 골반이 올라가면서 척추 사이의 공간이 적어지고 적어진 공간으로 인하여 척수신경이 압박을 받게 되면 각종 질병과 통증이 생기는데 일차적으로 천골과 맞닿는 요추 5번과 4번의 문제로 인하여 요통 및 좌골신경통이 생기게 되며 무릎 또한 아프게 된다.

허리 및 무릎의 통증만이 아니라 순차적으로 요추 2~3번의 공간이 작아짐으로 인하여 오는 요통도 적지 않으며, 이 요추 2~3번은 항상 배 쪽으로 전만이 충분히 되어 있어야 정상이다. 허리가 아프면 일단 요추 4~5번을 생

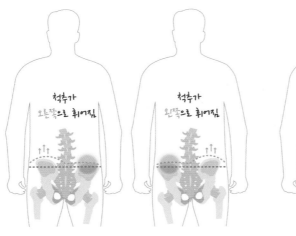
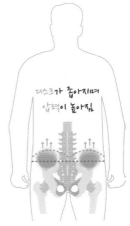

척추가
오른쪽으로 휘어짐

척추가
왼쪽으로 휘어짐

디스크가 좁아지며
압력이 높아짐

▲ 한쪽으로 치우쳐 올라간 경우

골반이 낮은 쪽으로 모추가 변형이 되며 통증을 일으킴
골반이 높은 쪽의 통증은 흉추의 변형을 살펴야 함

▲ 양쪽이 모두 올라간 경우

전체적으로 변형되며 통증을 일으킴

각하고 요추 4~5번에 디스크가 생겼다고 의사들에게 말을 많이 들을 것이다. 잘못된 표현은 아니지만 우리는 올라간 골반을 주목해야 한다. 디스크가 빠져나오든지 척추 사이의 공간이 너무 작아 협착이 되든지 옆으로 틀어져서 측만이 되든지 앞쪽으로 너무 치우쳐 전방전위증이 되든지 뒤로 가서 일자 허리가 되든지 요통 및 좌골신경통이 생기는 등의 모든 통증은 골반이 올라가 요추 4~5번이 좁아져 생기는 것이다.

이때 올라간 골반은 그대로 두고 요추 4~5번만 수술을 한다면 반드시 2~5년 안에 재발을 한다. 아무리 4~5번 디스크 수술을 잘했다고 하더라도 올라간 골반을 그대로 둔다면 시간이 흐를수록 골반은 더욱 더 올라가고 다시 공간이 작아져 신경을 압박한다. 때문에 반드시 재발이 오며 엄밀히 말하면 불필요한 수술을 하였다고 볼 수 있다. 이때 중요한 것은 요추 4~5번의 디스크만을 생각하지 말고 올라간 골반과 요추 및 흉추까지 하나씩 전체를 살펴야 한다. 골반과 척추 사이의 공간을 살피되 흉추 8번부터 전체적인 라인과 척구, 가골 등을 잘 살펴서 치료에 임해야 한다. 올라간 골반이 흉추까지 영향을 미치기 때문이다.

그래서 요통뿐만 아니라 만약에 소화가 안 되는 사람도 올라간 골반을 내리면 흉추까지 교정이 이루어져 소화도 잘 되고 전체적인 컨디션이 좋아져 건강한 몸으로 다시 태어날 수 있다.

4. 척추의 압력이 문제이다
(골반과 척추의 변형이 통증 및 질병의 주된 원인이다)

일반적으로 통증의 원인은 척수신경이 눌린다는 것, 즉 척추 사이의 압력이 문제이다. 교통사고나 낙상사고로 인해서 뼈나 조직이 신경을 침범해서 신경을 눌러 통증이 오는 것도 있겠지만 일반적인 통증은 디스크 자체가 부드러운 조직인데 신경을 압박할 뿐 신경 자체를 손상시키는 것은 매우 드물다. 신경 자체를 손상시켜서 신경의 흐름을 방해하거나 조직의 변화를 초래했다면 큰 문제이며 수술 등을 고려해야 하겠지만 대부분은 척추의 압력으로 인한 구조적인 문제가 있을 뿐 신경이 직접 손상되는 일은 적다.

특히 요추 4~5번, 요추 5~6번(천골 1번)의 압력을 일으키는 것은 바로 골반의 상방변위가 가장 큰 원인이며 이 위로 올라간 골반을 하향 안정화를 시켜 요추 4~5번, 요추 5~6번(천골)의 압력을 낮추어 주는 것이야말로 척추질환을 치료하는 핵심인 것이다. 요추의 압력을 완화하는 데에는 골반의 하향 안정화가 첫걸음이지만 흉추의 후만도 요추의 압력에 일조를 한다. 그러므로 흉추의 후만을 같이 치료해야만 척추의 전체적인 압력을 조금이나마 덜어줄 수 있다. 척수신경의 손상이 없는데도 이를 무턱대고 수술하는 것은 마치 무너지는 기둥에서 주춧돌을 제거하는 우를 범하는 방법이 아닌지 생각해 보아야 한다. 일단은 통증이 멈추었어도(일단은 척추의 부분 압력이 줄었더라도) 큰 틀에서 보면 척추는 전체가 하나의 통이므로 바로 뺀 주춧돌의

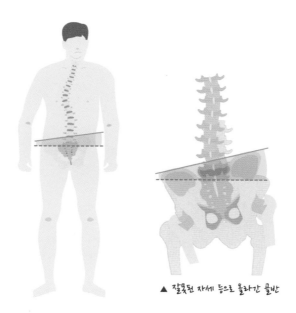

▲ 잘못된 자세 등으로 올라간 골반

잘못된 자세 등으로 올라간 골반이 척추의 변형을 부른다

위아래로 새로운 압력이 생길 것이다. 그러면 아무리 수술을 하였다 하더라도 올라간 골반의 압력과 좁아진 공간 속에 있는 요추 4-5-6(천골)번의 압력은 그대로이며 점차 시간이 가면서 골반은 더 올라가고 요추 4-5-6(천골)번의 공간은 점점 더 작아질 수밖에 없어 신경이 압력을 받아 척추 질환의 통증이 더 심해지는 구조가 된다. 그 때문에 애써 해놓은 수술은 별 의미가 없으며 이미 수술을 하면 근력의 30%가 소실되므로 척추의 구조물은 더욱 약해지게 되어 악순환을 되풀이하게 된다. 따라서 수술 후 시간이 지나면 재발하여 더욱 큰 고통에 빠질 수밖에 없는 현실이다. 최대한 골반을 내리고 척추 구조물을 신장시켜 최대한 공간을 확보하는 것이야말로 가장 근본적인

치료방법이며 온전하고 완전한 치료가 되는 것이다. 그러므로 디스크라고 하면 '요추 4번이다, 요추 5번이다.'라는 생각을 하지 말고 먼저 골반을 생각해야 한다.

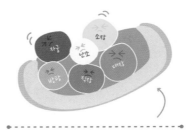

▲ 올라가고 틀어진 골반으로 좁아진 내장기관의 자리

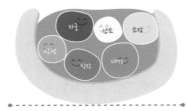

▲ 하향 안정화된 골반으로 알맞게 자리잡은 내장기관들

골반은 우리 인체에서 가장 큰 구조물이며 하부장기, 즉 대장, 소장, 직장, 신장, 방광, 및 전립선, 자궁, 난소 등 생식기계를 담고 있는 큰 접시(그릇)와 같은 역할을 한다. 모든 장기가 골반이라는 접시에 담길 때에는 넉넉하고 편안하게 담겨야 하는데 접시가 올라가고 틀어져 있으면 넉넉하고 편안할 리가 없다. 좁아터지고 불안하고 위태한 상황이 되므로 각자 장기들이 제기능을 하지 못할 것이며 만약 더 올라간다면 위장, 간장, 담낭, 췌장, 비장 등 중부에 위치하는 장기는 물론 상부 장기인 심장, 폐, 등도 불안해질 것이다. 그러므로 골반의 하향 안정화야말로 모든 질환과 모든 통증을 치료하는 가장 중요하고도 기본이 되는 것이다.

예를 들어 생리통이 있다고 하자.

올라간 골반은 자궁의 위치를 불안하게 하며 자궁 쪽으로 가는 신경, 즉 요추 2, 3번에서 나오는 신경을 압박하게 한다. 신경이 압박을 받으면 뇌로부터 자궁까지 전달되는 신경전달물질의 흐름을 방해하게 되어 자궁의 기능이 약해지게 된다. 이러한 기능의 저하가 오래되면 당연히 자궁이나 난소에 문제가 오고 이러한 문제들은 생리통의 직접적인 원인이 되는 것이다. 기의 흐름을 방해하는 척추의 비틀림이나 좁아짐, 즉 '척수신경의 압력'을 해소시키면 신경의 흐름이 정상화되어 통증이나 질병이 없어지게 된다. 그러므로 장기의 기능 저하나 통증의 원인을 다른 곳에서 찾아보아도 해결이 안 될 때에는 반드시 척수신경이 부분적으로 압력을 받는다는 사실을 이해하고 척추를 살펴 골반을 내리고 극돌기를 이용하여 전체적인 척추의 압박을 풀어주는 것이 치료의 첫걸음이 되어야 한다.

5. 허리 디스크와 목 디스크는 하나이다

흔히 우리는 허리 디스크와 목 디스크는 따로따로 생각하기 쉽다.

그런데 대부분이 허리가 안 좋으면 목 디스크가 따라 오는 경우가 많다. 허리가 안 좋으면서 요추쪽 추간판이 탈출되는 것을 허리 디스크, 어깨가 안 좋으면서 팔이 저리고 목이 뻣뻣하고 두통이 있으면서 눈도 뻑뻑한 상태, 즉 경추 쪽 디스크의 문제가 있는 것을 목 디스크라고 하는데 여러 가지 증상과 원인이 있겠지만 편의상 알기 쉽게 허리 쪽이 아프면 허리 디스크, 목쪽이 안 좋으면 목 디스크라고 칭한다. 허리의 고통이 목까지 이어지는 것은 우리의 인체 구조 즉 척추를 살펴보면 자명한 사실로 드러난다.

오랫동안 앉아서 공부하고 일하는 현대인들의 잘못된 습관으로 인하여 골반이 올라가게 되고 뼈는 약해져서 잘 휘기 쉽다. 골반이 올라간 구조는 당연히 척추의 공간이 작아지며 이러한 공간의 작아짐이 신경의 눌림과 압박을 초래하여 요통 및 좌골신경통, 척추협착증, 요추 전방 전위증, 요추 측만증, 요추 디스크 등을 일으킨다. 골반이 올라간 구조는 흉추에도 문제를 일으키는데 흉추 후만증, 흉추 측만증 등을 초래하여 목 디스크의 직접적인 원인이 되고 있다. 목 디스크의 원인은 흉추의 변형이 80% 정도를 차지한다. 이는 바로 올라간 골반으로 말미암아 생기는 것으로 목 디스크를 치료하려면 반드시 먼저 골반을 내려 척추의 공간을 확보해야만 흉추의 변형을 잡을 수 있다. 골반을 내려 척추의 공간을 확보하면 일차적으로 허리 디스크가 좋아지고 치료가 되며 이차적으로 흉추를 편하게 하여 궁극적으로는 목 디스크가 좋아지게 된다.

하지만 치료하는 실상은 그러하지 못하다.

일반적으로 병원에서는 허리 디스크와 목 디스크를 별개로 보고 치료하는 우를 범하고 있지는 않은지 심각하게 고려해 보아야 한다. 경험상 올라간 골반을 내려서 허리를 치료하면 목 디스크도 같이 치료되는 것을 많이 보았다. 또한 허리 디스크가 없더라도 골반을 내리고 요추 전만을 만들어 주면 흉추는 자연스럽게 펴지고 따라서 목 디스크가 좋아지는 것을 본다. 골반을 내리는 시술을 할 때 흉추가 요추 쪽 즉 아래쪽으로 따라 내려오는 것이 보이는데 이것이야말로 허리 디스크와 목 디스크를 부작용 없이 편하게 한 번에 치료하는 방법이다. 만약에 허리 디스크를 수술한다면 그 주위 조직이 딱딱하고 유착되고 힘이 없어져 버려 골반이 내려오지 못하게 된다. 이렇게 되면 흉추를 치료할 기회를 잃어버리고 또다시 목에 칼을 대야 하는 비극적인 운명에 처할 수 있다.

흔히 수술을 하면 다 나을 거라는 환상이 있다. 다시 한 번 말하지만 수술이 능사는 절대 아니며 제일 마지막으로 고려해야 할 최후의 수단이므로 내 몸을 위해서 신중에 신중을 기해야 한다. 특히나 척추는 우리 몸을 위하여 꿋꿋이 잘 견딜 수 있는 힘을 가지고 있어야 함을 항상 주지하여 성급한 마음에 칼을 대는 우를 범하지 말아야 할 것이다.

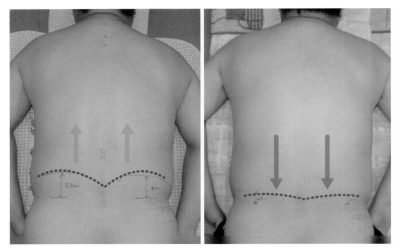

허리수술 2번한 환자. 목 디스크까지 왔고 골반이 5~6cm정도 올라온 상태. 요통 심함(왼) /
교정 10회 후 골반이 2.5cm 정도로 내려온 상태. 아울러 목 디스크도 호전됨(오)

예전에 어떤 남자 환자가 허리 디스크와 목 디스크가 같이 있는 상태로 내
원했다. 병원에서는 허리를 먼저 수술한 후 목도 수술하자고 하는데 이미
허리 수술을 두 번이나 하였던 상태라 나에게 와서 수술하지 않고 치료할
방법을 알아보러 왔다.

어지럼증이 심한 어머니도 모시고 왔는데 젊은 나이이고 결혼도 해야 하는
데 걱정이라며 한숨을 쉬는 것이었다. 골반이 너무 많이 올라간 상태여서
골반을 계속 내리며 치료를 시작했다. 교정 10회만에 허리가 나아서 고맙
다고 인사하고 치료를 종결했다. 물론 목 디스크도 완전히 좋아졌다. 어지
럼증이 심하여 눕지도 못했던 어머니도 함께 교정을 받으신 후 호전되어 일
상생활로 돌아갈 수 있음에 모자는 행복한 웃음을 되찾고 돌아갔다.

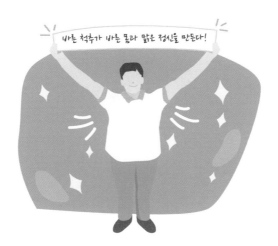

바른 척추가 바른 몸과 맑은 정신을 만든다!

3 장

척추로 병을 진단하고
척추로 병을 치료한다?

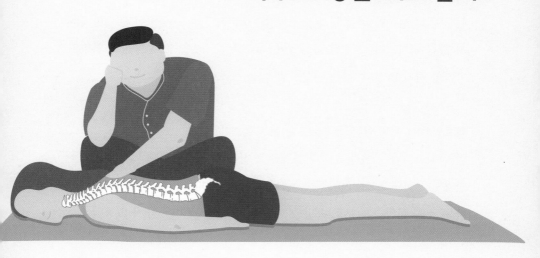

1. 척추로 병을 진단하고 척추를 교정하여 통증과 질병을 치료한다

나는 내 치료를 '척추로 진단하고 교정으로 치료합니다.'라고 말한다. 한마디로 골반과 척추의 위치와 생김새로 통증 및 질병을 진단하고, 틀어지고 변형된 척추를 교정하여 척수신경을 잘 흐르게 하여 통증 및 질병을 예방하고 치료하는 것을 뜻한다.

흔히들 다 같은 골반과 척추이지 뭐 별반 다른 것이 있느냐고 생각하기 쉽지만 임상 30년이 되는 지금 내가 통증과 질병을 진단하고 치료하며 예방하는 데 있어서 가장 핵심으로 꼽는 것이 바로 골반과 척추이다.

골반과 척추를 정상적으로 교정하면 어떠한 약물이나 치료법보다 즉시 통증과 질병의 증상이 호전됨을 볼 수 있다. 몇 년을 괴롭히던 통증이 교정 즉시 없어지는 신기한 경험을 한 사람들은 너무 기뻐서 웃다가 그동안 시달렸던 고통의 시간이 화가 나 울기도 하는, 웃지도 울지도 못하는 미묘한 상황이 가끔 펼쳐진다. 그들은 한결같이 '왜 그동안 의료인들이 골반과 척추 이야기를 하지 않았나' 하는 서운한 마음을 토로한다.

의료인들이 어찌 환자들의 고통을 모르겠는가?

환자의 고통을 한시라도 빨리 없애주고 싶은 마음은 어떤 의료인이라도 마찬가지일 것이다. 하지만 그들도 골반과 척추의 변형으로 통증과 질병이 온다는 것을 정확하게 모르니 말을 해 주지 못하는 것이다. 내가 그동안 많은 환자들을 진단하고 치료해 본 결과 감염질환이나 유전적인질환을 제외한 거의 모든 질병과 통증이 바로 골반과 척추의 변형과 연관이 있다는 것을 알 수가 있었다.

우연한 기회로 방송에 출연한 이후 전국에서 수많은 난치병 환자들이 나를 찾아 왔다. 그들을 진단하고 치료하면서 느꼈던 점은 그들 거의 모두가 골반과 척추에 문제를 갖고 있었다는 것이었다. 그들이 기존에 받았던 진단과 치료방법은 골반과 척추를 제대로 생각하지 않았기 때문에 효과가 적었고 치료가 잘 되지 않았던 것이다. 물론 이 척추치료법이 모든 병을 낫게 하는 것은 아니다. 그러나 거의 모든 난치병에 반응이 있었던 것은 사실이며 많은 난치병 환자들이 효과를 보았고 보고 있는 중이다.

만약 기존 병원에서 진단하고 치료를 하여서 치료가 되었다면 많은 환자들이 병을 고치기 위해 전국을 헤매고 다니지 않아도 될 일이다. 하지만 지금 이 순간에도 수많은 환자들이 전국을 헤매고 있다는 사실은 무엇을 말해주고 있는가?

기존 치료방법이 틀린 것은 아니더라도 효과가 없거나 대증적인 방법에만 의존한다면 한번 접어두고 먼저 골반과 척추를 생각하여야 한다.

골반과 척추를 제대로 맞추고 치료한다면 근본적인 치료가 가능하다. 신경이 통하면서 혈액순환이 제대로 되어 각 세포에 산소와 영양공급이 제대로 되는 상태 즉 온몸이 시원해지는 기분 좋은 상태가 계속되어 건강한 몸이 만들어지는 것이다. 통증은 없어지고 잘 먹게 되며 소화가 잘 되고 대변과 소변이 시원하게 나오며 잠을 잘 자게 되니 그야말로 기분이 좋은 상황이 된다. 이러한 상태가 일시적이 아닌 지속적으로 가능하게 하는 것이 바로 골반과 척추가 바르게 되어 있는 상태이다. 이렇게 골반과 척추를 바르게 하는 방법이 바로 척추치료법의 핵심이다. 실제로 올라간 골반을 내려서 척추 사이의 공간을 확보하고 척추 하나하나를 시술자의 손과 발을 이용하여 제자리로 돌려주고 맞추어가는 방법인데 분명한 사실은 척추의 이상으로 인한 통증과 질병은 척추의 이상을 바로잡아야 치료가 되는 것이다.

앞으로 통증과 질병에 시달리는 사람들의 고통을 덜어주기 위하여 좀 더 안전하고 편안한 시술 방법을 강구하고 계발하여 모든 사람들이 건강하게 되는 날까지 나는 노력할 것이다. 그리하여 이 척추진단치료방법이 앞으로 전 세계인들을 치료하는 글로벌한 진단치료법으로 발전해 나아가는 데 조그마한 밀알이 되었으면 한다.

2. 일차 진료의 핵심은 바로 골반과 척추이며 공간이 중요하다

진정한 의미의 검진은 일차적으로 골반과 척추의 모습, 즉 정상적인 골반과 척추의 모습과 비정상적인 골반과 척추의 변형을 알게 하고 가르쳐야 한다고 생각한다. 예를 들어 중학교 일학년 여학생이 있는데 일단 머리가 아프며 어지럽다고 한다. 또한 소화불량이 지속되고 배에 가스가 많이 차며 설사를 하며 복통이 있다. 허리가 끊어질 듯이 아프고 다리가 저리며 생리통이 심하다. 그리고 어깨가 아프며 시시때때로 심장부위가 너무 아프다. 학원에서 온몸이 너무 아파 공부를 못 하고 직장에 있는 엄마와 함께 한의원에 내원했다.

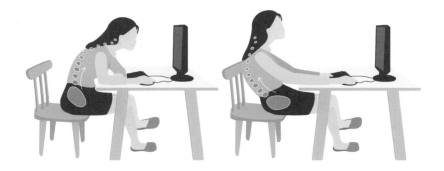

자, 어떻게 접근하여 진단하고 치료할 것인가?

두통에 타이레놀, 소화불량에 소화제, 가스와 복통에 장 영양제, 설사에 지사제 그리고 진통제. 어떤 약을 써야 할지 도저히 감이 오질 않는다.

한의학적으로 변증을 하려 해도 복잡하기가 이를 데 없다. 체질론을 빌려서 치료하려 하여도 어렵기는 마찬가지 물론 이것을 잘 풀어서 치료를 다 잘 하는 선생님이 있으시겠지만 치료하는 데 상당한 시간을 필요로 할 것이다.

막상 당사자는 어떠할까? 이리 몸이 아파도 학원에 가는 시간은 철저히 지켜야 하며 몸이 불편하여 반드시 앉지 못하고 조금 웅크리기라도 하면 자세가 왜 저 모양이냐고 똑바로 자세를 하라고 부모님과 선생님에게 야단맞기 일쑤이다. 이렇게 아픈데 공부는 될까?

아픈 몸을 이끌고 학원에 간다 한들 공부가 머리에 들어오기는커녕 점점 더해지는 통증으로 이미 정신은 안드로메다이다. 짜증만 날로 더해지며 성적은 올라가질 않고 미끄럼틀을 탄다. 어떤 부모인들 아이가 아파서 공부를 못 하는 것을 바라겠는가? 점점 짜증이 늘어나는 아이를 보며 걱정스럽지만 학업 부진의 불안함으로 학원에 보낼 수밖에 없는 현실이다. 이 모든 것이 골반과 척추의 문제임을 설명하였고 반신반의하는 엄마의 걱정스러운 눈길을 뒤로하고 치료에 들어갔다.

어떻게 치료했을까?

올라간 골반을 내리고 굽은 흉추를 내려주니 그걸로 끝.

교정 7회에 치료를 종료했다. 약을 안 먹는었데도 전체적으로 좋아지며 몸이 가벼워지고 공부가 정말 잘 된다 했다. 이제는 공부에 대한 욕심이 생겨 열심히 공부하여 아픈 사람을 고쳐주는 의사가 되겠다고 당찬 모습을 보여

주었다. 기쁜 일이다. 자세가 반듯하게 된 것은 덤이다. 심장부위가 몹시 아팠었다는 말은 치료가 다 끝난 뒤에 말을 했다. 너무 아프니까 혹시 죽을병 같아서 엄마한테 말을 못 하고 혼자 잠도 못 이루고 고민을 한 것이다. 밝게 웃으며 이제는 두려움이 사라졌다고 행복한 모습이다.

우리가 아프면 일차적으로 척추를 보아야 한다.
하루빨리 이것을 인식하여 골반과 척추를 바로 잡는 방법을 찾아야 한다. 아이들을 학원을 보내 공부시키는 시간도 중요하겠지만 그보다 더욱 중요한 것은 골반과 척추를 바로 잡아주는 것이다. 그래야만 뇌와 척수의 원활한 작용으로 정신이 맑아지고 삶의 의욕이 충만해져 밝고 힘차게 살아갈 수 있다.

나라의 귀하디 귀한 동량인 우리 아이들이 건강하고 재미있게 공부를 할 수 있도록 부모는 꼭 아이들의 척추를 살펴보도록 권하는 바이다. 어른들도 마찬가지다. 증상에만 연연하지 말고 골반과 척추에서 통증과 질병의 원인과 해결방법을 찾으면 의외로 빨리 효과를 볼 수 있다. 골반과 척추를 제 위치에 돌려놓기만 해도 통증과 질병이 사라질 것이다.

3. 교정 후 달라지는 신체의 변화

1. 체형의 변화, 즉 S라인이 생기는데 이는 체중의 변화보다 빨리 오며 지속적인 관리로 체중이 감소하게 된다.

2. 가슴이 뚫리듯 시원해지며 맥박과 호흡이 안정이 된다.

3. 혈압의 정상화. 고혈압은 혈압이 내려가고 저혈압은 혈압이 올라간다.

4. 눈이 밝아지고 두통이 없어지며 기운이 생긴다.
   (정신이 맑아지며 의욕이 생긴다)

5. 원인을 알 수 없는 만성피로가 없어진다.

6. 불면증이 개선되어 숙면을 취한다.

7. 체기가 없어지고 소화가 잘 되며 입맛이 살아난다.

8. 면역력이 강화되어 감기 등 잔병치레를 하지 않게 된다.

9. 골밀도가 향상되어 골다공증이 개선된다.

10. 만성 통증이 사라지며 온몸이 시원함을 느낀다.

11. 혈액검사를 하면 안 좋았던 각종 수치가 정상에 가까워진다.

12. 냉증이 개선되어 체온이 올라가 몸이 따뜻해진다.

13. 너무 마른 사람은 살이 찌며 정상 체중에 이른다.

14. 여드름 등 얼굴에 잡티가 없어지며 주름살이 펴지고 피부가 맑아진다.

15. 심폐기능이 향상되어 일상생활을 할 때나 운동을 할 때 몸이 가벼워진다.

위 15가지의 변화들에 대해 자세히 알아보겠다.

뼈는 거짓말하지 않는다

① 체형의 변화. 즉 S라인이 생기는데 이는 체중의 변화보다 빨리 오며 지속적인 관리로 체중이 감소하게 된다.

요즘 많은 사람들이 보이지 않는 살들과 전쟁을 하고 있는 중이다. 하지만 우스갯소리로 다이어트를 하면 빠져야 할 곳은 빠지지 않고 빠지지 않아야 할 곳이 빠져 고민인 사람들이 많다.

또한 다이어트를 해야 하는데 조금만 운동해도 지치고 여기저기 안 쑤시는 데가 없을 정도로 고생을 하다 보면 포기를 하고, 약물에만 의존하다 보면 요요현상에 빠지고 몸이 더 불어나 망가지는 것을 흔히 본다. 이는 골반과 척추의 균형이 맞지 않은 상태에서 무리하게 다이어트나 운동을 하였기 때문이다. 골반과 척추의 균형이 생기면 자연스럽게 빠져야 할 곳은 빠지고 근육이나 조직이 약한 곳은 채워져서 보기 좋게 체형이 변화됨을 볼 수 있으며 이는 정상 체중으로 가는 동시에 건강을 함께 가져가는 선순환의 시작이 된다.

② 가슴이 뚫리듯 시원해지며 맥박과 호흡이 안정이 된다.

교정을 하면 특히 흉추에 문제가 있는 경우에 항상 가슴이 답답하고 소화도 안 되는 것 같으며 열이 위로 치미는 것 같고 심장이 두근거리고 숨이 제대로 쉬어지지 않아 미칠 것 같은 증세가 시원하게 좋아진다.

가슴이 시원해진다는 것은 심장이 편해져 맥박이 안정화가 되며 코와 폐 기능이 향상되어 숨쉬기가 편해지는 것을 의미한다. 이는 요즘 급증하고 있는 ADHD(ADD), 우울증, 공황장애 등과 관련성이 매우 높다. 청소년과 의사들과 정신과 의사들은 골반과 척추에 대하여 연구를 해야 하며 이런 증상이 있는 자녀나 식구가 있다면 그냥 독한 약에 맡기기 전에 꼭 한 번만이라도 골반과 척추에 대해 진료를 받아보도록 하였으면 한다.

③ 혈압의 정상화. 고혈압은 혈압이 내려가고 저혈압은 혈압이 올라간다.

혈압의 문제는 꽤 복잡하다.

신장, 부신, 심장질환에서의 고혈압은 문제가 되는 장기를 치료하여야 하지만 이는 전체 고혈압 환자의 10% 정도이고 원인을 모르는 특발성(본태성) 고혈압이 거의 90%를 차지하는데 상당수가 척추에 원인이 있는 것으로 보인다. 이때는 흉추 3번에서 흉추 5번까지의 문제인 경우가 대다수인데 고혈압은 흉추가 오른쪽이나 왼쪽으로 측만이 되어 있으면서 후만이 된 경우가 많으며 이때 왼쪽으로 틀어져 있으면 심장 기능이 문제가 있을 수 있다. 실제로 문제가 되는 척추를 교정하면 혈압이 내려가는 사람이 많고 몸의 피로가 개선되며 가슴이 편해지고 심장이 안정된다.

저혈압은 흉추가 밋밋하게 일자이면서 좌우로 틀어진 경우가 많은데 심한 경우 흉추가 앞으로(가슴 쪽으로) 전만되어있는 경우도 있다. 실제로 뼈가 딱딱하며 극돌기가 가시처럼 날카롭기도 하다. 항상 기운이 없고 어지러우며 소화가 안 되고 손발이 차가운 저혈압 환자들이 교정 후에는 혈압이 올라가고 소화가 잘 되며 손발이 따뜻해지는 것을 경험하고 있다.

④ 눈이 밝아지고 두통이 없어지며 기운이 생긴다.

일단 교정을 하면 많은 수의 사람들이 눈이 밝아지는 경험을 하는데 이는 뇌로 필요한 혈액공급이 잘된다는 것을 의미한다. 눈은 다른 신체기관과는 달리 뇌에 혈액을 공급하는 내경동맥에서 갈라져 나온 눈동맥에서 혈액을 공급받는다. 그러므로 눈이 피로하다는 것은 뇌에 혈액공급이 안 된다는 의미이며 안구 건조증, 두통, 어지럼증이 같이 나타날 수 있다. 교정을 하면 잠깐이나 몇 시간, 혹은 하루 정도 약간 두통이나 어지러운 증상이 있을 수 있는데 이는 일시적으로 뇌에 혈액공급이 평소보다 많이 되는 것으로 시간이 지나면서 정상화된다. 따라서 뇌에 혈액공급이 잘 되면 두통 및 어지럼증이 좋아지며 눈에도 혈액공급이 잘 되어 눈이 밝아지고 안구건조증이 개선된다. 이는 바로 활기찬 삶을 영위하는 데 큰 도움이 되어 정신이 맑아지며 매사에 의욕이 생긴다.

⑤ 원인을 알 수 없는 만성피로가 없어진다.

요즘 세상살이가 날로 복잡해지고 스트레스에 민감할 수밖에 없어 나날이 사는 것 자체가 힘이 드는데 아울러 매일같이 쌓이는 만성피로는 우리 삶의 큰 적이다.

여러 가지 검사를 해 보아도 원인을 알 수 없는 만성피로의 원인이 골반과 척추의 문제인 경우가 의외로 많다. 특히 상부 흉추의 문제가 많은데 이는 오래 앉아 있는 자세로 말미암아 골반이 올라가고 상부 흉추가 굽으면 척추 사이의 공간이 작아져서 신경의 흐름이 원활하지 않게 되기 때문이다. 실제로 교정을 해 보면 만성피로가 없어지는 속도가 매우 빠르다.

신경의 흐름이 원활하지 못하다는 것은 뇌에서 각 장기로 보내고 받는 전기 신호가 정체되어 생리활동이 느려지는 상태가 피로한 상태인데, 골반을 내리고 척추를 바로 하면 뇌에서 각 장기로 보내고 받는 전기 신호의 흐름이 빠르게 개선되어 생리활동이 원활하게 되고 피로가 없어진다.

⑥ 불면증이 개선되어 숙면을 취한다.

교정을 하다 보면 공통적이게 좋아지는 것이 잠을 잘 자게 되며 살이 찐 사람은 살이 빠지고 마른 사람은 살이 찐다는 사실이다.

오랫동안 불면증으로 고생하였어도 교정을 받으면 받을수록 수면의 질이 높아짐을 경험할 수 있는데 이때 보정제를 복용하면 시간이 지날수록 그야말로 잠이 마구 쏟아진다는 사람이 많다. 이는 행복한 것이다. 잠을 못 자는 그동안의 고통은 이루 말할 수가 없었을 것이다. 이럴 때 나는 잠이 오면 그냥 푹 주무시라고 말을 해 준다. 그동안 그만큼이나 뇌가 쉬지 못하였으니 뇌가 쉴 수 있도록 편안하게 주무시라고.

잠자리가 불편하여 반듯한 자세로 못 자던 사람도 편하게 바로 누워서 잘수 있게 되었다고 말하는 사람이 많고 코골이와 수면무호흡증도 개선된다. 코골이와 수면무호흡증이 개선된다는 사실은 돌연사를 예방할 수 있다는 것을 의미한다. 또한, 숙면을 취하면 면역력의 증강과 함께 자연스러운 체중의 증감도 이루어진다.

⑦ 체기가 없어지고 소화가 잘 되며 입맛이 살아난다.

요즘 먹방이 대세이다. 이곳저곳 티브이에서 나오는 음식 관련 방송을 보면 난생처음 보는 음식의 종류도 많고 맛깔스러운 게 시간적, 경제적 여유만 있다면 세계 곳곳을 찾아다니며 즐기고 싶은 생각이 든다. 나에게도 저런 여유가 생기기를 간절히 원한다.

그런데 먹고 싶어도 못 먹는 사람이 있다. 조금만 먹어도 체하고 가스가 차고 더부룩하며 명치가 아프고 트림이 나오며 꺽꺽거린다. 음식 맛이 있을 리 없다. 마치 밥을 먹는데 모래알을 씹는 것 같다고 표현을 하는 사람도 보았다. 나도 위장병을 앓아 보아서 그 기분을 안다. 산해진미가 있으면 무엇하랴. 일단은 내 속이 조금이라도 편했으면 하는 생각밖에 없고 집에서 아픈 배를 부여잡고 쉬고만 싶다. 한마디로 우울하다. 교정을 하면 속이 편해지고 소화가 잘 되며 입맛이 살아난다.

실제로 몇 년씩 고생하던 위장병 환자가 좋아져 맛난 음식에 소주나 와인을 곁들여 먹었다는 말을 종종 듣는다. 그런 말을 들으면 나도 행복해진다.

장에는 신경세포가 무수히 많기 때문에 많은 과학자가 이를 빗대어 장을 제2의 뇌라고 부른다. 제2의 뇌인 장은 근육, 면역세포, 호르몬을 조절할 뿐 아니라 매우 중요한 물질을 만들어내기도 한다. 일례로 체내 세로토닌의 80~90%를 장의 신경세포가 만든다. 장의 뇌가 머릿속의 뇌보다 더 많은 세로토닌을 만드는 것이다. 팍실, 졸로프트, 렉사프로 같은 일반적인 항우울제는 뇌의 행복물질인 세로토닌의 활용도를 높이는 것이지 세로토닌을 생성하는 게 아니다. 많은 신경과 및 신경정신과 의사들은 우울증 치료에 항우울제가 식단교정보다 효과가 덜한 이유를 여기서 찾고 있다.

- 장내세균 혁명, 데이비드 펄머터

금강산도 식후경이라고 했다. 식도락이 건강과 즐거움, 행복함의 절정이 될 수 있음을 말한다. 척추교정이 잘 되면 특별히 음식을 가리지 않아도 소화가 잘 되니 본인의 입맛대로 맛있는 것을 먹을 수 있는 행복을 경험할 수 있는 것이다.

⑧ 면역력이 강화되어 감기 등 잔병치레를 하지 않게 된다.

면역력의 핵심은 바로 골수이다. 골수에서 생성되는 T-cell, B-cell, NK-cell 등은 우리 면역계의 중요한 축을 담당한다. 또한, 골수에서는 혈액을 만드는데 적혈구, 혈소판과 더불어 면역에 직접 관여하는 백혈구(림프구, 단핵구, 호염기구, 호산구, 호중구)를 만든다. 골반과 척추를 바로 세우고 척추 사이의 공간을 확보하면 신경의 흐름이 원활해지고 혈액순환이 좋아져 골수가 튼튼해지고 골수의 활동이 왕성해져서 면역력이 증가한다. 따라서 감기 등 잔병치레가 없어지고 건강한 삶을 지킬 수 있게 되는 것이다.

⑨ 골밀도가 향상되어 골다공증이 개선된다.

척추를 바로 세우면 골밀도가 증가하고 골다공증이 개선된다. 실제로 골다공증이 있던 사람이 교정치료를 받고 골다공증이 좋아졌다는 것이 병원 검사상의 수치로 나타나는 경우가 많다.

골다공증으로 안 좋은 뼈는 딱딱한데 교정을 하다 보면 딱딱했던 뼈가 부드러워지는 것을 느낄 수 있다. 이 시점이 뼛속의 골수에 좋은 영향을 미쳐 골밀도가 증가하는 때이다. 골다공증약은 파골세포의 활동을 중단시키는 작용으로 골다공증을 치료한다지만 이는 재건축이 필요한 아파트를 철거하지 않고 갈라지고 약해진 곳만 덕지덕지 보수만 하는 것과 같은 상황이 될 수도 있다. 그러므로 극도로 허약하여 작은 충격에도 뼈가 상하는 환자는 꼭 약을 먹어야겠지만 어느 정도 힘이 있고 근력이 따라준다면 척추교정을 통하여 척추를 세워서 근본적으로 몸을 건강하게 해야 한다.

실제로 치조골이 약해서 임플란트를 못하던 사람이 교정치료와 보정제를 겸하여 치료한 후에 튼튼하게 이를 심는 것을 보았다. 이때 보정제는 골밀도를 증가시키는 데 큰 도움이 된다.

⑩ 만성 통증이 사라지며 온몸이 시원함을 느낀다.

우리 몸의 통증은 모두 신경의 눌림으로 느껴진다. 장기에 있는 제법 큰 혹도 신경을 눌리지 않으면 통증을 못 느끼듯이 통증이란 신경의 흐름이 무언가에 눌려서 오는 것이다. 특히 만성적인 통증은 척추 어느 한군데의 문제라기보다는 몇 개의 부위가 서로 영향을 주고 있는 경우가 많다.

즉, 허리 통증과 목의 통증이 별개인 것 같지만 자세히 살펴보면 골반과 요추, 요추와 흉추, 흉추와 경추가 서로 밀접하게 연결되고 서로에게 영향을 주어 각각의 통증을 완화하기도 하고 더욱 심하게도 하는 것이다.

척추교정을 할 때 따로따로 분리를 하여 개별적으로 시행하는 게 아니고 하나의 큰 줄기로 보고 전일적인 개념에서 시행한다. 그러므로 전일적인 교정은 몸 전체를 아우르는 치료술기가 되며 이는 온몸의 신경의 흐름을 원활하게 하므로 몸 전체가 시원하게 통증이 풀리는 것이다.

⑪ 혈액검사를 하면 안 좋았던 각종 수치가 정상에 가까워진다.

혈액검사를 할 때마다 잠이 안 오고 고민은 깊어간다. 이번에는 수치가 좀 좋게 나와야 하는데, 음식도 절제하고 술도 덜 먹고 운동도 열심히 하고 마침내 혈액검사에 임하여 결과를 받아보면 물론 거의 좋아진다. 하지만 병원 치료과정 중 정확한 진단에 의거하여 정확한 치료를 했음에도 수치가 안 좋은 경우, 원인을 알면 치료가 되겠지만 원인을 모를 때 수치를 낮추는 약을 먹어봐도 그때일 뿐 근원적 치료가 힘이 들 때가 있다.

교정치료를 하다 보면 혈액 수치가 정상으로 되는 것을 심심치 않게 보는데 이는 신경의 흐름이 원활해지면 각 장기의 각각의 세포가 제 기능을 회복하여서 정상으로 가는 게 아닌가 싶다. 실제로 간수치가 높아 큰 병원에서 케어를 해도 잘 내려가지 않았던 수치가 정상으로 회복된 사례들이 있다. 특히 당뇨수치는 굽은 흉추를 펴주면 즉시 개선이 되는데 당뇨수치가 높을수록 많이 좋아진다. 이때는 본인의 노력 또한 중요하며 골반과 척추를 바로 하면 반드시 좋아진다는 신념을 가지고 임해야 한다.

⑫ 냉증이 개선되어 체온이 올라가 몸이 따뜻해진다.

냉증은 혈액순환이 안 되는 것이다. 혈액순환이 안 되는 이유는 바로 신경의 흐름이 원활하지 못한 것이다.
신경의 흐름은 중추신경계인 뇌와 척추신경이란 두 개의 큰 틀로 이루어지는데, 척추는 중추신경계가 흐르는 고속도로 역할을 한다. 이때 척추가 압박을 받으면 신경의 흐름이 정체되고 신경전달물질이 잘 통하지 않게 되기 때문에 혈액순환이 안 되어 체온이 떨어지는 냉증이 오게 된다.

골반을 내리고 척추를 바로 세워 척추 사이의 공간을 넉넉하게 만들면 신경의 흐름이 원활하여지고 이에 따라 혈액순환이 되어 냉증이 사라지고 체온이 올라간다. 마찬가지로 척추 사이의 공간이 넉넉하면 골수가 채워져 혈액 조성이 활발하게 되고 면역력이 증강되어 냉증이 없어지고 체온이 올라가 뼛골이 꽉 찬 강단 있는 삶을 살 수 있다.

⑬ 너무 마른 사람은 살이 찌며 정상 체중에 이른다.

너무 마른 사람을 보면 일자 허리인 경우가 많다. 이 일자 허리를 특히 요추 2~3번 쪽을 배 쪽으로 밀어 넣어 요추 전만의 형태를 만들면 위장이 좋아져서 먹는 양이 늘며 소화가 잘 되고 살이 찌게 된다. 대부분 마른 사람들은 스트레스에 민감한데 이는 장이 안 좋으면 스트레스에 의해 장이 더욱 악영향을 받기 때문이다. 장이 좋아지면 세로토닌의 분비가 장에서 충분히 이루어져 기분이 좋아지고 넉넉한 마음을 가질 수 있게 된다.

⑭ 여드름 등 얼굴에 잡티가 없어지며 주름살이 펴지고 피부가 맑아진다.

교정을 하기 전 상담을 할 때 골반과 척추의 사진을 찍어서 환자들에게 설명을 한다. 이때 얼굴 사진도 찍어서 얼굴에서 나타나는 병증이나 이상을 같이 설명을 하는데 어느 정도 교정이 진행되고 마무리를 할 때쯤 다시 골반의 위치와 척추 상태를 찍어서 전후 사진을 비교하며 설명을 한다.

여기서 재미 있는 사실은 대부분의 환자들이 얼굴이 생기가 있어지고 여드름이나 잡티가 많이 없어지는 것이다. 얼굴의 윤곽이 부드러워지고 코가 바로 서며 얼굴의 비대칭이 해소되어 성형수술을 했냐는 말까지 듣는 경우가 많다. 또 나이든 환자분들의 얼굴을 비교하면 주름살이 눈에 띄게 없어지며 젊어진다. 피부가 밝고 맑아지는 것은 덤이다.

⑮ 심폐기능이 향상되어 일상생활을 할 때나 운동을 할 때 몸이 가벼워진다.

몸이 천근만근 무거워지고 여기저기 아프고 예상치 못한 질병이 오는 원인은 바로 기가 약해서이다. 이 기란 것은 신경전달물질이며 신경에서 나오는 전기 신호이다.

전기 신호가 약해진 상태란 불이 들어오지 않는 깜깜하고 어두운 상태이다. 이 신경전달물질이 전기 신호에 의해서 빨리 흘러야 하는데 막히고 뭉쳐서 흐르지 못하고 정체되어 있는 상태가 바로 병적인 상태가 되는 것이다. 골반과 척추가 바르게 되고 척추 사이의 공간이 확보되면 골수가 튼튼해지며 튼튼해진 골수는 혈액을 왕성히 생성하고 면역력을 증가시킨다. 또한 척추 사이의 공간의 확보로 신경이 편하게 되어 신경전달물질이 잘 흐를 수밖에 없다. 신경전달물질이 잘 흐르면서 전기 신호가 빠르게 되면 기가 커지고 세진다. 커지고 세진 기는 온몸을 따뜻하게 하고 질병을 예방하며 정신을 맑게 하여 행복한 기분으로 삶을 영위하게 한다. 어찌 몸이 가볍지 않겠는가?

4. 교정을 삼가(조심)해야 하는 경우

다음과 같은 질병이나 환자의 상태가 좋지 않은 경우에는 교정을 삼가고 조심해야 한다.

① 바이러스, 세균 등 감염으로 인해 염증이 심한 경우
감염성 질환에는 척추교정이 큰 의미가 없다. 물론 기존의 통증은 어느 정도 없어지지만 감염으로 인한 증상은 효과가 없으므로 감염을 치료해야 한다.

② 고령으로 인한 심한 골다공증 환자
젊은 골다공증 환자들은 골다공증이 개선된다. 그러나 반대로 손만 대어도 골절이 생기고 침대에서 내려오다 골절이 오는 노령 환자분들이 있다. 당연히 교정을 하면 안 된다. 그런데 젊은 환자들은 교정을 하면 골밀도가 올라가고 뼈가 단단해져 건강을 회복하는 경우가 많다. 어떠한 치료보다 빨리 회복이 되니 골수를 채워주는 한약(보정제)과 양질의 단백질을 보충해 주면 효과는 배가 된다.

③ 척추관절의 변형이 너무 심하여 수술을 요하는 경우, 가골이 너무 심하게 자라 척추체의 유착이 심한 경우
환자를 보다 보면 너무나 가골이 많이 자라 추체 자체가 딱딱하게 굳어서 변형이 너무 심한 경우를 본다. 교정을 해도 꿈적도 하지 않는다. 환자가 너무 고통스러워하는 경우가 많아서 충분한 설명과 그에 따른 노력이 필요한데 어쩌면 수술을 할 수 있으면 하는 게 편할 때가 있다.

④ 선천적 기형이나 유전적 질환

선천적 기형은 교정을 하기가 어려운 점이 많다. 또한 유전적인 질환은 교정이 큰 의미가 없는 것이 많다.

⑤ 뇌의 조직이 회복 불가능하게 손상을 입은 경우

뇌출혈이나 뇌경색으로 뇌졸중이 되었을 경우 출혈이 많은 경우나 막힌 범위가 넓을 경우에는 어려울 수 있다.

⑥ 장기 절제 수술이나 이식을 받은 경우

장기 절제술이나 이식을 받은 경우에는 환자의 면역력이 크게 떨어져 있는 경우라 조심해야 한다.

⑦ 종양이 너무 큰 경우

종양이 너무 크거나 전이가 되어 있는 경우 체력과 면역력을 살펴서 체력과 면역력을 길러주는 치료와 함께 병행하여야 하는데 이 또한 어려운 게 사실이다.

⑧ 척추결핵, 척추종양, 등 척추 자체에 병변이 있는 경우

척추체에 결핵이나 종양 등이 있는 경우 반드시 결핵 치료를 먼저 하거나 종양을 제거한 후 생각해 볼 일이다.

⑨ 척추체의 골절이 있는 경우
당연히 삼가야 하며 교정을 하면 통증이 심해진다.

⑩ 임신 중기 이후에는 조심해야 한다.
임신 초기에는 가능하지만 아무래도 임신 중기 이후는 부른 배의 압력을 감안하고 태아의 안전을 항상 중시하여야 한다.

⑪ 통증과 질병이 급성적인 경우
통증이나 병증이 급성적으로 오는 경우에는 교정을 하지 않는 것이 좋다. 통증이 급성적으로 오는 경우 근육과 인대의 과다한 긴장으로 인하여 뼈가 움직이기 어렵고 뼈가 움직인다고 하여도 몸에 무리가 따르기 때문이다. 그러므로 급성적인 통증은 며칠이 지나고 근육과 인대가 어느정도 안정을 찾은 다음 교정을 하는 것이 좋다.
질병이 급성적으로 오는 경우 전신성의 감염질환이 많으니 반드시 병소의 정확한 진단이 꼭 필요하다.

5. 척추교정 후 몸살에 대하여 (NO PAIN NO GAIN)

척추교정 후에 몸살은 정말 피할 수 없는 사안이다. 많은 환자분들이 오해를 하는데 척추가 틀어지거나 공간이 적어 척추의 비틀림 상황에 있다가 제자리를 찾아가면 몸살이 난다.

이는 단지 척추 자체의 통증만이 아니라 해당 체절의 장기까지 움직여서 생기는 몸살이므로 형언하기가 어려울 정도로 제각기 사람마다 다르다.

예를 들어 심장이 안 좋은 환자들에게 심장에 관련된 흉추 2, 3번의 교정 후에 몸살이 있는 경우에 밤새 심장이 빨리 뛰거나 가슴이 답답해지는 경우가 있는데 하루 이틀 정도 이 몸살이 지나가면 심장이 매우 편해짐을 느낀다. 특히 증상이 심하면 심할수록 명현현상 비슷하게 통증 및 몸살이 심하게 날 수 있다. 이때는 얼음찜질과 부항 및 침 치료를 하고 교정석을 대면 빨리 좋아지는데 환자들이 하루나 이틀 길면 일주일이나 열흘 정도까지 참을 수 없이 아픈 경우가 있다.

마찬가지로 해머링 치료를 하면 그 부위가 일시적으로 부어서 신경을 압박하게 되므로 일시적으로 통증과 불편함이 올 수 있다. 해당 척추부위가 부었을 때 그 부위를 부항과 침 치료를 하고 얼음찜질을 하면 비교적 빨리 통증과 불편함이 사라진다. 안마만 해도 몸살이 나는 사람이 있는데 강도 높은 교정치료의 몸살은 심하면 일주일이나 열흘 정도 통증과 불편감이 있을 수 있다.

그런데 무척 힘들지만 어딘가 모르게 몸이 좋아지는 느낌이나 시원한 느낌이 있다는 말을 한다. 이것은 부작용이 아니라 뼈가 제자리로 찾아가는 과정 중에 있다는 것을 반증하는 것이다.

특히 경험에 의하면 50대 후반에서 60대 중반의 남자분들이 가장 심하게 몸살이 나타난다. 가장 억세고 강한 뼈를 가졌기 때문이다. 뼈가 억세면 병도 깊고 환자 본인은 물론 치료하는 나도 힘이 든다. 그렇다고 도중에 포기하면 안 된다. 몸살을 심하게 해도 이 몸살이 지나면 통증과 질병이 점점 호전될 가능성이 높다. 하지만 포기를 하게 되면 환자는 또다시 다른 치료방법을 찾아 헤메야 하는데 이러한 사실이 너무나 안타까울 뿐이다.
그다음 심하게 몸살을 하는 분들의 공통점은 근육이 없는 환자들이다. 평상시에 많이 움직이지 않는 여자분들이 몸살을 심하게 앓는 편이다.

항상 환자분들에게 몸살은 모두가 할 수 있으니 이것은 척추가 제자리로 돌아가는 과정 중에서 생기며 시간이 조금 가면 해결이 되니 안심하고 냉찜질 후 교정석을 대시라고 한다. 너무 심하면 바로 내원하여 부항 및 침 치료, 약침 치료를 받으면 빨리 통증이 사라지는 것을 볼 수 있다. 요즘 환자들은 척추를 받쳐주는 근육이 약하므로 냉찜질을 많이 해 주어 근육을 강화시켜야 하는 상황이 많이 생긴다. 냉찜질 자체가 근육을 긴장시켜서 교정한 척추를 안정되게 유지해 주기 때문에 꼭 필요하다.

4장

엎드려야
보이는 것들

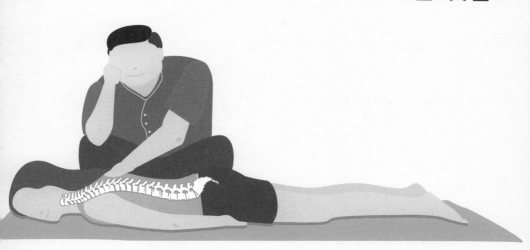

1. 엎드려야 보이는 것들 척추를 논해 보자

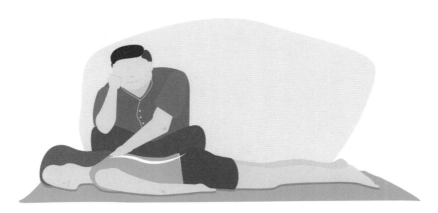

골반과 척추의 상태를 보면 척추로 인한 질병이나 통증을 알 수 있다

우리가 아프면 일단 최신식 종합병원부터 생각하고 TV에 자주 나오는 저명한 의사들을 먼저 생각한다. 왠지 최신식 시설에서 유명한 의사들을 만나 내 몸을 맡기면 모든 병이 다 치료가 될 듯하다. 물론 좋은 결과가 나온다면 더 이상 말할 필요가 없다. 그런데 반복되는 검사에도 불구하고 나의 병명이 무엇인지 왜 내가 아픈지 원인도 모른 채 완전한 치료는 이루어지지 않고 경제적인 문제, 시간의 문제에 봉착하게 되는 경우가 많다. 또한 수술을 받아도 재발할 가능성이 높다. 특히 요즘에 만연하는 허리, 무릎, 어깨 등의 수술이 그러하다.

모든 통증이나 질병이 생기는 원인이 무엇일까? 내 몸이 아픈 이유, 내 부모, 내 남편, 내 아내, 내 자식, 내 형제자매가 아픈 이유가 무엇 때문일까?

지금 내 몸과 우리 식구들의 몸을 한 번 알아보자.

방법은 간단하다. 척추 뼈를 만져보고 이상이 있는 곳에 통증과 질병의 원인이 있다는 사실을 염두에 두고 살펴보자.

먼저 경추(목) 뼈를 만져보자.

경추는 보통 앉아서 만져보는 것이 편하고 그래야 잘 만져진다.

목을 가볍고 자연스럽게 두 손으로 감싸고 양쪽 엄지로 경추를 만져보자.

경추는 C자 모양이 제일 좋다. 손으로 목을 감싸고 엄지로 촉진했을 때 뼈가 만져지지 않고 쑥 부드럽게 들어가는 뼈가 경추 뼈에서 가장 좋은 뼈이다. 만져보아 딱딱하게 굳어 있으며 살짝만 만져도 통증이 있다면 그 뼈에 해당하는 질병이 있는 것이며 일자 목을 의심할 수 있다. 그리고 만약 경추 뼈가 역C자로 뒤로 튀어나온 상황이면 심각해진다. 몸이 많이 힘든 상황이니 조심해야 한다.

경추 1번 뼈는 횡돌기가 귀 뒤쪽 옆으로 만져지는 경우가 있는데 치우친 쪽으로 병이 온다. 정수리나 이마쪽으로 통증이 올 수 있으며 백내장 녹내장 등 눈에 관련된 질병이 올 수 있다.

경추 2번 뼈는 크게 만져지는 경우가 많은데 불면증이나 편두통이 올 수 있다. 그 밑에 **경추 3번, 4번** 뼈가 있다. 여기가 딱딱하거나 뭔지 모르게 가골이 만져진다면 갑상선, 비염, 중이염, 이명, 난청, 편도선질환을 앓고 있지는 않은가? 뼈는 거짓말하지 않는다.

다음 **경추 5번**에 이상이 있으면 각종 잇몸질환이 있을 경우가 높다. 풍치도 마찬가지인데 여기를 교정하고 뼛골을 채우면 효과를 크게 볼 수 있다.

경추 6번에 문제가 있으면 승모근이 긴장되어 양쪽 어깨가 많이 뭉치는 상태일 것이다. **경추 7번**이 뒤로 튀어나온 것은 위험하다. 뇌졸중에 이르게 하는 뼈이므로 아주 조심해야 하는데 이는 상부 흉추와 밀접한 관계를 가지고 있어서 상부 흉추를 먼저 교정해야만 한다.

자 이제 엎드려 척추 뼈들을 관찰해 보자.

뼈는 항상 일단 부드러워야 좋은 뼈이며 척구가 얼마나 발달되어 있는지가 중요한 바로미터가 된다.

첫 번째가 바로 골반의 위치를 살펴보는 것이다. 일단은 장골능의 위치를 살피는데 무조건 아래로 위치한 골반이 정상적이며 건강한 골반이다. 위로 올라올수록 통증과 질병의 양태가 복잡하고 커진다. 나는 장골능의 위치를 펜으로 표시해두고 장골능이 올라간 만큼 골반이 올라가 있는 것으로 설명한다. 다음 치료 후 다시 장골능의 위치를 펜으로 표시하여 비교해보면 장골능이 확실히 내려온 것을 확인 할 수 있다.

골반 위의 요추를 보자.

보통 천골이라고도 하고 **요추 6번**이라고도 하는데 이 천골 상단부와 요추 5번이 완만하게 넘어가야 탈이 없다. 여기가 벌어져 틈이 생기면 요통 및 좌골신경통이 오며 천골 쪽이 약간 튀어나왔다면 무릎 통증이 오는데 대부분 요통도 함께 온다. 너무 많이 튀어나왔다면 치질이나 직장 쪽에 문제가 있을 수 있으니 각별히 유념해야 한다.

요추 5번이 뒤로 튀어나오는 경우가 있는데 이는 무릎 양쪽에 퇴행성 변화가 올 수 있다. 특히나 **요추 4, 5번과 천골상단**의 척추 변화는 허리 디스크의 본산이니 정말로 잘 살펴야 하며 여기에 가골이 많이 자란 경우가 많다. 그 다음 **요추 2~3번**을 살펴보자.

항상 요추 2~3번의 전방 전위야말로 건강의 척도라고 말하는데 골반의 위치가 낮고 요추 2~3번이 전방으로 가서 척구가 부드럽고 깊고 넓게 형성되었다면 그 사람은 건강을 타고난 사람이며 잘만 관리한다면 건강하게 살 수 있는 사람이다. 남자는 신장, 전립선, 방광의 병변을 보고 여자는 신장, 방광과 함께 자궁, 난소의 병변을 살펴볼 수 있다.

그 위쪽인 **요추 1번과 흉추 11번 사이**는 위에 관한 모든 질환을 살펴볼 수 있는데 소화가 안 되고 저체중인 사람은 반드시 일자 허리로 딱딱하게 굳어 있다.

다음은 흉추(등뼈)를 보자.

흉추는 우리 몸에서 가장 민감하고 중요한 뼈들의 조합이다. 물론 척추 하나하나가 중요하고 또 중요하지만 흉추는 더더욱 중요한 뼈들의 조합이라고 말할 수 있다.

흉추 10, 11번은 간과 쓸개를 살피는 공간이며 **흉추 8~10번**은 췌장의 기능을 볼 수 있다. 실제의 임상에서는 간과 쓸개와 췌장의 경우 서로 밀접하게 연관이 되어 있어 거의 같은 척추의 이상으로 보아야 한다. 당뇨병의 경우 이 부위가 틀어지거나 뒤쪽으로 튀어나왔는데, 심한 경우 손톱이 하나쯤 들어갈 만한 틈이 있는 경우가 있다.

그 위쪽은 이제 정말로 중요한 곳들이다. 현대인들을 제일 괴롭히는 곳이 바로 골반과 흉추이다. 올라간 골반은 바로 흉추의 변형을 초래한다. 일단 척구가 생성되면서 매끄럽게 흘러 내려줘야 건강한 뼈라고 보는데 현대인들은 그렇지 못한 흉추를 가지고 있다. 특히 상부 흉추인 **흉추 1번에서 7번**까지의 변형을 잘 살펴야 한다. 여기의 변형은 생명과 직결되어 있는 곳이다.

흉추 1번의 변형은 **경추 7번**과 더불어 두통과 눈 통증, 안구 건조증, 심지어 뇌출혈이나 뇌경색증과 밀접한 연관성을 가지고 있다.

흉추 2~7번의 변형은 역시 머리와 눈의 문제를 동반하는 심장질환 및 목 디스크의 원인이 되는 곳으로 고혈압, 저혈압, 코골이 및 수면무호흡증, 폐기능 저하, 천식(기관지), 어깨 통증, 오십견, 손 저림, 역류성 식도염, 유방암, 유방종, 하지불안 증후군, 무릎 아래 마비감 등등 많은 질병과 통증의 유발지이기도 하니 그 중요함은 필설로 다 강조하기가 어려우며 요즘 현대인들의 원인 모를 질병의 원인 대다수를 차지하는 곳이 아닌가 싶다. 특히나 우울증 및 공황장애가 있는 사람들은 반드시 이곳을 잘 살펴서 교정해야 한다. 우울증이나 공황장애라는 것은 심폐기능이 저하되었을 때 많이 나타나는 것을 경험한다. 정신과 약을 남용하지 않은 상태에서 치료를 하면 반응이 좋은 경우를 많이 경험하였다. 즉, 여기가 뒤쪽으로 튀어나왔거나 좌우로 틀어지거나 뼈를 만져보았을 때 우둘투둘하다면 문제가 있는 것이며 이것을 교정을 하여 흉추를 바르게 하면 빠른 시간 안에 괴롭히던 증상이 없어지는 경우가 많다.

이때 반드시 골반의 상태를 먼저 보고 요추를 보고 흉추를 보아야 하는데 교정도 마찬가지로 골반을 먼저 교정하고 요추의 전만을 만들고 나서 흉추를 교정해야 한다. 무턱대고 흉추를 먼저 교정하면 흉추가 맞추어질 공간이 없으므로 문제가 될 수 있다.

엎드려서 척추 뼈를 살펴보는 이유는 이렇다.

사람이 서서 있는 상태는 척추 뼈의 문제만이 아니라 힘줄과 인대 그리고 많은 근육들이 균형을 이루려고 틀어지고 틀어지는 상태일 수 있다. 그래서 척추의 본연의 자세가 나오질 않는다.

엎드리면 척추의 본연의 자세가 나오고 근육이나 힘줄의 영향을 덜 받기 때문이다. 척추를 잘 교정하면 근육이나 인대는 같이 균형이 이루어진다. 척추가 바르게 되면 신경이 잘 통하게 되고 신경의 지배를 받는 근육이 올바르게 되기 때문이다. 먼저, 뼈는 부드러워야 좋은 뼈이다. 가골이 자라지 않았으면 병도 깊지 않아 쉽게 고쳐진다. 가골이 많이 자라나 딱딱하게 굳은 뼈는 그만큼 안 좋아진 지가 오래되었으니 시간이 필요하다.

자 한번 식구들의 척추 뼈를 점검해 보자. 어렵지 않다.

물론 병원에서 정확한 진단 후에 매뉴얼대로 치료를 하여 그 통증이나 질병이 나았다면 그보다 좋은 일이 어디 있겠는가? 모두가 바라는 바이지만 별 뾰족한 수가 없는 때가 많다. 이때는 일차적으로 우리 식구들의 척추 뼈를 살펴보아야 한다.

척추 뼈에 문제가 있어서 통증이나 질병이 있을 시에는 문제가 되는 척추 뼈가 교정이 안 되면 그 통증이나 질병이 없어지지 않고, 문제가 되는 척추 뼈를 제대로 교정하면 통증이나 질병이 없어지는 것을 경험하고 또 경험하고 있다.

2. 우리가 유일하게 만질 수 있는 척추 구조물 (극돌기)

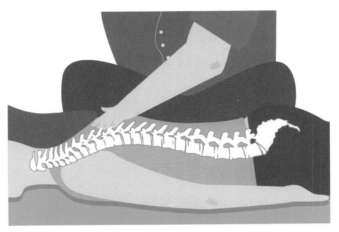

척추의 구조물 중 우리가 밖에서 만져지는 것은 극돌기뿐이다

우리가 척추를 촉진할 때 유일하게 만져지는 구조물이 바로 극돌기이다.

골반을 구성하고 있는 장골, 치골, 좌골, 천골, 미골 등은 밖에서 어느 정도 는 만져지지만 척추는 극돌기만이 만져진다. 그런데 이 극돌기는 가지런하 고 매끄러워야 정상이다.

즉, 인체 중심선을 상하로 반듯하게 그었을 때 이 극돌기가 중심성에 바로 위치하여야 하며 틀어지거나 꼬이면 중심선을 이탈하여 극돌기가 위치하게 된다. 이런 상태가 오래되면 가골이 자라나게 되고 이 가골이 커지면 커질 수록 신경의 흐름을 막아 통증이나 질병의 원인이 되는 것이다.

이 가골을 없애는 방법은 극돌기를 통해서만 할 수 있다. 즉, 극돌기에 직접적으로 물리적인 힘을 가해 극돌기를 인체의 중앙선에 위치하게 해놓고 아울러 이미 생긴 가골을 녹여서 신경의 흐름을 원활하게 하는 일련의 치료 방법이 극돌기를 통하여 이루어지는 것이다. 극돌기와 횡돌기 및 추체는 한 몸으로 연결되어 있기 때문에 극돌기를 교정하면 자연스럽게 횡돌기와 추체가 따라서 움직여 척추 사이의 공간을 늘림으로써 디스크의 압력을 줄이고 신경의 흐름을 원활하게 하여 통증 및 질병이 치료된다.

3. 극돌기 간의 꼬여짐과 틀어짐

(척추 뼈의 꼬여짐과 틀어짐)

① 극돌기 간의 간격이 일정하지 않으며 좌우로 틀어짐

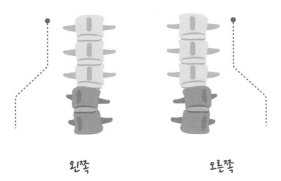

왼쪽   오른쪽

극돌기가 왼쪽으로 치우친 형태. 왼쪽으로 통증이나 질병이 나타남(왼) /
극돌기가 오른쪽으로 치우친 형태. 오른쪽으로 통증이나 질병이 나타남(오)

건강하고 정상적인 척추는 극돌기의 간격이 일정하고 부드럽고 매끈하다.
그런데 극돌기 간의 간격이 좁아지거나 늘어나 좌우로 틀어지면 주로 틀어
진 쪽으로 신경의 흐름을 방해하여 통증이나 질병을 일으킨다.

② 극돌기 간의 높낮이가 일정하지 않고 계단식으로 올라가거나 내려오는 형태

건강하고 정상적인 척추는 부드러운 S자 형태를 띠고 있다. 즉, 경추는 들
어가고 흉추는 완만하게 나왔다가 다시 들어가며 요추는 전만의 상태를 띠
고 다시 천추에서 부드럽게 나오는 형상이 정상적이고 건강한 척추이다. 그

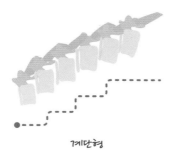

계단형

계단식으로 울퉁불퉁하게 올라가는 형태

런데 전체적인 라인이 일정하지 않고 계단식으로 올라가거나 내려온다면
해당 체절에 관계되는 장기에 반드시 통증이나 질병이 오게 된다.

③ 극돌기가 틀어져 서로 엇갈리는 형태
  (극돌기가 틀어져 서로 다른 방향으로 향하고 있을 때)

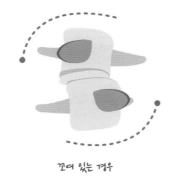

꼬여 있는 경우

극돌기가 좌우로 틀어져 척추 사이가 벌어지는 형태

위 아래로 인접한 극돌기가 서로 틀어져 엇갈리면 척추를 촉진할 때 가지런
해야 할 극돌기 사이에 공간이 생긴다. 이러한 공간은 극돌기가 틀어진 것

이므로 바르게 정렬하여 공간을 없애야 한다. 추체(극돌기)의 틀어짐을 잘 살펴서 상하좌우로 교정한다.

④ 극돌기 간의 요철이 발생하여 울퉁불퉁할 때

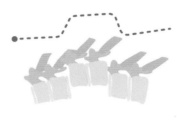

요철형

극돌기가 뒤로 튀어나온 형태. 튀어나온 척추의 분절에 문제가 있음

극돌기의 요철은 해당 척추의 이상을 초래하고 신경의 흐름을 방해하여 통증과 질병을 초래한다. 전체적인 높낮이의 교정과 더불어 극돌기 하나하나의 높이를 수평으로 평탄하게 맞추어야 한다.

⑤ 극돌기가 상하로 벌어져서 손톱이 들어갈 만한 틈이 생길 때

극돌기를 촉진할 때 자세히 만져보면 극돌기가 상하로 인접한 곳이 조금 올라오면서 손톱 한두 개가 들어갈 만한 틈이 있는 경우가 있다. 제일 위험하고 어려운 상황이다. 척추체가 상하로 앞쪽으로 좁아지며 짓이기는 상태로 생각되는데 이때 신경이 많이 눌리는 형태가 되어 통증이나 질병이 나타난다. 이런 극돌기 사이의 틈은 칼로 베는 듯한 심한 통증이 나타날 수 있으며 각 장기의 기능이 심하게 저하가 된다. 특히 간경화, 위·십이지장궤양, 심근경색, 신

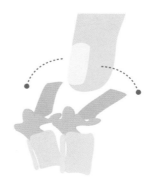

틈이 있는 경우

병세가 급격하고 심함

부전 등이 나타날 수 있다. 이때는 무조건 틈이 있는 곳을 고무망치를 사용, 압력을 이용하여 틈을 없애야 한다. 극돌기 간 틀어짐과 꼬여짐이 있는 상황에서 이를 교정하려면 반드시 골반을 아래로 내려서 공간을 확보하고 극돌기를 이용하여 추체의 중심이동을 시행하여야 한다. 공간 확보가 안 된 상태에서 무리한 교정은 절대 삼가야 하는데 재미있는 것은 골반 내리기를 반복적으로 시행하여 공간 확보가 어느 정도 되면 정도가 약한 극돌기의 이상은 스스로 정상적으로 되는 경우가 많다. 반면 정도가 심한 극돌기의 이상은 시간을 필요로 하는데 마찬가지로 골반을 지속적으로 내려주면 강하게 꼬여있고 틀어져 뭉쳐있던 Mass(가골이 형성되어 덩어리져 있는 척추부위)가 부드러워지면서 풀어진다. 그러므로 우선 골반 내리기를 중점적으로 시행하여 척추 사이의 공간을 확보하는 것이 치료의 주안점이 된다.

4. 척구가 깊고 넓을수록 건강한 뼈 구조이다

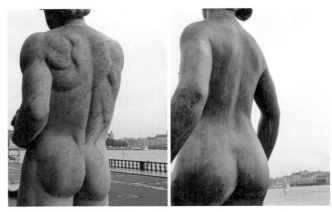

척구가 얇고 등이 굽은 미남 미녀는 있을 수 없다(척구의 중요성)

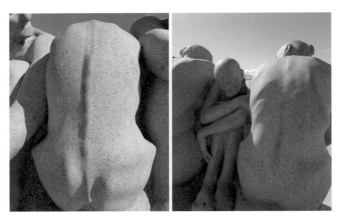

척구가 마른 노인의 뼈

脊溝, 즉 척추의 도랑이라는 말이다.

도랑은 우리 어릴 적에 또랑이라고 불렀던 기억이 나는데 물이 졸졸 흐르는 조그마한 개울을 말한다. 집 주위에 도랑이 있어 비가 많이 오면 넘치면 삽이나 괭이로 막힌 물길을 터주며 놀았던 생각이 나는데 막힌 물길이 시원하게 흐르면 나도 모르게 괜히 기분이 좋았던 생각이 난다.

꼭 집 주위 도랑이 아니더라도 숲속의 조그마한 개울을 보면 졸졸졸 흐르는 맑은 물길은 왠지 마음이 시원해지고 기분이 좋아진다. 도랑이 막히거나 너무 좁아지면 왠지 내 마음도 답답하고 조이는 느낌이 드는 건 나뿐만이 아닐 것이다. 또한 계속 흐르는 개울의 물은 맑고 깨끗하지만 흐르지 못하고 막힌 개울의 물은 탁하고 더러워진다.

우리 몸도 마찬가지이다. 척구, 즉 척추의 도랑이 막힘없이 잘 흘러가느냐, 아니면 막혀서 흘러가지 못하느냐가 중요한 건강 포인트가 된다. 또한 척추의 도랑이 수량이 풍족하여 원활하게 흘러가느냐, 아니면 수량이 부족하여 도랑이 말라 모래, 자갈밭이 되어버려 물이 흐르지 않는 상태가 되느냐도 중요한 건강 포인트가 되는 것이다.

자, 한 번 생각해 보자.

뇌에서 나오는 신경전달물질을 수량으로 생각하고 경추를 지나올 때는 폭포를 생각하면 비유가 된다. 즉, 처음 개울이 생기는 곳에는 조그마한 폭포가 있어 그곳에서 발원이 된다. 만약에 큰 폭포를 생각한다면 도랑이 아니라 큰 강을 생각하면 된다. 어쨌든 여기서는 도랑이라고 했으니 산속의 조그마한 개울을 생각하고 비유를 해 보자. 폭포가 흘러내리는 곳을 뇌와 경추 부분이라고 보면 폭포가 내리는 곳을 뇌라고 하고 폭포수가 떨어지는 웅덩이, 즉 폭포의 소는 경추라고 할 수 있다. 소가 깊고 넓을수록 개울의 수량이 풍부해진다.

경추는 뒤에서 만져보면 뼈가 만져지지 않고 깊을수록 좋은 뼈이다. 경추가 깊지 못하고 바로 뼈가 만져지거나(일자 목) 심지어 역C자로 거꾸로 튀어나온 뼈는 폭포소가 얕거나 물이 말라버리는 형국이 되어 폭포의 물이 내려오지 못하고 있는 상황인 것이다. 뇌와 체간을 연결하는 중요한 교량이 제 기능을 못하여 일차적으로 문제가 생기는 안 좋은 모양새이며 증상이 심각할 수밖에 없다.

그다음은 개울이 시작되는 곳, 즉 상부 흉추이다. 대부분의 개울은 수량이 처음에는 적었다가 밑으로 갈수록 점점 더 많아지는 것이 정상적인데 이 상부 흉추의 도랑은 좀 적고 얕은 것이 정상이다. 재미있는 사실은 만약 상부 흉추의 도랑이 넓고 깊으면 좋은 게 아니라 반드시 하부 흉추나 요추 부분의 도랑이 너무 얕거나 없어져 교정하기가 어렵고 병이 깊은 경우가 많다. 이곳 상부 흉추가 너무 높으면 물이 흘러갈 수 없다(거북목). 폭포에서 떨어진 물이 웅덩이를 거쳐 도랑으로 이동해야 하는데 웅덩이 앞쪽 턱이 너무 높아 물이 흘러갈 수가 없거나 약하게 흘러갈 수밖에 없는 처지인데 요즘 현대인들의 많은 수가 이런 형국이다.

다음 하부 흉추는 갈수록 점점 개울의 수량이 많아지고 요추 2~3번의 전만을 중심으로 가장 넓고 깊게 흐르다 천골을 부드럽게 지나가는 형태로 마무리를 해야 한다. 하지만 요추 2, 3번의 전만이 이루어지지 않으면 전체적으로 문제가 많을 수밖에 없다. 요추 전만이 이루어지지 않으면(일자 허리) 도랑이 말라버리는 상태가 되어 여러 가지 건강에 악영향을 미치게 된다.

뼈는 거짓말하지 않는다

또한 요추 5번에서 천골로 넘어갈 때는 부드러운 라인이 무너지도록 너무 올라가거나 너무 내리막을 타는 것도 좋지 않다.

상선약수(上善若水)라 하였다. 여기에서 물은 신경전달물질, 즉 기(氣)다. 비록 이 같은 비유가 어색하고 억지스럽겠지만 내가 직접 척추 뼈를 만지고 교정 하다 보니 이보다 정확하고 바른 게 없는 것 같다.

5. 피할 수 없는 가골의 문제

가골이란 무엇인가.

지금 이 글을 쓰면서도 어떻게 독자 여러분께 전달해야 하는지 고민이 든다. 가골은 내가 하는 척추교정에 있어서 제일 핫하고 어려운 존재다. 하지만 이 가골을 치료해야만 질병이 나으니 이 가골을 어떻게든 설명을 하고 치료하는 법을 제시해야 할 것이다.

척추가 일단 틀어지면 미세한 전류가 흐르는데 이를 뇌에서 감지하고 더 이상 틀어지지 않게끔 콜라겐, 칼슘, 섬유소를 보낸다. 이것이 딱딱하게 변하여 뼈와 비슷하게 결합, 조직화가 된다. 이것이 가짜뼈, 즉 가골이다. 실질적으로 인체의 모든 조직들은 압박되거나 신장될 때 전기장을 생성한다. 이것을 피에조 전하 효과로 설명할 수 있는데 기계적인 힘이나 스트레스가 미치는 곳에 피에조 전하로 인하여 조직의 구조적 변형이 일어나는 것이다.

인체는 스스로 재건축을 하는데, 척추 또한 마찬가지이다. 모든 뼈는 재건축을 할 때 조골세포(Osteoblast)와 파골세포(Osteoclasts)가 있다. 척추 뼈도 마찬가지이다. 조골세포는 새로운 뼈 조직을 만들어내며 파골세포는 낡은 뼈 조직을 제거하는데, 조골세포는 골막의 범위 내에서는 어디라도 원하는 위치에 새로운 뼈 조직을 형성한다. 파골세포는 어느 부위든 상관없이 뼈 조직을 제거할 수 있지만 피에조 전하에 영향을 받는(기계적인 스트레스를 받는)

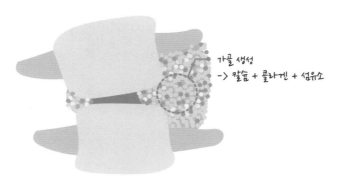

가골 생성
-> 칼슘 + 콜라겐 + 섬유소

틀어진 척추는 가골을 형성한다(피에조 전하)

부위의 뼈는 제거하지 않는다. 즉, 뼈 조직에 작용하는 상승된 스트레스는 하중을 증가시키고, 증가된 하중은 파골세포의 활동을 억제하는 작용을 한다. (참고문헌 「Anatomy Trains(근막경선 해부학)」 – Thomas W. Myers)

이 같은 상황은 사지, 즉 팔이나 다리 쪽 뼈들은 운동과 중력에 의해서 골밀도가 더 높아질 수 있는데 척추 뼈에서는 다르다.

틀어지거나 꼬여서 기계적인 스트레스를 받는 척추부위에서 생긴 가골은 운동을 하거나 반복된 하중과 중력에 의해 없어지지 않고 점점 더 커져서 그 주위 신경을 압박하게 되는 상황으로 발전이 되며 이는 생리학적으로 없어지기가 쉽지 않다는 결론이 나온다. 그래서 운동을 하면 할수록 통증의 양상이 크고 심해질 수 있으며 운동으로는 해결할 수가 없는 것이다.

이 같은 상황은 척추를 아파트에 비유한다면, 재건축을 할 때 먼저 있는 아파트를 철거해야 새로운 아파트를 지을 수 있는데 기존에 있는 아파트를 철거하지 못하고 갈라지고 틈이 난 기존 아파트 벽에 계속해서 시멘트만 덕지덕

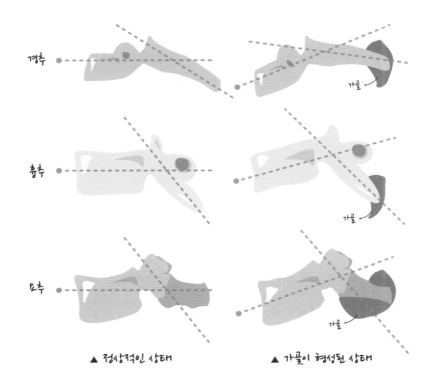

경추

흉추

요추

▲ 정상적인 상태

▲ 가골이 형성된 상태

극돌기에서 만져지는 가골의 형태(*추체나 횡돌기 등 다른 척추의 가골은 만져지지 않는다)
경추 : 경추의 이상에서 나타나는 심한 병이나 치매
흉추 : 심한 우울증과 소화장애를 동반한 각종 난치병
요추 : 요추 이상으로 오는 만성병 및 심한 척추(관) 협착증 등이 온다

지 바르고만 있는 형국이라고 볼 수 있다. 종국에는 전기선은 피복이 갈라져
서 합선되기가 일쑤고 수도배관은 터져서 물이 새는데 정작 쓸 물은 나오지
않고 도시가스는 끊겨 난방도 되지 않는, 그야말로 사람이 살 수 없는 공간이
되어버리는 것과 비슷하다.

여기서 기둥인 척추 뼈는 당연히 살아 있으며 매번 재건축을 하는 유기적인
존재이다. 가골은 처음에는 척추가 더 이상 벌어지거나 틀어지는 것을 막아

뼈는 거짓말하지 않는다

서 생명 활동에 도움을 주지만 나중에는 점차 용적이 늘면서 척추 사이를 막아 결국은 척수신경을 압박하여 생리적 전기 신호의 흐름을 약하게 하는 역할을 하게 된다. 이것이 결국에는 병리적인 문제가 되므로 척추를 치료할 때에 반드시 이 가골을 녹여서 없애야만 완전한 치료가 되는 것이다.

이 가골은 우리가 척추를 만져보면 바로 알 수가 있는데 만져보면 다른 곳보다 딱딱하고 부풀어 오른 곳이 많다. 때론 가시같이 날카롭게 만져지고, 딱딱한 나무같이, 단단한 돌 같이, 모래가 뭉쳐 돌이 된 사암같이 만져질 때도 있고, 심하면 무쇠같이 딴딴한 경우도 있다. 미루어 짐작하겠지만 작으면서 부드럽게 만져지는 가골이 치료가 빠르고 잘 없어지는데 이 가골이 너무 많이 자라 있고 많이 굳어 있을수록 치료하기가 쉽지 않고 또한 치료 기간이 많이 걸린다.

즉, 가골이 자라난 상태가 병의 상태를 말하는 것이다. 가골이 많이 자라나고 무쇠같이 딴딴하면 병이 깊은 상태이고 가골이 많이 자라나지 않았고 가골의 조직이 부드럽다면 병이 그리 깊지 않은 상태이다. 병이 오래되었어도 가골이 그리 크게 자라나지 않았고 부드럽다면 치료 기간이 짧아지고 병이 얼마 안 되었어도 가골이 많이 자라나 조직이 딱딱하고 단단하다면 치료 기간이 그만큼 길어질 수도 있다.

그럼 이 가골을 어떻게 치료를 해야 할까?

이 가골은 요추에서 많이 발견된다. 그러나 흉추, 경추 어디에서도 생길 수

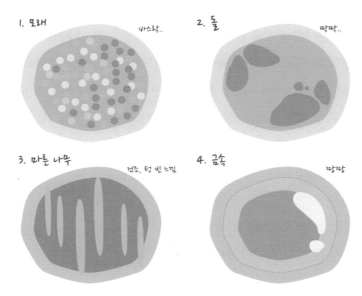

1. 모래
바스락..

2. 돌
딱딱..

3. 마른 나무
건조, 텅 빈 느낌

4. 금속
땅땅

1. 모래: 가골이 생긴 지 얼마 안 되고 아직은 부드러운 상태
2. 돌: 돌처럼 단단하여 가골이 많이 자라난 상태
3. 마른나무 : 뼛골이 빠져있으며 영양이 부족한 상태
4. 금속(텅스텐) : 병증이나 통증이 오래되었으며 심한 상태. 마치 소수민족이 목에 차고 있는 링과 같다

있으며 이 가골이 생긴 부위가 바로 통증과 질병의 원인이 되며 생기는 위
치와 상태에 따라 치료를 달리해야 한다.

피에조 전하 효과로 만들어진 가골은 좀 더 센 전류를 발생시켜서 순환이
되도록 하여야 하며 이는 척추의 정열을 기본으로 하여 신경의 흐름이 원
활하게 하는 것이 전제되어야 한다. 즉, 가골을 없애려면 먼저 기계적인 스
트레스를 줄여야 하는데 이는 먼저 극돌기를 바로 잡아 척추를 맞추어 주
어야 해결이 된다. 그 후 교정대와 교정석을 대어 교정이 된 척추를 그대로

자리 잡게 하여 굳게 하면 가골이 없어지는 것이다.

여기서 심한 가골은 치료용 해머를 사용하여 좀 더 큰 압력으로 센 전류를 발생시켜 뇌에 전달하고 가골을 녹여야 하는데 이것이 바로 치료의 핵심이 될 때가 많다. 즉, 척추를 재건축할 때 덕지덕지 붙어 있는 시멘트를 먼저 깨서 부수는 것이다. 이것이 가골을 녹이는 치료이다.

척추를 해머로 치면 뼈가 상하지나 않을까 염려를 하시겠지만 뼈가 상할 정도로 세게 하지 않고, 안전하게 압력으로 치료를 한다. 여기에서 치료용 해머를 내려치는 게 아니라 척추에 압력을 전달하여 전류를 발생시켜서 가골이 녹게 하는 것이 치료의 관건이다.

뼈는 의외로 강하다. 마치 철판과 같이 강한데 이는 수직으로 힘을 받으면 더욱 강해진다. 특히 척추 뼈는 엎드린 상태에서는 극돌기 자체가 엇비슷하게 자리하므로 많은 압력을 견딜 수 있다. 그러나 갈비뼈는 의외로 약해서 특히나 고령의 골다공증 환자들은 침대에서 내려오다가도 골절이 되는 경우가 있으니 시술을 함부로 하면 안 된다. 경추 7번과 흉추 1번, 2번은 무척 조심해야 하며 이 모든 술기 자체는 오랫동안 학습과 실습을 한 숙련된 전문가만이 할 수 있는 것이다. 이 가골을 없애는 것이 치료의 핵심이라고 말했듯이 가골이 없어지면 통증이나 질병이 낫고 이 가골이 없어지지 않으면 통증이나 질병이 쉽게 낫질 않는다.

6. 골반이 하향 안정화된 경우에도 요통은 올 수 있다

골반이 분명 하향 안정화가 되어 있음에도 불구하고 요통이 발생할 수 있다. 노인의 경우 요추 1번~4번의 부위가 후만된 경우가 많은데 이럴 때 오는 요통은 골반의 상향 불안정한 경우보다는 비교적 치료가 잘 되는 편이다. 즉, 요추의 후만된 부위를 요추 전만의 상태를 만들어 주면 요통 및 다른 질병에서 해방될 수가 있다.

여기서 다른 질환이란 소화가 안 되거나 요실금, 전립선 약화로 인한 전립선 질환, 변비 등 요추 후만에 따른 해당 장기의 약화로 인한 질병들을 말한다. 이때 좌우로 틀어진 것도 같이 해결해야 하는데 가골이 많이 자란 경우 가골을 녹여내는 것이 중요하다. 좌우 변위를 살펴서 좌우를 교정한 다음 교정석과 교정대를 사용하여 요추 전만의 상태로 만들어 주는 것이 요통 및 질병에서 벗어나는 첩경인 것이다.

젊은 사람들도 예외는 아니다. 요즈음 구부정한 자세로 말미암아 노인 같은 요추 후만이 많이 발생되고 있다. 또한 젊은 여자들에게는 척추의 극돌기가 떠 있는 듯한 상태가 많이 나타나는데 이것은 척추 극돌기를 만져보면 극돌기가 하나씩 만져지면서 뒤로 들떠 있는 느낌이 난다. 이렇게 하나하나 떠 있는 것을 편안하고 부드러우면서 완만한 척구를 가질 수 있도록 요추 전만의 상태로 만들어야 한다. 이런 척추 뼈를 가진 여자들은 임신하기도 어렵지만 척추의 힘이 약하기 때문에 아이를 혼자 들고 업고 하기 어려워 누군가의 도움이 꼭 필요하다.

이런 척추 뼈를 가지면 다른 뼈들도 약하기 때문에 각별한 주의가 필요하다. 특히 출산 후에 발목, 손목, 무릎 등 각 관절이 아프고 시리기 때문에 아무 일도 못하고 누워 있는 시간이 늘어날 수 있다. 이것을 치료하려면 시간이 많이 걸린다. 뼛골이 빠진 상태이므로 뼛골을 채우는 양질의 동물성 단백질을 충분히 섭취하여야 하며 필요시 뼛골을 채우는 한약을 함께 복용하여야 한다. 환자 본인도 인내심을 가지고 꾸준히 교정석과 교정대를 대면서 떠 있는 극돌기를 매끄러운 요추 전만의 상태로 만들어 가고 또 유지할 수 있도록 힘써야 한다.

7. 흉추를 잘 보는 의사가 명의이다

인체는 항상 최적의 상태를 유지하려는 성질을 가지고 있다. 이것을 항상성 (Homeostasis)이라 한다. 또, 인체가 항상성을 유지하지 못하고 병이 나거나 건강을 잃게 되면 스스로 낫게 하려는 성질이 있는데 이를 자연회복력이라 한다.

이 두 가지 성질은 인체가 언제나 정상적인 생리활동을 할 수 있도록 한다. 이 두 가지 성질을 관장하는 것이 바로 신경계인데 이 신경계의 주된 통로 이자 신경계를 보호하는 것이 바로 척추이다. 뇌에서부터 척수신경이 경추, 흉추, 요추, 천골로 이루어진 척추의 관속으로 안전하게 보호받으며 신경계의 흐름이 원활하게 이루어지면 혈액순환이 잘 되어 인체가 필요로 하는 영양과 산소가 충분하게 공급이 되면서 정상적인 생리활동이 이루어지는 것이다.

그런데 어떤 이유로든지 척수신경이 눌리거나 압박을 받으면 거기에 따르는 신경들이 정상적인 기능을 하지 못하는데, 이는 바로 항상성이나 자연회복력을 잃게 되어 병이 나고 통증이 생기게 되는 것이다. 척수신경이 눌리거나 압박을 받는다는 것은 바로 척추의 변형이 근본 원인이 되며 대부분의 질병과 통증의 원인이 되는 것이다. 그러므로 질병과 통증의 원인 대부분을 골반과 척추의 변형으로 보고 척추의 변형을 바르게 잡아 주어야만 그 질병과 통증이 근본적으로 치료가 되고 없어지게 된다.

한의학에서 氣不通則痛(기불통즉통)이라 했다. 기가 통하지 않으면 통증이 생긴다는 말이다. 이 기라는 것은 결국 신경의 흐름, 즉 신경계에서 오가는 전기적인 신호 및 신경전달물질로 보아도 무방할 것이다.

요즘 현대인들은 오래 앉아 있는 시간이 많아지고 TV, 컴퓨터, 스마트폰을 사용하면서 골반이 올라가고 거북목을 포함하여 등이 굽은 형태를 많이 가지게 되었다. 흔히 골반이 틀어진 거라고 생각하지만 틀어진 것보다 올라가서 척추의 변형을 만든다고 보아야 한다. 특히 골반이 올라감으로써 요통뿐만 아니라 골반 내의 장기가 불안정해지면서 각종 질병과 통증을 초래하는 것이다. 또한 거북목 포함 등뼈(흉추)가 굽어지는 현상은 수많은 난치병을 양산할 수밖에 없는 상황이며 이러한 척추변형이 목 디스크를 유발하고 두통, 어지럼증, 안구통증, 안구 건조증, 우울증, 공황장애, 고혈압, 당뇨, 폐 기능 저하, 심장병, 견비통, 류머티즘까지 이루 헤아릴 수 없는 각종 질병과 심한 통증에 시달리게 만든다.

이러한 골반과 척추변형에서 생기는 질병과 통증은 골반과 척추변형을 바로 잡아야만 치료가 된다. 골반과 척추의 변형을 해결하면 통증이 없어지고 혈액순환이 잘 되어 인체 각 조직으로 산소와 영양공급이 활발해진다. 그로 인해 항상성과 자연회복력이 유지되고 증강되어 건강해지는 것이다.

환자분들 중 두통과 우울증 공황장애 및 소화불량을 같이 호소하는 분들이 많은데 이분들의 공통점은 바로 굽고 휜 등뼈(흉추)를 가지고 있다는 것이다. 심지어는 부모가 돌아가셔도 울 수가 없다는 분도 있었다. 울려고 하면 머리가 깨질 듯이 아프고 가슴이 터질 것만 같다고 했다. 혈압이 올라가고 소화가 항상 안 되어 고생하셨는데 등이 굽고 휜 것을 펴니 지긋지긋한 두통과 우울증 공황장애 및 소화불량, 고혈압이 전체적으로 좋아진 사례 등을 놓고 볼 때 등뼈(흉추)의 변형을 바로잡는 것이 만수무강의 지름길임을 알아야 할 것이다.

옛부터 등골이 휜다는 것은 심각한 상황을 의미하며 예전에는 대부분 나이가 든 노인들의 문제였다. 하지만 요즘은 학생들이며 젊은 직장인들이 등이 다 굽고 휘었으니 참으로 안타까운 일이다. 바로 이 등골이 굽고 휜 상태를 바르게 펴주는 의사가 진정 명의이다. 이 등골을 펴지 못하면 단순한 임기응변의 처치에 그칠 가능성이 높다. 즉 흉추를 제대로 교정해 주는 것이 수많은 난치병을 해결하는 열쇠인 것이다.

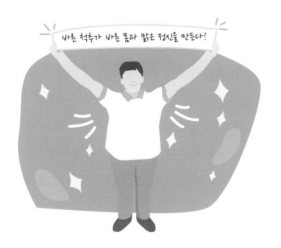

바른 척추가 바른 몸과 맑은 정신을 만든다!

5장

뼛골이
다 빠졌습니다

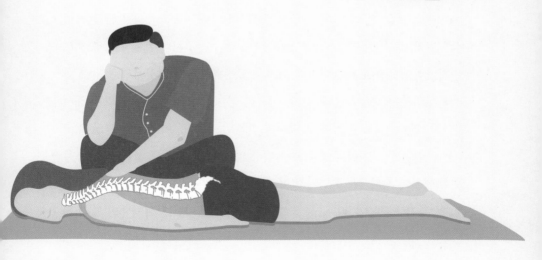

1. 골수를 채워야 한다

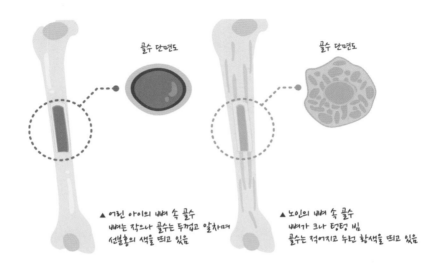

골수 단면도

골수 단면도

▲ 어린 아이의 뼈 속 골수
뼈는 작으나 골수는 두껍고 알차며
선분홍의 색을 띠고 있음

▲ 노인의 뼈 속 골수
뼈가 크나 텅텅 빔
골수는 적어지고 누런 황색을 띠고 있음

뼛골이 다 빠졌다는 말이 있다. "뼛골 빠지네"란 옛 어른들의 말이 정말로 가슴에 와 닿은 건 내 나이 오십 줄에 들어서이다. 어느 날 의자에 앉아 있는데 그리 춥지 않은 계절임에도 불구하고 발쪽 뼈 사이로 송곳으로 찌르듯 찬바람이 불어오는 것이었다. 그때는 교정환자들이 일시적으로 많아 몇 달째 무리를 계속하여 몸이 많이 피곤한 상태였다. 한마디로 무리를 해서 뼛골이 빠진 상태였던 것이다. 그래서 '나이 드신 분들이나 심한 병을 앓고 있는 사람들이 한여름에도 내복을 입고 양말을 신는구나.' 하는 생각이 들었다. 뼛골이 시리다는 표현이 걸맞게 뼈 안쪽이 시린 느낌이었다. 골병들었네, 골로 가네, 골골거리네, 등골이 휘었네 등, '골'이란 표현이 들어가면 병증이 좀 심각한 상황을 표현하는 것으로 보인다.

그런데 그중에서도 뼛골이란 표현은 골수(骨髓)를 의미하는 것으로 생각된다. 골수는 뼈 사이의 공간을 채우고 있는 부드러운 조직으로 적혈구, 백혈구, 혈소판 등 혈액조직을 만드는 적색 골수와 일부의 백혈구를 만들어내는 황색골수로 나뉜다.

성인은 평균 2.6kg의 골수를 가지며 그 절반 정도가 적색골수인데 어린아이들은 거의 전부가 적색골수이며 점차 나이가 들면서 황색골수로 변한다. 나이가 들어서도 출혈이 심하면 황색골수가 적색골수로 바뀌어 혈액생산에 투입된다. 아이들 뼈는 적색골수로 가득 차 있어 뼈가 부드러운데 이는 노인들의 적색골수가 적은 딱딱한 뼈에 비해서 당연히 활발하고 기능이 좋다. 또한 골수는 뼈와 연골을 만들어내는 조골세포와 연골세포를 생산해내는 곳이기도 하다. 그러므로 아이들은 뼛골이 충만하여 뼈가 부러져도 빨리 붙고 더 단단해지는 데 비해 뼛골 빠진 노인들은 빨리 붙기는 고사하고 골절 자체가 생명을 위협하는 위험한 상황이 된다.

골수란 피를 만들어내고 면역에 깊이 관여하며 자체적으로 뼈와 연골을 만들어내기도 하는 변화무쌍한 조직이다. 이 조직이 적어진다면 피를 제때 못 만드니 영양공급이 안 되어 어지럽고 기운이 빠지며 몸이 차가워질 것이다. 또한 면역에 이상이 생겨 잦은 병치레를 하고 뼈와 연골이 약해져 갖가지 통증에 시달릴 것이다. 그러면 정신이 맑지 못하고 우울해지며 소심해지고 깊은 잠을 잘 수 없으며 입맛도 떨어져 음식이 맛이 없고 소화도 되지 않으며 소대변의 배설도 시원치 않게 된다.

특히 여성의 경우 폐경기가 지나면서 여성호르몬의 부족으로 인하여 부쩍 심해지는 경우가 많으며 노인들은 나이가 들수록 점점 더 심해지는데, 그곳의 종착지는 골반이나 고관절의 골절로 인한 죽음일 터다. 그러지 않도록 우리는 뼛골을 채워야 한다.

골다공증은 성인, 특히 노인들에게서 가장 흔한 뼈 질환이다.
골다공증은 뼈의 칼슘이 빈약해서라기보다는 유기적 골기질(Organic bone matrix)이 감소해 유발되기 때문에 골연화증(Osteomalacia) 및 구루병(rickets)과는 다른 질환이다. (The Textbook of Medical Physiology 991page)

요즘은 젊은 사람들도 잘못된 자세와 오랫동안 앉아서 공부나 작업을 하는 관계로 골반과 척추의 변형이 심해져 뼛골이 빠져있는 경우가 부쩍 많아지고 있다. 뼛골이 채워지면 피를 왕성하게 만들어 영양공급이 원활하게 되니 기운이 나고 몸이 따뜻해진다. 또한 면역이 증강되어 잔병치레를 하지 않고 뼈와 연골이 강해져서 피로가 쌓이지 않는다. 그러면 정신이 맑아지고 삶이 재미가 있으며 관대해지고 깊은 잠을 잘 수 있으며 입맛이 좋아지고 소화가 잘 되며 소·대변의 배설이 시원해지는데 한마디로 신진대사가 잘 이루어지는 것이다.

뼛골을 채우자. 골수조직이 적으면 기운이 없어지고 정신이 맑지 못하다.
골수조직이 많으면 기운이 왕성해지고 정신이 맑아진다.

精虛-氣少-神不明
精充-氣壯-神明 이다

이미 선현들은 이것을 파악하고 이 같은 공식을 만들었다. 여기서 精은 바로 뼛골이다. 精을 충만하게 하여야 하는데 첫째는 골반과 척추를 바르게 하여 신경의 흐름과 혈액순환을 좋게 하여 신진대사가 원활하게 이루어짐으로써 인체의 항상성을 높여가는 선순환을 만드는 것이다.

둘째로 내 몸에 맞는 양질의 단백질을 포함한 좋은 음식을 섭취하여 뼛골을 채우는 것이며 뼛골이 너무 빠졌을 때는 내 몸 상태에 잘 맞는 한약을 복용함으로써 음식으로는 채워지기가 부족한 뼛골을 반드시 충분하게 채워야 한다. 일반적으로 뼈라고 하면 칼슘만을 생각하는데 뼈의 구조물은 원래 콜라겐이라는 단백질이다. 조골세포에서 분비하는 콜라겐이 서서히 굳으며 시멘트처럼 단단해지는데 이 콜라겐의 사이로 칼슘이 침착되어 석회화된 것이 바로 뼈가 된다. 그러므로 양질의 단백질을 섭취하는 것이 뼈의 건강에 대해 매우 중요한 열쇠가 되는 것이다.

셋째는 마음을 편히 하여 정신이 흐트러지지 않게 하여야 한다. 모든 사람이 어찌 편하고 재미있게만 살 수 있을 것인가? 세상 일에 스트레스를 받지 않을 수는 없지만 자신만의 세계인 취미나 운동을 통하여 마음을 안정시키고 정신을 밝게 하여야한다. 인생은 폭풍이 지나가기를 기다리는 것이 아닌 빗속에서도 춤추는 법을 배우는 과정이다.

2. 뇌는 골수의 바다이다 (腦爲髓海)

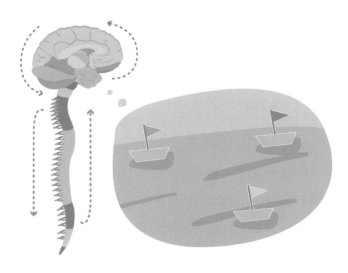

뇌는 골수가 모이는 바다와 같다

황제내경(靈樞)편에

뇌(腦)는 髓之海이니 髓海有餘則輕勁多力하고

不足則腦轉耳鳴脛痠眩冒目無所見이라 하였다.

뇌는 골수의 바다이니 뇌가 여유롭게 충분하면 몸이 가볍고 굳세며 힘이
넘치고 부족하면 뇌가 흔들리고 귀에서 소리가 나며 어지럽고 멍하며 눈이
잘 보이지 않는다.

腦者髓之海이니 諸髓皆屬於腦故로 上至腦하고

下至尾骶하니 皆精髓升降之道路也 라 하였다.

뇌는 골수의 바다이니 모든 골수는 모두 뇌에 속하여
위로는 뇌에 이르고 아래로는 꼬리뼈 끝까지 다다르니
이 모두가 정과 골수의 오르내림의 도로가 되는 것이다.

髓者는 骨之充也 라 髓傷則腦髓消爍 하고
體解㑊然 하니 不去也 라.
註曰不去也 는 不能行去也 라.

골수는 뼈의 충실함이다. 골수가 상하면 뇌수가 녹아 없어지고 몸의 흐트
러짐이 그와 같이 되어 걷지 못하게 된다.

여기서 생각해야 할 것은 뇌와 척수신경의 기능과 역할이다.
뇌는 척수신경과 함께 우리 몸의 생리 대사를 주관하고 조절을 하는데 뇌
와 척수신경이 여유롭고 충분하면 몸이 가볍고 힘이 넘치며 정신이 맑은 상
태가 된다는 뜻이다. 반대로 뇌와 척수신경이 부족하면 몸이 무겁고 힘이
없으며 귀에서 소리가 나고 어지러우며 눈이 잘 보이지 않고 정신이 흐려진
다는 뜻이다. 또한 척수신경은 뇌에 속하며 위로는 뇌에 도달하고 아래로는
꼬리뼈 끝까지 다다라 정과 골수 즉 신경전달물질이 오르내림의 도로가 된다
고 하였다.
그러므로 우리 몸에서 척추의 보호를 받아 척수신경전달물질이 뇌에서 꼬
리뼈까지 왕성하게 오르내리면 건강하며 정신이 맑고 눈이 밝아지는 것이

며, 척추의 변형으로 말미암아 척추가 틀어지고 꼬이면 그 부위의 척수신경 전달물질이 막혀 전체적으로 뇌에서 꼬리뼈까지 원활하게 오르내리지 못하므로 몸이 약해지며 머리가 맑지 못하고 눈이 밝지 못하고 잘 보이지 않게 된다는 말이다. 또한 골수는 뼈의 충실이라 하여 골수가 충만하면 뇌도 충만해지고 골수가 약해지면 뇌도 약해져서 몸이 흐트러져서 걷지 못한다며 골수의 상태를 뇌의 상태와 동일시하였다. 그러므로 척추의 건강상태는 바로 뇌의 건강상태를 볼 수 있는 척도이며 우리 몸의 건강상태를 알 수 있는 바로미터이다.

요즘 두통, 어지럼증, 이명, 난청, 안구 통증, 안구 건조증, 시력저하 등으로 인하여 뇌의 이상이 아닌가하고 C-T, MRI를 찍고 검사에 검사를 거듭하는 사람들이 너무 많은 것으로 알고 있다. 물론 검사상 뇌에 이상이 있어서 그러한 증상이 나타나는 경우도 있겠지만 검사상 이상이 없는 경우의 대다수는 척추의 이상으로 온다. 그러므로 이런 경우에는 반드시 척추의 변형을 살피고 문제가 되는 척추를 교정해야 한다.

척추를 교정하면 그 자리에서 두통이 없어지고 눈이 밝아지는 것을 경험하며 오래된 두통이나 어지럼증, 안구 문제들이 교정의 횟수가 거듭될수록 해결이 되는 것을 볼 때 뇌와 척수를 동일시했던 선현들의 혜안이 놀랍기만 하다. 인체의 질병과 통증을 각각의 지엽적인 부분만을 볼 것이 아니라 통합구조학적 차원에서 우리 몸 전체를 아울러야 한다. 구조학적 측면에서 뇌와 척수신경은 우리 몸의 중심기관이고 뇌와 척수신경을 보호하고 순환이 잘 이루어지게 하는 것은 바로 뼈임을 알아야 한다.

우리 몸의 뼈 구조가 반듯하면 뼈 안에 있는 뇌와 척수, 골수가 충만하고 강해지고 신경전달이 잘 될 것이다. 이렇게 되면 혈액순환이 잘 되어 각 세포에 산소와 영양공급이 잘 되며 질병과 통증이 없어질 것이다. 그런데 뼈 구조가 틀어지거나 어긋나면 뼈 안에 있는 뇌와 척수, 골수가 약해지고 신경전달이 약해진다. 이렇게 되면 혈액순환이 잘 이루어지지 않으므로 각 세포에 산소와 영양공급이 잘 되지 못하여 질병이나 통증이 나타나게 되어 있는 것이다. 이곳에서 뼈의 중심은 바로 골반과 척추이다.

어떤 환자분은 몸이 아프기 시작하니 병원에 가기를 반복하다 보니 일곱 개의 과를 다니게 되었다며 하소연하신다.

일단 허리, 무릎이 아프니 **정형외과**를 다니고
생리 문제, 즉 하혈 같이 생리가 계속되니 **산부인과**
속이 쓰리고 소화가 안 되니 당근 **소화기내과**
눈 통증과 안구 건조증으로 **안과**
머리가 아프니 **신경과**
잠이 안 오니 **정신과**
비염이 심하니 **이비인후과**

한마디로 종합병원이라며 한숨을 내쉬는데 내 가슴이 답답하다. 이렇게 많은 치료와 처방 약에 몸이 어떻게 반응할 것인지 나 또한 모르겠다.

척추의 답은

허리 무릎은 **골반과 요추 5번**

생리문제는 **요추 2, 3번**

소화문제는 **흉추 11번~요추 1번**

눈 통증과 안구 건조증은 **경추와 흉추 1번**

두통은 역시 **경추와 흉추 1~3번**

불면증에는 **전반적인 척추 상태와 경추 2번**

비염은 **경추 3, 4번과 상부 흉추**

가 되시겠다.

3. 腎主骨 (신장은 뼈를 주관한다)

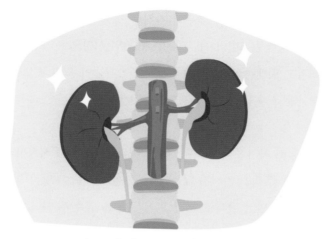

'건강한 콩팥'은 '건강한 뼈'를 만든다!

신주골. 고대 경전인 황제내경에 나오는 말이다. 신장은 뼈를 주관하고 다스린다란 표현이 되겠다.

현대 의학에서 신장의 역할은 우리 몸 대사에서 나오는 노폐물을 제거해 소변으로 내보내고 수분조절을 하며 혈압조절을 하고 산, 염기의 항상성 조절을 하는 것 외에도 조혈 호르몬을 생성하여 골수에서 적혈구의 생성을 촉진하고 Vitamin D를 활성화해 칼슘과 인의 대사를 도와 뼈를 튼튼히 하는 중요한 기능을 수행하고 있으니 이천년이 지났어도 금과옥조 같은 표현이 아닐 수 없다. 이렇듯 중요한 기능을 하는 신장은 한의학에서 남녀의 생식기능과 방광기능을 같은 범주에 넣게 되므로 실로 각종 호르몬 대사

및 뼈대사와 생식기능과 허리를 책임지는 거대한 조직을 가진 막강한 장기이다. 이 신장이 위치하고 있는 체절이 바로 요추 2, 3번 쪽이다. 항상 말하지만 요추 2, 3번의 전만이 중요하다는 사실을 잊지 말아야 한다. 이 요추 2, 3번의 전만이야말로 S자 척추를 가지는 기초가 되며 건강의 척도가 되는 까닭이다. 요추 2, 3번의 전만이 이루어지면 신장으로 가는 신경의 흐름이 원활해지고 혈액순환이 잘 이루어져 신장기능이 활발해지고 신장기능이 활발해지면 우리 몸의 항상성과 뼈 건강에 이로워진다.

황제내경에 몸이 차가운데 뜨거운 물에 몸을 담가도 따뜻해지지 않고 두꺼운 옷을 입어도 추위가 가시지 않는 것은 콩팥의 기름이 말라 골수가 차지 않은 것이라고 하였고 반대로 뼈가 뜨거운 병은 골수가 졸아 들어 치아까지 마르고 건조한 것이라고 하여 구분을 하였는데 재미있는 표현이다. 실제로 추위에 약한 사람은 콩팥의 기능(부신)이 약하여 골수가 적은 상태(뼛골이 빠진 상태)로 보인다. 이때 뼛골을 채우는 보정제를 쓰며 골반을 내리고 요추 2~3번을 교정하여 건강한 척추 라인을 만들면 반드시 호전된다.

뼈가 뜨거운 병은 골증열이라 하여 음주 후 성관계를 많이 하거나 스트레스를 많이 받아 한마디로 뼛골이 졸아 들어 생기는 병이다. 뼈 사이에 열이 있어서 사지가 늘어지고 약하게 되어 손발을 들 수 없게 된다고 하였다. 그러므로 뼛골을 채울 때 신장을 보하는 시원한 약을 써야 한다. 마찬가지로 골반을 내리고 전체적인 척추를 살펴 교정해야 한다.

4. 老子의 道德經에서의 人之生

노자의 도덕경 하편 제76장에 보면 사람의 생과 사에 대하여 나오는데 이때 여기에 뼈를 대입하여 살펴보면 재미있는 항목이 많이 나온다.

우선 본문을 보자.

> 人之生也에 柔弱이나 其死也에 堅强하고
> 萬物草木之生也에 柔脆나 其死也에 枯槁니라.
> 故로 堅强者는 死之徒요 柔弱者는 生之徒니라.
> 是以로 兵强則不勝하고 木强則共하나니
> 强大는 處下하고 柔弱은 處上이니라.

(노자 도덕경 1988. 육문사. 역저자 박 일봉)

번역하자면 사람이 태어남엔 부드럽고 약하나 그 죽을 때엔 말라서 딱딱해진다. 만물인 풀과 나무도 태어남엔 부드럽고 연하나 그 죽을 때엔 말라서 딱딱해진다. 그러므로 굳고 강한 것은 죽음의 무리이고 부드럽고 약한 것은 삶의 무리이다.
이런 까닭으로 병력이 강하면 적을 이기지 못하고 나무는 강하면 꺾인다. 강하고 큰 것은 밑에 있고 부드럽고 약한 것은 위에 있다.

자 척추 뼈를 보자.

척추 뼈 또한 어린아이들의 뼈가 부드럽고 약한 것 같지만 골수가 가득 채워져 있어서 뼈들 중 가장 좋은 뼈이다. 즉, 사람이 태어나서 어릴 때에는 하늘과 땅의 부드러운 기운을 온전히 가지고 있기 때문에 뼈와 힘줄과 근육이 부드럽고 자유롭게 움직일 수 있다.

하지만 이들이 자라나서 뼈가 커지고 억세고 강해지면 골수가 빠져나가게 되고 노화가 시작된다. 이 억세고 강한 것의 끝에는 늙음과 죽음이 기다리고 있다. 늙어서 죽게 되면 하늘과 땅의 부드러운 기운이 없어지기 때문에 뼈와 몸이 딱딱하게 굳어 자유롭게 움직일 수 없게 된다.

사람만이 그런 것이 아니다. 초목도 마찬가지. 예를 들어 쑥을 보자. 이른 봄 얼어붙은 차가운 대지를 뚫고 올라오는 여리디여린 쑥은 한없이 부드럽지만 얼어붙은 차가운 대지를 이겨내는 힘을 가진 것이다. 부드럽고 연하여 잘 구부러지며 여간해서 바람에 꺾이지 않고 잘 자란다.

그런데 늦가을의 쑥은 어떤가?

쑥대가 자라서 커지고 물기가 없어져 말라서 딱딱해지면 바람이 조금만 불어도 제풀에 꺾이고 부러지는 것이다. 이것으로 미루어 볼 때 딱딱하고 억세고 강한 것은 죽은 것의 무리이고, 부드럽고 약한 것은 삶의 무리이다. 또한 강하고 큰 것은 밑에 있고 부드럽고 약한 것은 위에 있다고 했는데 사람의 뼈에 대입해 보면 큰 뼈인 골반과 요추는 밑에 있고 골반과 요추에 비해 상대적으로 작고 부드러운 뼈인 경추와 흉추가 위에 있는 것도 재미있는 사실이다.

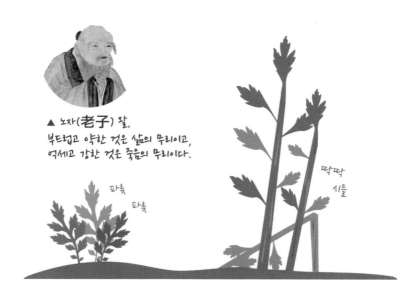

▲ 노자(老子) 왈,
부드럽고 약한 것은 삶의 무리이고,
억세고 강한 것은 죽음의 무리이다.

파릇
파릇

딱딱
시듦

사람의 척추 뼈도 마찬가지이다.

골수가 꽉 찬 뼈를 만들어야 한다.

골수가 꽉 찬 뼈는 만지면 부드럽고 척구가 넓고 깊게 형성이 되어 있다. 나이가 들면 뼛골이 빠지면서 뼈가 억세지고 딱딱하게 변한다. 딱딱하게 변하는 데에는 가골의 형성이 주원인이 된다. 앞에서 억세고 딱딱하면 죽음의 무리라고 했다. 나이 들어 척추협착이 있으면 대부분 뼈가 억세고 딱딱하여 가골이 자라나 있음을 알 수 있다.

그런데 요즘은 젊은 사람도 뼈가 딱딱한 사람이 급속도로 늘고 있다. 잘 안 움직이며 장시간 앉는 자세와 장기간의 운전, 컴퓨터, 스마트폰 사용 등 골반이 올라가고 척추의 변형이 심해져 가골이 자라나 점점 심각해지는 상황이다. 본인이 왜 아픈지도 영문도 모른 채 무시무시한 통증과 질병에 시달

뼛골이 다 빠졌습니다   127

리고 있는 것이다. 이에 대한 치료는 한 가지, 올라간 골반을 내리고 가골을 없애 척추를 반듯이 하여 생리적 전기 신호가 뇌와 각 세포 사이로 원활하게 흐르도록 하여야 뼈가 부드러워지게 되는 것이다.

또한 부드러운 뼈를 유지하기 위해서는 너무 강한 운동을 지양하고 지속적으로 가벼운 운동과 양질의 단백질이 함유된 음식을 항상 가까이하고 뼛골을 채워주는 보정제를 드실 것을 권해 드린다.

5. 건강한 뼈는 바로 아이들 뼈다

(뼈가 부드러울수록 건강하고 딱딱할수록 건강하지 못하다)

그럼 건강한 뼈는 과연 어떠한 뼈인가?

아이들을 보자 아이들은 살결이 보드랍다, 그리고 따뜻하다. 이 보드랍고 따뜻한 것이 단지 피부나 살만이 아니다. 바로 아이들의 척추 뼈를 만져보면 너무나 보드라워 만져도 뼈가 없는 듯 매끈하다. 바로 이것은 아이들 뼈 속의 골수가 가득 채워져 있는 까닭이다.

뼈 속에 골수가 가득 채워져 있다는 것은 피를 만들어 내고 원활한 산소공급과 함께 성장을 할 수 있는 풍부한 영양과 병을 이겨낼 수 있는 면역력이 크다는 것을 의미한다. 또한 아이들은 약간은 통통해야 예쁘고 또한 등이 쭉 펴져 있어야 더욱 건강하다. 잘 웃는 아이들을 보면 약간은 통통한 아이들이 많고 잘 우는 아이들을 보면 마른 아이들이 많다.

아이들도 약간 통통한 아이가 마른 아이들보다 뼈가 더 부드럽다. 너무 마른 아이들은 뼈가 부드럽지 못하고 약간 딱딱하다.

반대로 노인들의 살결은 거칠고 차갑다. 그리고 척추 뼈를 만져보면 크게 만져지며 거칠고 경사가 있으며 딱딱하다. 마치 버쩍 마른 나무토막처럼 딱딱한 척추 뼈가 되는 것이다. 바로 이것은 노인들 뼈 속의 골수가 텅 비어 있다는 의미이다.

뼈 속에 골수가 비어 있다는 것은 피를 제대로 만들지 못하므로 산소공급이 약해지고 영양이 부족하며 면역력마저 많이 떨어져 있다는 것을 의미한다. 대부분의 사람은 늙으면 체중이 줄고 등골이 휜다.

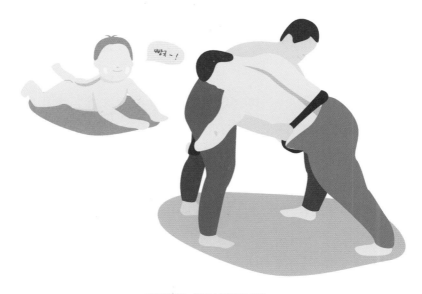

건강한 뼈는 바로 부드러운 뼈다

씨름선수들이나 스모선수들처럼 힘을 크게 쓰는 사람들은 아이들 같은 부드러운 근육과 척추를 가지고 있다. 진정으로 힘을 쓰는 허리는 요추 2~3번을 중심으로 요추 전만이 잘 이루어지고 있으며 척구가 그야말로 물길이 깊듯이 잘 발달되어 있다.

그 때문에 씨름선수는 근육만을 키우는 운동을 하는 보디빌더보다 훨씬 힘이 좋다. 근육이 너무 단단한 사람들은 힘을 많이 안 써도 금방 피곤해하는데 이는 뼈가 딱딱하기 때문이다. 헬스를 하더라도 오로지 근육을 딱딱하게 하지 말고 부드러운 근육을 기르고 무리하지 말아야 한다. 어떤 이들은 근육을 단기간에 키운다고 스테로이드 호르몬을 사용하기도 하는데 정말 이건 아니올시다. 스테로이드제제 자체가 골수를 약하게 하고 뼈를 딱딱하게 하기 때문에 장기적으로는 우리 귀한 몸에 해가 될 뿐이다. 아시다시피 골수가 약해지고 뼈가 딱딱해지면 빨리 늙고 퇴행이 되는 것이며 면역력이 약해지는 것이니 삼가고 삼가야 한다.

또한 너무 마른 사람들은 뼈가 대부분 딱딱한데 이런 사람들이 근육을 키운다고 무리하게 운동을 하면 낭패를 보기 십상이다. 대부분 하루 운동하고 삼사일씩 근육통에 시달리기 일쑤다. 또한 너무 심한 운동을 하다가 뼈를 다치기도 하는데 딱딱한 뼈는 부러지기가 쉬운 까닭이다.
이런 사람들은 근육을 키우려고 무리하지 말고 골반을 내리고 요추 전만을 만들고 굽어 있는 흉추를 낮추어 주면 자연스럽게 살도 찌고 힘도 생기며 근육이 커진다. 실제로 마르고 딱딱한 뼈들도 골반을 내리고 척추 사이의 공간이 생기면 신경의 흐름이 원활해지고 이에 따라서 혈액순환이 잘 되므로 서서히 부드러워지는 것을 많이 본다. 뼈가 부드러워지면 건강해지고 안티 에이징이 되어 어린아이같이 해맑은 정신을 가질 수 있다.

6. 건강함이란 무엇인가?

(精, 氣, 神 에 대하여)

건강하다… 건강하다는 정의가 무엇일까?

매번 주기별로 받은 건강검진이 아무 항에도 안 걸리고 온전히 오케이되면 건강하다고 말할 수 있는 것일까? 물론 의학적 검사가 다 정상이라면 축하해야 할 일이지만 검사상 정상이어도 몸과 마음이 개운치 않고 아플 수 있다. 그렇다면 건강하다는 명제는 과연 무엇인가?

한의학에서는 건강하다는 명제를 신명(神明)이라고 한다.

신명(神明), 즉 정신이 밝고 맑다는 말이 되겠다.

신명이 나면 무슨 일이든지 즐겁게 할 수 있고 모든 일들이 재미가 있다.

그러면 사는 것이 즐겁고 재미가 있으니 얼마나 좋은 것인가?

돈도 명예도 다 필요 없고 건강 하나면 신명이 난다.

신명이 나려면 기장(氣壯)해야 한다.

기운이 씩씩하고 커야만 신명이 난다는 말이다.

여기에서 기(氣)는 뇌에서 각 기관 각각의 세포로 전달하는 생리적 전기 신호를 말함이요, 신경전달물질로 해석하려 한다. 생리적 전기 신호를 전달하는 물질이 왕성하게 활동한다면 우리 몸은 뇌를 비롯하여 각 장기, 기관, 세포들은 건강할 수밖에 없을 것이며 궁극적으로 정신이 지순하게 맑고 밝

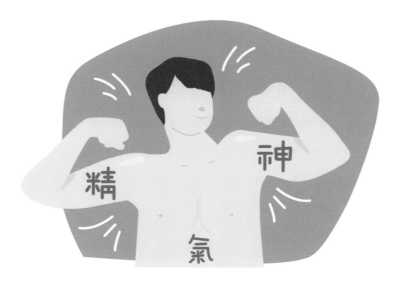
정과 기와 신은 우리가 가질 수 있는 최고의 보물이다

을 것이다.

기운이 씩씩하고 크려면 정충(精充)해야 한다.

정(精), 즉 뼛골, 골수가 충만해야 기운이 씩씩하고 크게 된다.

정이란 한의학적 개념으로 여러 가지의 의미로 설명할 수 있겠지만 나는 뼛골, 골수의 의미로 해석하고자 한다. 뼛골, 골수는 피를 비롯하여 갖가지 면역물질 및 호르몬을 만들어 내고 있으니 우리 몸의 기본 중의 기본이 되는 것이다. 뼛골이 빠졌다, 골골한다, 골병이 들었다 등등 옛말에 정허(精虛)의 개념이 들어 있다.

정충 (精充) → 기장 (氣壯) → 신명 (神明) - 건강한 몸과 정신

건강의 키워드이다. 간단명료하지 않은가?

복잡하면 진리에서 멀어질 수 있다. 진리는 의외로 단순한 것이다.

이와 반대로 건강하지 못하다는 무엇일까?

정신이 맑지 못하다. 신불명(神不明)이 바로 건강하지 못하다는 말이다.

왜냐하면 기운이 적기 때문이다. → 기소(氣少)

기운이 적으면 정신이 맑지 못한다.

왜 기운이 적으냐?

뼛골이 비었기 때문이다. → 정허(精虛)

정허 (精虛) → 기소 (氣少) → 신불명 (神不明)

뼛골, 골수가 비어서 제대로 피를 만들어 내지 못하고, 백혈구 등 면역세포의
양도 줄어들고 갖가지 호르몬 대사도 약해지니 신경전달물질도 줄어든다. 이
렇게 되면 생리적 전기 신호가 약해지니 정신이 아득하고 혼란스러워지며 기
억력도 떨어지는 한마디로 뇌의 활동이 약해지는 상태가 건강하지 못한 것이
다. 정(精)을 채우고 보하는 것이 바로 건강을 위한 지름길이다. 그래서 동의
보감에 정(精)은 지극(至極)한 보배라고 했다. 명심하고 명심할 일이다.

세계적으로 유명인들이 자살하는 경우를 자주 본다.

일반인들이 생각하기에 거대한 부와 명예를 움켜쥔 그야말로 선망의 대상인 그들이 왜 죽음을 선택하는가 하는 의문이 든다.

삶의 경계를 분간 못 하고 정신이 아득해져서 생기는 일이며 뼛골, 골수가 비니 기운이 빠져 세상일이 두렵고 수동적이 되어 만사가 귀찮고 세상이 싫은 것이다. 이는 척추와 밀접한 연관이 있다.

척추를 바로 세우면 정충(精充), 기장(氣壯)하게 된다.

실제로 골밀도가 증가되고 연골이 자란다.

즉, 척추가 바로 서면 인체의 면역기능이 높아지고 생리적 전기 신호가 활발해지며 정신이 맑아진다.

척추가 틀어지면 정허(精虛), 기소(氣少)하게 된다.

골밀도가 약화되고 연골이 닳고 좁아진다.

즉 척추에 문제가 있으면 인체의 면역기능이 저하되고 생리적 전기 신호가 약해지며 정신이 맑지 못하다. 이렇게 뼛골이 너무 빠진 경우에는 척추 교정을 시술하면서 보정제(補精劑), 즉 뼛골을 채우는 한약을 같이 쓰면 더욱더 효과적이다. 체력이 너무 떨어진 상태에서 교정을 하면 몸살을 심하게 하는데 이를 무서워하는 환자들이 있다. 이때 보정제를 복용하면서 교정을 하게 되면 뼈가 부드러워지면서 교정에 무리가 없어진다. 여기에서 보정제란 우리가 쉽게 음식에서 얻지 못하는 뼈에 좋은 영양을 개개인의 증상에 맞는 한약과 함께 조제한 뼛골을 채우는 약이라고 이해하면 된다.

7. 우울증에 대하여

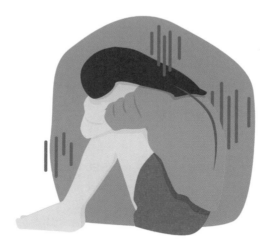

우울증 – 등뼈(흉추)를 살펴보자

憂鬱症(우울증)이란 얽히고 설킨 실타래가 꼬여 어디서부터 풀어야 될지 답답하고 괴로운 형상이다. 그런데 척추를 살펴보면 답이 나올 때가 많다.

우울증에 걸린 사람들의 척추를 보면 대부분 흉추, 특히 상부 흉추가 틀어지고 꼬여진 경우가 많으며 때로는 계단형식으로 요철이 있는 경우가 많다.

즉 **흉추 2, 3번의 변형**은 심장 기능의 약화를 부르고 **흉추 4~7번의 변형**은 폐 기능의 약화를 불러서 심폐기능을 약하게 하는 것이 우울증의 첫 단추가 아닌가 하는 생각이 요즘 임상적으로 반복되는 경험을 하고 있다.

전체적으로 노인들은 흉추가 많이 굽어 있다.
예전에는 그렇게도 줏대가 세고 의지가 강한 분이었는데 갑자기 줏대가 약

뼈는 거짓말하지 않는다

해지고 의지도 약해지며 눈물이 많은 노인이 되어 있을 때 흉추를 보면 굽어서 머리가 앞으로 나오는 형태가 보일 것이다. 여기에 건강이나 경제적으로 어려움을 가진다면, 하물며 사랑하는 배우자가 세상을 떠난다면, 먹는 것도 부실하기 짝이 없으니 한마디로 척추는 무너지고 뼛골은 빠져 진퇴양난이 된다. 각종 치매와 혈관질환을 부르는 상부 흉추의 변형은 바로 노인들 우울증의 직접적인 원인이 된다. 이는 지금도 큰 사회적 문제가 되고 있으며 앞으로는 더욱더 심각한 상황이 될 것이다.

또한 산모들의 문제도 생각해 보면 척추가 답인 경우가 많다. 출산 후 아이를 안고 기르면서 수유를 하면 척추가 약한 산모는 흉추가 굽게 되고 이는 상부 흉추의 변형을 초래하게 된다. 심하게 되면 흉추에 손톱이 들어갈 만한 틈이 생길 수가 있는데 이는 심한 우울증이 생기게 하는 직접적인 원인이 된다.

요즘 들어 청소년들의 우울증이 심각한 상황으로 치닫고 있다.
오래 앉아서 컴퓨터, 공부, 스마트폰, VDT 증후군까지 험난하고 험난한 우리 청소년들의 척추 문제는 어찌할까. 이러한 흉추의 변형은 심폐기능의 저하와 함께 뇌로부터 우리 몸 구석구석까지 신경전달물질이나 호르몬이 제대로 가지 못하게 하여 우울증을 초래한다.
예전에는 청소년들의 자살이 드물었다. 그때는 흉추가 굽을 일이 별로 없었다. 책가방을 던져 놓고 산으로 들로 대지를 맘껏 누비면서 뛰어다니며 즐겁게 시간이 가는 줄 모르고 지냈었다.

그런데 요즘은 청소년들의 자살이란 매스컴에서도 잘 다루지 않는 평범한 일상이 되어 버렸다. 우리 자라나는 청소년들의 척추를 반듯하게 해 주어야만 한다. 흉추를 교정하여 가슴을 쫙 펴면 우울감도 사라지고 맑은 정신으로 공부에 매진할 수 있는 것이다.

우울증의 가장 심각한 문제는 삶에 대한 흥미나 관심을 상실하여 우울감, 일상생활의 저하를 가져오며 의욕저하, 불안감, 식욕, 수면장애를 가져오는데 이는 뼛골이 빠져서 오는 증상과 흡사하다.

한마디로 뼛골이 빠지고 껍데기만 남은 상황이 되어버린 삶이 비일비재한 세상이며 이때 척추마저 틀어지고 꼬여 있다면 그야말로 말라비틀어진 자화상이 될 수밖에 없는 현실이다. 이를 방치하지 말고 우리 스스로 척추를 바로하고 뼛골을 채워 이겨내야 한다. 비록 말라비틀어진 인생이라 해도 뼛골을 채우고 척추를 바로 세우면 달라질 것이다.

척추를 바로 세우자.
그리고 뼛골을 채우자.

척추를 바로 세우고 뼛골을 채우면 기운이 세지고 정신이 맑아진다. 그러면 우울증은 저만치 사라져 없어지고 온전한 정신은 바로 우리의 것이 될 터이다.

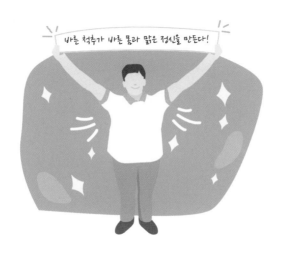

6 장

不治已病 治未病

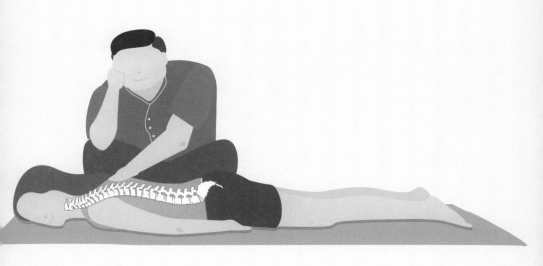

1. 生老病死의 비밀

생로병사…….

인간으로 태어난 이상 끝없는 삶의 화두이자 운명이요, 숙명이다.

태어나서 늙고 병들어 죽는다…….

병이 들어 늙는 것이 아니고 늙어서 병이 온다는 말은 무엇을 뜻하는 것일까?

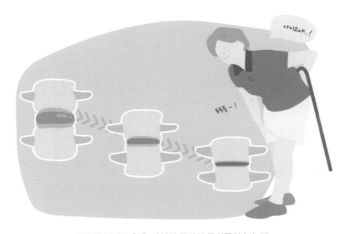

뼛골이 빠지고 척추 사이의 공간이 줄어들면 늙는다

병이 먼저가 아니라 늙는 것이 먼저란 뜻인데 늙는 것이란 무엇을 의미하는 것일까? 그것은 뼈가 딱딱해지고 아울러 척추 사이의 공간이 좁아져서 신경을 압박하고 눌려진 신경은 뇌의 생리학적 전기 신호를 전달하지 못하는 상태로 몸 안의 세포가 제 기능을 다하지 못하고 활동이 약해진 상태 즉 이것이 늙는 것이다.

요즈음 젊고 늙은 것을 나이에 대입하지 말자.

나이가 젊었어도 척추가 틀어지고 좁아져 있으며 가골이 자라 딱딱하면 늙은 것이고, 나이가 늙었어도 척추가 바르고 여유가 있으며 뼈가 부드러우면 젊은 것이다. 그러므로 장수하는 사람들은 대부분 척추가 꼿꼿하고 바른 것을 볼 수 있다.

그런데 요즘 젊은이들은 어떤가?

컴퓨터, 게임기, 스마트폰 등 모두가 척추를 틀어지고 좁아지게 만드는 것들에 둘러 싸여있지 아니한가? 이러한 척추 상태는 분명히 건강에 도움이 되지 않는 방향으로 삶을 이끌 것이다. 그러므로 조직학적 병변을 위주로 병을 진단하고 치료하는 현대의학의 시스템이 척추를 간과하고 있지 않은지 한 번쯤은 생각해보아야 할 것이다.

우리 모두 늙는 것이란 척추의 공간이 좁아지고 척추 뼈가 딱딱해진다는 진리를 알아 늙는 것을 미리 방지하고 질병에 걸리지 않도록 척추 건강에 유의하자.

2. 숨어 있는 키를 찾아라

골반이 내려가고 공간이 생기면 당연히 디스크 혈액순환도 순조롭게 이루어지게 되고 아울러 장기의 배열 자체가 편안해져서 몸도 좋아지고 영양공급도 잘 되어 몸 전체가 평화롭게 된다. 골반과 척추 사이의 공간이 확보되면 따라서 키도 커지게 된다.

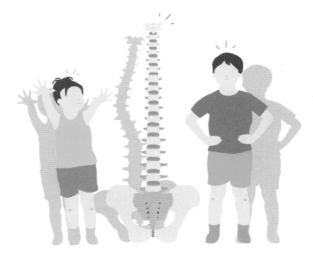

골반과 척추에 숨어 있는 키를 찾아라

골반과 요추 사이뿐만 아니라 굽었던 등뼈, 즉 흉추가 펴짐에 따른 영향도 크며 거북 목, 일자 목이 제자리로 가면서 고개가 반듯해져 머리가 바로 서게 되므로 숨어 있던 키가 나오는 것이다.

실제로 75세 노인분이 교정치료 10번 받으시고 1.5cm가 커졌다고 좋아하

셨던 경우를 보았다. 젊을 때 교통사고가 나서 척추 전체를 수술하신 분으로 척추 측만증을 수술한 것처럼 일자로 주욱 수술 자국이 있는 분이었는데 지속적으로 골반을 내리고 굽어 있는 흉추를 펴니 키가 커진 것이다. 교통사고 후 평생을 괴롭히던 요통도 말끔하게 좋아진 건 물론이다.

특히 청소년들은 교정 중 키가 훌쩍 커지는 것을 많이 경험하는데 이 교정 치료 자체가 골반과 척추 사이의 공간을 넓히기도 하지만 인체의 가장 큰 뼈인 골반과 척추의 성장판을 강하게 자극시켜 주는 역할을 하기 때문으로 생각된다. 또한 중년여성들도 키가 커지는데 이는 여자분들의 뼈가 부드럽기도 하거니와 근육과 인대가 부드러워 쉽게 공간이 생기기 때문이다. 또한 임신 중에 태아의 무게 때문에 요추 전만이 과도하게 되고 흉추의 굽어짐이 그대로 굳은 경우 골반을 내리고 등뼈를 펴면 숨어 있는 키가 나오는 것이다. 물론 남자들도 골반이 내려오고 등뼈가 펴지면 고개가 바로 서고 허리에 힘이 생기며 머리가 맑아지니 이게 다 키가 커지기 때문임을 바로 느낄 수 있다.

3. 척추, 신경, 혈액순환, 그리고 냉증의 문제

보통 우리가 손발이 차다, 배가 차다, 등골이 차다, 머리가 차다 등 몸이 차가운 상태를 냉증이라 한다. 차가운 상태를 넘어 심하면 시리다고 한다. 시리다란 표현보다 더 심하면 손발이 깨질 것 같이 통증을 느끼기도 한다. 양말을 두 겹, 세 겹 신고 자야만 하고 손에 찬물이라도 닿을라치면 마치 얼음장을 지지는 것 같으며 심하면 손이 하얗다 못해 파랗게 죽어 간다.

그럼 이러한 심각한 냉증은 왜 오는 것일까?

일단은 "혈액순환이 안 된다"라고 알고 있고 한의사들이나 의사들도 혈액순환이라는 말을 많이 쓰며 환자들에게 설명을 하고 있다.

한의학에서는 혈종기행(血從氣行)이라는 말이 있다. 피는 기를 따라서 흐른다는 말이 되겠다. 피 속에 있는 산소와 영양이 기를 따라서 각 조직과 세포에 산소와 영양을 공급한다는 말인데 여기서 기(氣)란 바로 신경을 말함이다. 즉, 뇌로부터 각 조직과 세포에 전기적인 신호를 내보내는 신경의 흐름이야말로 기(氣)이며 이 신경이 순조롭게 잘 흘러야 따라서 혈액이 순조롭게 잘 흘러 몸이 따뜻해지고 기분이 좋게 되는 현상이 바로 혈액순환이 잘되는 개념이다. 그러므로 신경 흐름의 정상화야말로 혈액순환의 정상화를 이루어 우리 몸이 따뜻해질 수가 있는 것이다.

우리 몸이 따뜻해진다는 말은 즉 신경의 흐름이 원활해지니 이에 따라 혈액순환이 잘 되고 면역력이 높아져 질병에 걸리지 않는다는 가설을 만들어낼 수 있다. 실제로 몸이 냉한 사람들은 질병에 취약하다. 냉하다는 것은 일단 심폐기능이 약하다. 이에 따라 기분이 안 좋고 소심해지고 우울해지며 소화도 안 되고 배가 잘 아프게 되며 소변도 자주 보게 되고 잘 자지 못하는 등 전체적으로 면역력이 저하되어 쉽게 질병에 노출되는 상황으로 몰리게 되는 것이다.

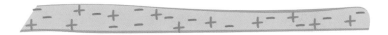

▲ 신경(전기 신호) - 빠름

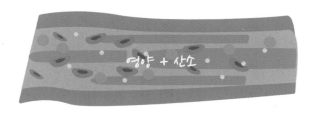

영양 + 산소

▲ 혈액(액체) - 느림

신경이 흐른 뒤에 혈액이 흐른다

또한 세포에 산소공급이 원활하지 못해 35% 정도의 산소공급이 적어진다면 세포가 죽거나 암성화가 된다는 보고가 있는 만큼 암과도 밀접한 연관성을 가진다(「The Hidden Story of Cancer」 - Brian Peskin). 이 모든 상황 자체가 뇌로부터 내려오는 생리적 전기 신호가 각 장기 및 조직, 세포에게 제대로 전달되지 못하는 것으로 이는 척추 뼈의 비틀림이나 꼬여짐으로 인하여 척수신경이 압박을 받는 것으로 유추할 수 있다.

이때의 치료는 물론 몸을 따뜻하게 하는 음식이나 약재가 많은 도움을 줄 수 있는데 압박을 받는 척추신경을 교정을 통해서 풀어준다면 더욱더 빠른 치료 효과와 아울러 우리 몸의 면역력을 키우는데 큰 효과가 있다. 그동안의 경험으로 볼 때 흉추의 원인, 특히 흉추 2번부터 흉추 7번까지의 문제가 있는 사람들이 냉증을 많이 호소한다.

특히 등이 굽어 있는 상태, 즉 흉추가 뒤로 튀어나온 흉추 후만의 척추를 가진 사람은 무조건 등을 반드시 펴야 한다.

이 흉추를 교정하기 위해서는 반드시 골반을 내리고 요추 2, 3번의 전만을 확보한 후 생겨난 공간을 이용하여야 하는데 이런 사전정비 작업이 이루어지지 않으면 흉추를 교정하기가 매우 힘들다.

요추 2, 3번의 전만이 이루어지지 않는 사람은 평생 소화기질환에 시달리며 체중저하에 시달리는 사람이 많아 더욱더 냉증에 민감할 수밖에 없는 처지이다. 아울러 흉추까지 굽었다면 참으로 난감하기가 이룰 수 없다. 빨리 최대한 골반을 내리고 요추 2, 3번 전만을 만들고 굽어 있는 등뼈(흉추)를 펴야 한다.

척추를 바로 펴 생리적 전기 신호, 즉 기가 잘 흐르게 하여 각 조직의 세포에 산소공급과 영양공급이 잘 되게 하고 아울러 골수를 채우는 보정제를 각각의 몸 상태에 맞게 처방하여 복용한다면 냉증은 사라지고 기분 좋은 삶을 영위할 수 있을 것이다.

4. 암과 척추와의 관계

평생 암에 걸릴 확률이 남자는 두 명 중 한 명, 여자는 세 명 중 한 명이라는 말이 있다. 암에 걸리지 않을 방법이 있다면 좋겠지만 여러 가지 건강 상식이 난무하는 요즘 별로 눈에 들어오는 것이 없다. 음식으로 위암이 온다, 담배로 인해 폐암이 온다, 스트레스로 인한 것이다.

그런데 담배를 피지도 않는 여성분들도 폐암이 온다는 사실은 무엇을 의미하는가? 실제로 우리가 평생을 술, 담배를 하지 않았던 사람들이 암에 걸려 고생하고 또 저세상으로 떠나는 것을 목도하고 있다. 내가 아는 카이스트 출신 유전자 공학박사는 현재 미국에서 유전자 연구를 하고 있는데 그의 말을 들어보면 많은 암은 유전자에 의해서 발현된다고 한다. 유전자로 인해 발병이 된다는 사실은 태생적인 한계인 유전자에는 당할 수 없는데 그러면 우리는 어떻게 해야 암으로부터 조금이라도 자유롭게 될 수 있을까?

1931년 노벨 생리의학상을 수상한 오토 바르부르크(Otto Warburg)박사는 어느 세포라도 산소가 35% 감소하면 사멸하거나 암성으로 된다는 사실을 입증하였다. 이것은 산소결핍과 느린 혈류가 암의 직접적인 원인이라는 것을 의미한다. 즉 필자가 계속해서 강조하는 척추의 문제이며 신경 흐름의 문제이기 때문에 풍부한 산소와 영양을 가진 혈액이 잘 순환하면 암에 걸릴 확률이 적어질 것이다. 심장에 암이 거의 없다는 것은 심장이 멎기 전까지는 심장으로 많은 혈액순환이 이루어지기 때문이다.

그러니 일차적으로 골반과 척추가 바르게 되면 신경의 흐름이 왕성해지고 왕성해진 신경이 혈액순환을 촉진시키니 풍부한 산소와 영양이 각 세포로 잘 흘러서 건강해진 세포가 제 기능을 잘하여 우리 몸이 활기차고 아울러 맑은 정신을 가질 수 있는 것이다.

암 환자의 척추를 보면 약간은 해답이 있지 않나 싶다.
물론 암이 생기기 전 건강한 상태에서 암을 막을 수만 있다면, 아니면 전이라는 진행만이라도 막을 수만 있다면 모든 수단과 방법을 가리지 말고 실행에 옮겨야 한다. 병원 시스템에 맞추어 수술 및 항암 치료를 하면서 맑은 공기와 물을 마시고 몸에 좋은 음식을 선택해서 먹으며 삶의 한 자락 끈을 잡고 있는 암 환자들은 또 다른 방편으로 척추를 생각해야 한다. 지금까지 내가 보았던 암 환자들의 공통점이 하나 있었다.

"암이 진행하기 전 아니면 진행할 때 꼭 암이 생기는 그 체절에 위치하는 척추의 통증이 있다는 점이다."

이는 대부분의 암 환자가 느끼는데 심한 경우 그 부위의 척추에 손만 대도 아프며 눌러 보면 심하게 통증을 호소한다. 또한 그 자리가 미세하게 틈이 있거나 가골이 만져지면서 울퉁불퉁 튀어 올라왔거나(계단식으로) 마치 가시 같이 까끌까끌한 극돌기가 만져지는데 대부분 오른쪽에 암이 있으면 오른쪽에 왼쪽에 암이 있으면 왼쪽으로 척추가 틀어져 있으며 틀어진 쪽으로 통증을 더 느낀다.

예를 들어 **유방암 환자**는 흉추 4~8번 정도에서 암이 생긴 쪽으로 흉추가 계단식으로 올라와 있거나 가시같이 까끌까끌하다.

또한 유방암 환자들은 수술을 해도 아니면 수술을 하기 전이라도 아픈 쪽의 어깨가 아프게 마련인데 수술을 하고 나서의 임파선이 부은 것이 척추 교정을 해 주면 어깨도 좋아지고 임파선이 부은 것도 같이 좋아진다.

폐암 환자도 역시 흉추 3~7번 정도에서 울퉁불퉁하게 올라 있거나 손톱이 들어갈 만한 틈이 2~3개가 있는데 이것을 맞추어 주면 숨쉬기가 훨씬 편하다고 한다. 이는 오래된 천식 환자도 마찬가지이다.

췌장암은 흉추 8~10번 정도에서 문제가 오는데 손을 대면 통증을 심하게 느끼는 것이 특징이다. 심한 합병증이 있거나 오래된 당뇨병 환자들은 이 부위가 뒤로 굽어 있거나 손톱이 들어갈 만한 틈이 있다.

간암은 흉추 10~11번 사이가 문제가 있는데 복수가 찰 정도면 손톱이 들어갈 만한 틈이 있으며 심하면 그런 틈이 요추 2번까지 서너 개가 생길 수 있다. 이는 심한 간경화도 해당되는 사항이니 간경화도 간암과 함께 생명을 위협하는 대표적인 병임에 틀림이 없다는 것을 척추가 말해 준다. 요추 2번까지 문제가 있으면 심한 경우 신장까지 망가지게 됨을 보여준다.

위암은 흉추 11번에서 요추 1번 정도가 마치 접시를 엎어 놓은 것처럼 뒤로 후만되어 있는 경우가 많다. 이것을 교정하면 소화가 안 되던 환자가 소화가 되는 상황이 된다. 마찬가지로 오래된 위장병 환자도 이와 비슷한 뼈 구조를 가지고 있는데 이것을 교정해 주면 음식물을 잘 먹게 되고 살이 찐다.

자궁암, 난소암, 신장암, 방광암 등은 요추 2, 3번 정도에서 척추변형이 일어나는데 요추 2~3번 사이가 딱딱하게 굳어 있으며 이것을 교정하기 위해서는 골반의 상방 변위와 밀접한 연관성이 크므로 반드시 골반의 하향 안정화가 필요하다.

대장암도 마찬가지 요추 4번의 이상이 많다. 이 부위가 딱딱하게 굳어 뒤쪽으로 튀어나온 경우가 많은데 요추 3번과 요추 5번을 연계해서 살펴보아야 한다. 특히나 프로야구선수들이 많이 걸릴 수 있는데 투수가 공을 던질 때 무게중심의 축이 요추 3~5번에 걸리지 않나 싶다. 또한 타자들이 방망이를 휘두를 때도 무게중심 축이 마찬가지로 요추 3~5번에 걸린다고 볼 때 야구 선수들이 요추 4번 쪽에 무리가 많을 것으로 생각한다. 이는 단지 나의 사견일 뿐 아직 과학적으로 증명되지는 않았다. 대다수의 프로야구선수들은 근력이 좋아서 척추 자체는 아주 훌륭하다고 생각된다.

직장암 환자들은 요추 5번과 천골 사이가 90도 즉 거의 직각으로 천골 쪽이 올라온 경우가 많은데 이는 의자에 앉을 때 엉덩이가 의자 끝에 걸쳐 오래 앉았을 때나 소파에 기대어 앉을 때 엉덩이를 앞쪽으로 내밀어 오래 앉아 있을 때 변형이 올 수 있는 것이다.

머리 쪽(두개 강)들의 암들은 상부 흉추(흉추 1~7번)와 경추를 잘 살펴야 한다. 마찬가지로 30년을 앓았던 두통, 편두통 환자들이 상부 흉추를 교정하여 깨끗하게 낫는 것을 보면 뇌 쪽의 어떤 질환도 비슷하지 않나 싶다.

마지막으로 요즘 많이 발생하는 **갑상선암**은 상부 흉추의 변형이 많이 진행 되어 있으며 경추 3~4번이 딱딱하고 틈이 있다. 갑상선 질환이 척추와 많 은 연관성이 있다는 사실은 계속 치료로서 증명되고 있다. 척추 교정을 잘 하면 갑상선 질환은 반드시 호전되며 호전된 증상이 약을 줄이거나 먹지 않아도 유지가 되는 것을 많이 보았다.

"만약에 암이 진행하고 있는 환자라도 척추를 맞추면 통증이 없어지고 병 의 증세가 약해지는 등 호전양상을 보인다."

특히나 통증이 없어지면 삶의 질도 개선되는데 실제로 잘 걷지 못하던 암 환자가 청계산 정도를 등산하는 것을 보았다.

암이란 불치의 병이라고 볼 수 있다. 그렇지만 완치가 불가능하더라도 척추 를 잘 살펴 조금이라도 삶의 질을 높일 수 있다면 열일을 제쳐놓고 꼭 실천 해야 할 것이다. 누누이 말하지만, 병이 오기 전에 예방 차원에서 척추를 살 피고 교정하여 병이 오는 것을 막아야 하는 것처럼 마찬가지로 암이란 무 서운 녀석이 오기 전에 예방 차원에서 척추를 꼼꼼하고 정밀하게 관찰하고 미리미리 교정하여 우리 몸의 면역력과 저항성을 키워 암이 오지 못하도록 막아내야 한다.

5. 不治已病 治未病

중국의 유명한 명의인 화타는 자기보다 더 훌륭한 명의를 말하였는데 바로 화타의 큰형님과 둘째 형님을 꼽았다. 큰 형님은 사람들이 병이 오기 전에 미리 예방하여 그가 사는 마을에 아픈 사람이 없었고, 둘째 형님은 병이 커지기 전에 치료를 다해서 그가 사는 마을에 크게 아픈 사람이 없었다는 전설적인 이야기가 있다. 그렇다. 이미 병이 생기면 치료를 하기가 쉽지 않고 병이 커지면 더욱 어려워 질 수밖에 없다.

우리가 병이 생기는 원인은 무척이나 다양하고 병의 종류 또한 부지기수인데 골반과 척추로 인한 병들이 너무 많다는 사실을 알아야 한다. 골반이 올라가고 척추가 틀어지고 꼬여서 신경의 흐름을 방해하여 생기는 질병과 통증은 의외로 너무 많으며 아껴서 말한다 해도 약 80~90% 정도가 골반과 척추에 의한 병이 아닌가 싶다.

실례로 고등학교 일학년 여학생의 경우를 보자.

생리통으로 허리, 배가 아프고 소화가 안 되고 항상 더부룩하며 변비가 있고 뒷목이 뻣뻣하고 머리가 아프며 심장 쪽으로 쥐어짜듯이 통증이 하루에도 몇 차례 오고 피부는 아토피가 있으며 가슴이 답답하고 비염이 있어 숨이 잘 안 쉬어졌다. 이는 분명히 정신과를 다니면서 우울증 약을 먹을 것이다. 실제로 큰 종합병원에서 권하는 우울증 약도 먹고 비염 수술도 해야 하고 비염약과 내과 약도 먹어야 하고 아토피 약에다 변비약 등 여학생 본인은 물론이요, 그 아픔을 옆에서 지켜보는 부모님 마음은 또 어떨런지. 상상만 해도 아찔하고 힘이 든다.

이런 증상이 심해지면 정신과 의사들은 약을 늘릴 수 밖에 없을 것이다. 정신과 약의 양을 늘리니 머리가 멍해지고 행동 양상이 부자연스럽고 맹해진다. 한마디로 축 처져 물먹은 솜 같다.

그런데 이 모든 병이 골반과 척추에서 왔다면, 골반과 척추를 교정하여 치료를 하니 이 모든 증상이 없어졌다면 어찌하겠는가?

골반이 올라가 척추 사이가 좁아지며 측만증이 심하게 와 있는 상태로 요추 2~3번이 좁아져 있으며 흉추 1~2번이 뒤로 튀어나오고 흉추 3~4번이 왼쪽으로 틀어졌다. 그리고 경추 4~6번이 딱딱하게 가골이 자란 상태였다. 골반을 내리고 요추를 교정하고 흉추를 교정하니 몸이 좀 반듯해짐을 느끼고 경추를 교정하니 숨이 잘 쉬어진다. 생리통이 없어지고 변비가 해결되며 소화도 잘 되고 속이 편해진다. 가슴이 시원해지고 코로 숨이 잘 쉬어지니 살 것 같다 한다. 우울증 약으로 인한 비만도 개선되어 날씬해졌다. 물론 비염 수술은 취소했다고 했다.

이 여학생의 경우 모든 병의 원인은 골반과 척추였다. 골반과 척추를 교정하니 그를 괴롭히던 모든 증상이 사라진 것이다. 항상 말하지만 골반과 척추를 살피는 것이 일차 의료가 되어야 한다.

이미 생긴 병도 이렇게 빨리 좋아지니 이런 병이 생기지 않았을 때 미리 조금만이라도 예방 차원에서 골반과 척추를 살펴 올바르게 교정을 하였으면 좋지 아니한가?

골반과 척추를 항상 살펴보자.

내 경험으로는 골반과 척추의 이상이 반드시 통증이나 질병의 원인이 된다.

이런 병이 생기기 전에 골반과 척추를 살피고 대처를 해 나간다면 그야말로 병에 대한 두려움이 많이 없어질 것이다.

지인에게 들은 이야기인데 미국 상류사회에서는 이미 척추를 중요시해 뼈를 전문으로 하는 정골 의사나 카이로프랙틱 의사에게 정기적으로 검진을 받는다 한다. 우리나라도 꼭 이러한 시스템을 만들어 가야 할 것이며 이렇게 되면 국가적으로도 엄청난 의료비를 절약함은 물론 아픈 병자들에게 진정한 복음이 될 수 있을 것이다.

골반과 척추를 교정하면 면역력이 올라가서 질병에 잘 노출되지 않는다.

골수가 채워져 몸이 건강해지고 정신이 맑아지며 의욕적이 된다.

그야말로 아프지 않고 건강해지면서 젊어지는 최선의 방법이다.

다시 한 번 말하지만 올바른 골반과 척추 교정이야 말로 진실한 안티에이징이며 **治未病**(병이 오기전에 치료한다.)인 것이다.

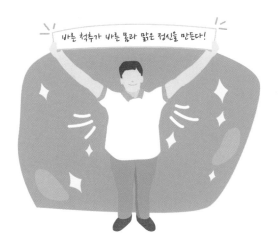

7장

배 나온 사람이
오래 사는 이유

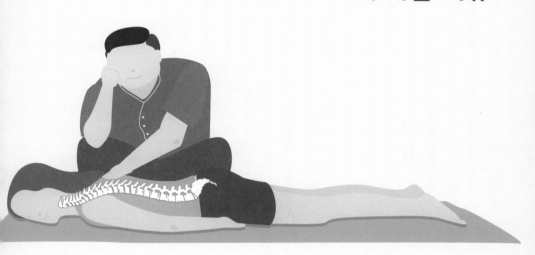

1. 배 나온 사람이 오래 사는 이유

저체중인 사람의 사망위험이 과체중이거나 비만한 사람보다 높은 것으로 나타났다. 성기철 강북삼성병원 순환기 내과 교수팀은 2002년부터 2013년까지 건강검진을 받은 16만 2,194명을 대상으로 체질량지수에 따른 사망률을 분석했더니 이 같은 결과가 나타났다고 8일 밝혔다. 저체중에 해당하는 마른 사람이 과체중이나 비만인 경우보다 건강할 것이라는 통념과는 반대의 결과다. 연구팀은 대상자를 저체중, 정상체중, 과체중 또는 비만으로 구분하고 전체 사망률과 암 사망률, 심혈관 사망률을 평균 4.9년 동안 추적 관찰했다. 그 결과 정상체중과 비교해 저체중인 사람의 사망률은 증가하고 과체중이거나 비만한 사람의 사망률은 감소하는 것으로 나타났다. 저체중인 사람의 전체 사망률은 정상체중인 사람보다 53% 증가했고 과체중 또는 비만한 사람의 전체 사망률은 정상체중보다 23%가량 감소하는 것으로 분석됐다. 암, 심혈관질환과 같은 질병에 의한 사망률에서도 마찬가지였다. (경향신문 2016.12.09)

참 재미있는 기사이다.

전부터 동북아시아 3국, 즉 한국, 중국, 일본 이 세 나라의 사람들은 약간 과체중인 사람들이 장수한다는 설이 잇따라 발표가 되었는데 우리나라에서도 이 같은 결과가 나온 것이다. 흥미로운 사실은 암이나 심혈관질환에서도 저체중의 사람의 사망률이 과체중이거나 비만인 사람의 사망률보다 높

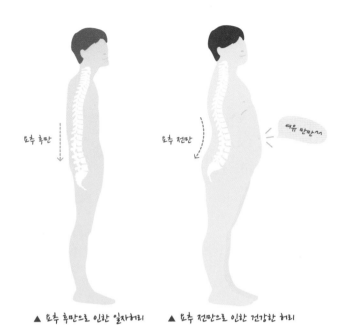

▲ 요추 후만으로 인한 일자허리   ▲ 요추 전만으로 인한 건강한 허리

요추 전만이 건강의 척도이다

다는 것이다.

흔히 우리가 알기로는 비만이 암이며 심혈관질환의 주원인이라고 배웠으며 살을 빼야 한다는 강박관념에 시달린 지 오래이다.

그로 인해 살 빼기 열풍이 전 세계적으로 불고 있으며 우리나라도 예외가 아니다. 지금도 현재진행형으로 오로지 채식으로만 다이어트, 현미 다이어트, 황제 다이어트, 고지방, 고단백 저탄수화물 다이어트 등등 이루 헤아릴 수 없는 방법이 동원되고 있는 실정이다. 좋은 결과도 나오겠지만 결국은 도로아미타불이 될 가능성이 높아 보인다. 다이어트도 힘이 들고 그런다고 다이어트에 성공해서 정상체중이 되거나 너무 날씬한 나머지 저체중이라도 될라치면 사망률이 높아진다···. 참으로 진퇴양난이 아닐 수 없다.

이쯤에서 척추를 보자.

마른 사람들의 경우 척추가 뒤로 튀어나온 경우가 많다.

병이 없고 오래 사는 사람의 경우 척구(등뼈위에 생긴 부드러운 홈)가 형성되고 발달되어 있다. 무릇 시냇물이 부드럽게 흐르듯이 자연스런 척구의 생김새야말로 건강의 척도인 것이다.

척추가 뒤로 튀어나오면 척구가 없어진다. 시냇물이 흘러야 할 곳이 메마른 바위나 자갈밭이 되어버리듯 뇌 및 척수신경의 생리적 전기 신호가 작아지거나 끊기는 현상이 생기는 것이다. 특히나 요추 2, 3번의 전만은 아무리 강조해도 부족함이 없다. 요추 2, 3번의 전만이 완만하게 이루어지고 그곳의 척구가 발달된 사람은 전체적으로 보기 좋게 균형이 잡힌 몸매를 가지고 있다. 그런 사람이 힘도 좋으며 식성이 좋아 아무것이나 다 잘 먹을 수 있어서 아무래도 약간은 비만인 경우가 많다.

반면 요추 2, 3번이 뒤로 튀어나와 일자 허리가 되고 마치 동아줄이 팽팽하게 당겨진 허리를 가진 사람들은 당연히 소화도 안 되고 체중이 줄어들며 전립선, 요실금이 생기고 손발도 차가워지고 허리도 아프고 다리도 땡기고 무릎도 아프고 대변도 시원찮은 등 많은 문제가 생기게 된다.

여러 가지 통증과 질병에 시달리는 것이다. 항상 말하지만 척추에 따라서 병이 온다. 척추가 바르면 신경이 잘 통하여 혈액순환이 잘 되고 각 세포에 생리적 전기 신호와 영양공급이 잘 되어 병이 없는 것이다. 반대로 척추가 바르지 못하면 신경이 잘 통하지 않고 혈액순환이 안 되며 각 세포에 생리적 전기 신호와 영양공급이 잘 안 되어 병이 생기고 통증이 생기는 것이다. 또한 실제로 교정을 하다보면 약간 비만한 사람의 뼈가 부드러워서 교정이 잘 된다. 교정 후 몸살이나 통증을 대체로 잘 참는 편이다. 그래서 효과가 크게 나타나고 지속이 된다. 또한 대체적으로 성격이 느긋하고 여유로워서 더 편한지는 모르겠다. 교정이 잘된다는 것은 그 사람의 통증이나 질병이 없어진다는 것이다. 반면 마른 사람은 대부분 뼈가 딱딱하고 억세다. 딱딱하고 억센 뼈는 교정이 쉽지 않다. 그래서 교정 중에 몸살을 심하게 앓고 아픈 것을 못 참고 교정을 포기하는 경우가 많다. 마른 사람은 대체적으로 성격이 급하고 통증의 강도나 감정의 변화가 심한 편이 아닌가 싶다. 또한 스트레스에 민감하게 반응하기도 한다. 어쨌든 뼈가 맞추어져야 통증이나 질병이 낫는데 뼈를 그만큼 맞추기가 어려우므로 통증이나 질병을 가지고 고생하는 사람이 많다.

배 나온 사람이 오래 산다. 그렇다고 무조건 배불뚝이 사람이 오래 산다는 것이 아니고 요추 2, 3번의 전만이 완만히 이루어지고, 또한 흉추가 바르게 위치를 가지면 뇌에서부터 생리적 전기 신호가 척수를 따라 편하게 내려오고 올라가게 되어 크게 아프지 않으며 잘 먹고 잘 자고 잘 배설함으로 스트레스에 민감하지 않고 여유롭고 편하게 잘 살 수 있는 것이다.

2. 여자가 남자보다 오래 사는 이유

전 세계적으로 살펴보면 여자가 남자보다 분명히 오래 산다.

똑같은 환경, 먹거리 등을 고려할 때 여자가 오래 사는 이유는 무엇일까?

2015년 OECD 자료를 보면 한국 여성이 85.1세까지의 수명을 살고 한국 남성은 78.5세로 6.6년의 차이가 난다.

마리안 J 레가토(콜럼비아대 교수)에 의하면 남자의 Y염색체가 유전적 결함이 있어 크기도 작고 변이도 많이 생겨 감염이나 암, 선천성질환에 약할 수밖에 없다는 설과 또한 자궁 속에서 남자 태아의 경우 여자보다 사산될 확률이 여아의 두 배가 되고 사춘기 소년은 무모한 행동으로 사망률이 높으며 흡연과 음주로 인한 사망과 더불어 위험한 직업에 노출되어 사망할 위험도가 높으며 우울증이나 심장질환 무력감 등이 남성에게 더 취약하며 비만도가 남성이 더 높아 당뇨병, 고혈압 등 생활 습관병이 더 많다는 예를 들었는데 구구절절이 옳은 말인 것은 사실이다.

러시아 생체의학자인 딜만은 여자가 오래 사는 까닭은 섹스 혹은 임신과 깊은 관련이 있다고 설명한다. 즉 여성의 나이 30세부터 39세 사이를 임신 안정 단계라고 부르는데 이 기간에는 노화를 의미하는 인슐린의 증가나 당의 혈중 농도증가를 찾아볼 수 없다고 한다. 이것은 곧 임신 안정 단계에서는 늙지 않는다는 가설이 성립된다.

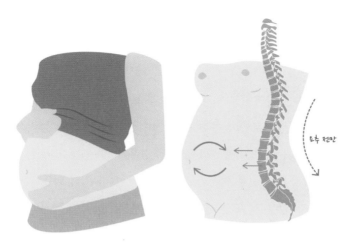
임신 중 요추의 전만이 장수의 비결이 될 수 있다

척추를 다시 한 번 보자.

먼저 남자의 척추 뼈가 여자의 척추 뼈보다 더 크고 딱딱하며 억세다.

반면에 여자의 척추 뼈는 남자의 척추 뼈보다 작고 무르며 부드러운 느낌이다. 물론 중병을 가진 척추 뼈의 상태는 좀 더 복잡한 양태를 가지고 있지만 보통은 여자의 척추 뼈가 남자의 척추 뼈에 비하여 전체적으로 부드럽고 약하다. 척추 뼈가 부드럽다는 것은 척수신경이 좀 더 부드럽게 통할 수 있는 환경이 조성되어 있다고 보아야 할 것이다.

척추 뼈가 억세고 딱딱하면 그만큼 통증도 심하고 잘 교정이 되지 않는다. 특히 50대 중반에서 60대 중반의 남자의 뼈가 가장 딱딱하고 억센데 이 나이의 남자들을 교정하면 정말로 교정이 힘들고 또한 본인들도 몸살도 심하게 나고 통증을 못 참는 경우가 여자나 다른 연령대의 남자들보다 많이 발생한다. 가만히 생각해 보면 이 시기의 남자들이 사회생활에 있어서나 자기의 인생에 있어서 가장 정점을 찍는 시기인데 가장 자기 주관이 강하고 스스로의 아집도 가장 센 시기가 아닌가 싶다.

이때의 척추 뼈는 딱딱하고 억세어 강하게 보이지만 꼬이고 어긋나서 가골이 많이 자라난 상태로 발전하면 주위 척수신경을 더 많이 눌러서 통증이나 질병의 강도가 더 세져서 위험해지는 경우가 많은 것이다. 물론 중노동을 많이 한 남자들의 경우 척추가 꼬이고 어긋난 경우 더 힘든 과정을 겪어야 하는 일들이 많은 것 또한 사실이다. 특히 허리를 많이 써서 일자 허리가 되었거나 심한 경우 요추 후만이 되었다면 신경을 더욱 압박하게 되므로 신중을 기해 교정에 들어가야 하며 교정 과정이 여자나 다른 연령대의 남자보다 매우 힘이 든다.

여자들이 오래 사는 이유는 무엇일까?

척추 뼈가 부드러워서이며 임신과 출산으로 인해 요추의 전만이 이루어져서 척추의 S자의 형성이 이루어지기 때문이다.
즉, 남자보다 척추 뼈가 일단은 부드럽고 약하다. 따라서 남자보다는 가골의 형성이 많지 않으며 이는 척수신경의 흐름이 상대적으로 좋다는 것을 의미한다. 즉 임신을 하여 배가 불러오면 자연스럽게 요추 전만이 이루어진다. 특히 요추 2, 3번의 전만이 이루어지는데 이는 신장, 자궁, 난소에 속하는 척추분절로서 전만이 되면 척수신경의 활성화가 이루어져 태아의 발육에 제일 좋은 환경이 될 수 있는 것이다. 또한 요추 전만이 출산 후에도 지속되어져 척추의 S자 형태를 유지함으로 건강을 유지하는 것이 아닌가 싶다.

요추 전만이 유지가 되면 흉추는 자연스럽게 내려와 안정된 상태를 유지하게 되는데 이는 생명의 중심이 되는 심폐기능을 좋게 하는 기본이 된다.

그리하여 뇌로부터 내려오는 생리적 전기 신호가 막힘없이 각 세포에 전달되어 왕성한 생명활동을 할 수 있게 되는 것이다.

"억세고 딱딱한(굳세고 강한) 것이 부드럽고 약한 것을 이길 수 없다."

3. 요추 전만이 중요한 이유

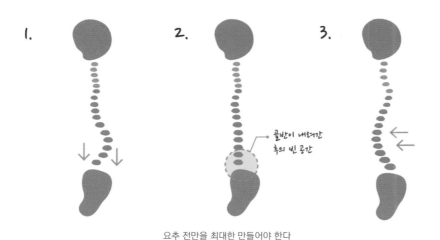

요추 전만을 최대한 만들어야 한다

우리 몸의 척추는 S자 모양이 되어야 제 기능을 발휘하며 건강하다는 척도
가 된다. 즉, 경추는 앞으로 들어가서 만져지지 않을 정도가 되어야 좋은 뼈
가 되고 흉추는 완만하고 부드럽게 약간 올라오는 정도가 되어야 좋고 요
추는 전만이 되어야 좋은데 여기서 재미있는 사실은 요추 전만이 충분히
되어 있을 수록 좋다는 것이다. 물론 병적으로 너무 전만이 되어서는 안 되
지만 요추 특히 2, 3번의 전만이 이루어질수록 건강함의 표상이 된다. 여기
에다 천추의 완만한 경사야말로 금상첨화인데 왜냐하면 천추가 너무 올라
가 있거나 너무 내려와 버리면 전체적인 척추의 균형이 무너지기 때문이다.
천추가 너무 올라가 있으면 요통이 오고 직장 및 항문에 문제가 오며 치질
이 생기기 쉽다. 또한 너무 내려와 버리면 요통은 물론이요 전체적인 균형

이 무너져 어기적거리며 걷게 되고 힘이 쉽게 빠진다. 즉, 일자 허리이면서 천골이 아래로 무너진 상태가 제일 요통이 심하고 교정하기가 가장 힘들다. 심지어 후만이 되어버려 D자 형태로 발전이 되면 답이 없는 상황이 되어버린다. 이런 경우 대부분이 수술을 하게 되는데 결과가 썩 좋지는 않다.

교정을 하면서 매번 느끼는 거지만 요추의 전만이 소실된 환자는 교정이 매우 힘이 든다. 즉 Flat Form이 되어 일자 허리가 되면 요통은 물론이요, 신장이 약해지고 소화가 안 되는 등 전체적인 문제가 야기되며 체력적으로도 약해지며 면역력 또한 약해진다.

사람은 뱃심으로 산다고 했다. 뱃심이 생기려면 당연히 요추 전만이 이루어져야 한다.

일자 허리인 여자는 임신이 잘 안 되는데 생식기가 약해서 그렇다.

흥미로운 사실은 임신부가 임신 후반부에 가장 큰 각도로 요추 전만이 생긴다. 이때 생리활동이 어마어마하게 이루어지는데 이것을 감당하는 것도 어찌 보면 요추의 전만이 충분히 이루어져서 가능한 일이 아닌가 싶다. 요추가 전만이 되면 신경의 흐름이 더욱 원활해진다.

그러므로 임신을 겪었던 여성들이 임신을 하지 않았던 여성보다 오히려 건강하다는 사실을 바로 이 요추 전만으로 설명할 수 있다. 실제로 아이를 많이 낳은 여성들이 요추 전만이 많이 이루어지고 뼈가 부드러운 경우가 많은데 어디 하나 아픈데 없이 건강하게 사는 것을 많이 본다.

척추를 진단해 보면 요추의 전만이 충분하게 이루어진 사람은 크게 아플 일이 없이 건강한 편이며 척추 자체가 부드러운 사람은 더더욱 건강한 사람이다. 요추 전만이 충분하게 이루어진 사람은 배도 약간 나오는 경우가 많은데 이는 과체중인 사람이 오래 산다는 것을 반증한다.

반면 요추 전만이 이루어지지 않아 일자 허리가 되면 소화력도 약해지고 생식기 기능도 약해져 대부분 살이 빠지며 추위에도 민감하게 된다.

전체적인 척추의 균형이 무너지므로 여기저기 병이 생기고 통증에 시달릴 수밖에 없는 것이다. 여기에다 골반까지 올라가면 실로 암담한데 그래도 골반을 지속적으로 내리고 교정석이나 교정대를 꾸준히 사용하여 요추 전만을 만드는데 최선을 다해야 할 것이다. 사람은 원래 요추의 전만이 완만하게 이루어져 있어야 정상인데 노인들의 경우 나이를 먹고 늙으면서 골반이 올라가고 등이 굽고 허리가 굽어지며 일자 허리가 된다. 그 때문에 문제가 되는 척추(관) 협착증이 오게 되며 소화력도 떨어지고 신장기능도 약해지며 추위를 타는 것이다.

요즘에는 젊은 사람들도 오랫동안 등을 구부리고 앉아 있는 자세와 침대 및 소파의 생활, 장기간 운전, 교통사고 등 각종 사고들로 말미암아 허리를 다치는 경우, 또한 허리를 숙이고 무거운 것을 많이 드는 일을 하는 사람들이 요추가 뒤로 가서 일자 허리 및 요추 후만이 되는데 이는 교정을 한 다음에도 지속적으로 요추 전만을 만들려고 노력해야 한다. 한번 일자 허리가 되거나 요추 후만이 되면 앞으로 숙이는 자세가 편하므로 자기도 모르게 허리를 숙이게 된다. 이러한 자세가 허리건강은 물론이요 전체의 몸 건강을 해치는 주범이다.

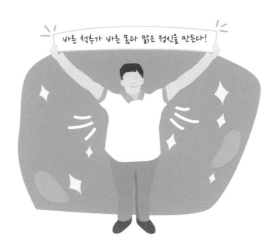

바른 척추가 바른 몸과 맑은 정신을 만든다!

8장

운동 요법의 허와 실

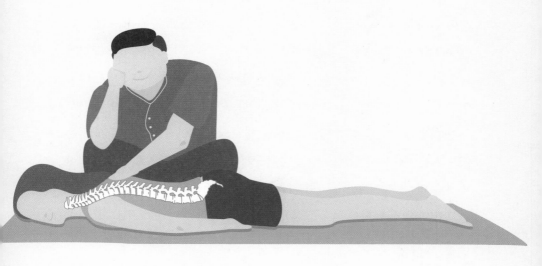

1. 운동으로 얻고 잃는 척추의 건강(운동 요법의 허와 실)

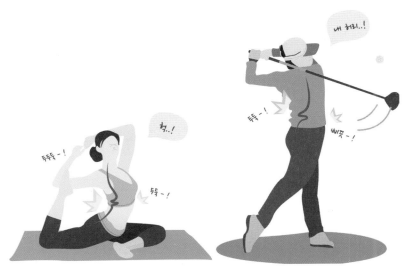

먼저 골반과 척추를 바르게 하고 운동을 해야 한다 (틀어진 척추는 운동을 하면 할수록 더 틀어진다)

몸이 안 좋거나 아프면 일단 운동 부족이라고 생각하고 운동을 통해 개선을 하려 한다. 그런데 운동을 하면 할수록 몸이 더 안 좋아지거나 오히려 통증이 증가되는 경우가 많은데 이는 골반과 척추의 이상이 개선되지 않고 점점 더 안 좋은 쪽으로 나아가기 때문이다. 즉 올라간 골반과 틀어지고 꼬여진 척추를 교정을 하지 않고 운동을 하게 되면 틀어진 뼈가 바르게 되는 것보다 틀어진 뼈를 감싸고 있는 근육들의 과도한 움직임으로 인하여 오히려 뼈들이 더 틀어지는 결과를 낳는 것이다. 그러므로 올라간 골반과 틀어지고 꼬여진 척추 뼈를 먼저 교정하여 근육이 자리 잡아 뼈가 어느 정도 안정이 된 후에 근력을 키우는 운동을 하는 것이 좋다.

만약 교정하는 중이나 교정 후 시간이 얼마 안 되어 근육이 약해 있을 때 운동을 하면 오히려 증세가 더 악화되는 것을 보는데 이는 아직 뼈가 정상 상태로 굳지 못해 생긴다. 즉, 뼈를 맞추었지만 뼈를 유지하는 근육이나 인대, 건들이 약해져 있는 상태로 무리한 동작으로 인해 뼈가 오히려 더 튕겨져 나가기 때문이다. 그래서 교정을 하고 나서는 얼음찜질로 근육을 강화하고 교정석이나 교정대를 충분하게 대어 뼈가 정상상태로 굳게 만들어야 한다. 보통 그 시기는 교정치료 후 약 3~6개월 정도가 적당하며 사람마다 차이는 있다. 이 시기에는 하루 삼십 분에서 한 시간 정도 가볍게 산책을 하는 것만으로도 충분한 운동이 되며 무리한 운동은 금물이다.

실제로 수술을 요하는 요통이 심한 디스크환자가 다른 운동을 전혀 안 하고 척추 교정과 교정석만으로도 통증이 없어짐은 물론 근육량이 증가되어 건강하게 사는 것을 흔히 본다. 근육량이 증가하고 근력이 세지는 것은 운동으로 되는 것만이 아니고 신경이 잘 통하여 혈액순환이 원활하게 되면 근육세포에 산소와 영양이 풍부하게 되어 가벼운 운동만으로도 근육량이 증가되고 근력이 커지게 되는 것이다.
운동을 할 때 가장 중요한 핵심은 요추 2, 3번의 전만을 유지하는 것이다. 요추 2, 3번이 부드럽게 전만되면 자연스럽게 흉추가 펴지고 어깨가 바르게 되며 이때 턱을 당기면 자연스러운 자세가 이루어진다. 이렇게 되면 뇌에서 각 세포까지 신경의 흐름이 원활해지고 혈액순환이 잘 되어 산소와 영양공급이 풍부해져서 건강하게 된다. 구태여 근력을 키우기 위하여 무거운 것을 들고(벤치프레스) 윗몸일으키기 등 무리한 운동을 할 필요가 없는 것이다.

우리가 흔히 경험하는 요통과 운동에 대하여 생각해 보자.

일단 운동으로 요통을 치료하려는 생각을 버려야 한다. 또한 운동을 해서 안 아프면 해도 좋으나 조금이라도 심해지면 바로 그만두어야 한다. 기본적으로 허리가 안 좋을 때에는 운동은 오히려 역효과를 가져올 수 있으며 특히 허리를 구부리는 운동이나 자세는 치명적인 결과를 가져올 수 있으니 꼭 주의해야 한다.

허리를 구부리는 운동이나 자세는 척추 공간을 좁아지게 하는데 이때 척추 사이의 압력이 커져 신경의 흐름이 막히거나 방해되어 통증을 유발하거나 본래 있던 통증을 더욱 심하게 한다. 일단 급성으로 요통이 오면 가만히 누워 있는 것이 좋으며 이때 교정석이나 교정대를 사용하여 배꼽 아래쪽 요추 2, 3번의 전만을 만들고 유지하는 것이 최선이다. 너무 통증이 심하여 교정석이나 교정대를 댈 수 없을 정도이면 수건이나 얇은 베개나 방석을 사용해도 된다. 그러면 척추 공간이 확보되어 압력이 줄어들고 편안한 상태가 되는데 신경의 흐름이 원만하게 되면 통증이 없어진다.

특히 요즘 요통환자들은 오랫동안 앉는 자세와 컴퓨터, 스마트폰 사용으로 인하여 골반이 올라가고 요추 전만을 잃어버린 일자 허리(Flat Back)가 많은데 흉추까지 구부러져 어깨가 좁아지고 일자 목, 거북목이 되어 목 디스크

까지 같이 온 환자들이 많다. 이는 각종 통증과 질병을 유발하는데 심지어
는 정신적인 문제까지 일으키는 주범이 된다.

그러므로 골반을 내리고 요추 전만을 만드는 것이야말로 우리의 건강을 지
키는데 어떠한 운동보다 중요한 필수적인 사항이다.

각각의 운동 장단점

① 요가, 필라테스

척추를 뒤트는 동작이 많다. 근력이 좋은 사람은 괜찮지만 골반이 올라가
척추의 공간이 좁아진 상태에서 무리한 동작은 오히려 통증을 증가시킬
수 있다. 특히 요추 전만이 없고 일자 허리인 사람들은 앞으로 구부리는 동
작은 피하고 허리를 뒤로 젖히는 동작을 중점으로 해야 한다. 상부 흉추가
굽은 사람들은 물구나무서기를 피해야 하는데 뇌와 눈, 심장에 부담을 주
기 때문이다.

② 골프, 테니스, 탁구, 배드민턴

한쪽으로 힘을 써야 하는 운동들은 반드시 힘을 쓰는 쪽으로 척추의 변형
을 가져오기가 쉽다. 그러므로 운동 전후로 반대쪽의 근육을 풀어주고 평
상시에 교정석과 교정대를 사용하여 척추 사이의 공간을 확보하여야 한다.
특히 골프는 상부 흉추, 특히 흉추 2, 3번 쪽으로 긴장이 많이 되고 틀어짐
을 유발하게 되므로 심장이 약한 사람들은 항상 주의하여야 하며 위의 운

동들 모두 테니스 엘보나 골프 엘보가 오는 것은 필연이다.

아무래도 팔을 위주로 하는 운동이니만큼 팔과 관련된 흉추의 문제가 많이 돌출됨으로 운동 후 꼭 흉추 쪽으로 교정석과 교정대를 대는 것을 습관화하여 건강을 유지하면서 즐기시길 바란다.

척추가 틀어진 상태에서 한쪽으로만 운동하면 척추가 더 틀어지고 가골이 자라난다. 그리하여 신경의 흐름을 방해하고 혈액순환을 더디게 하여 각 장기 및 세포가 필요로 하는 산소와 영양공급을 받을 수 없게 되어 통증 및 질병이 생기게 된다.

③ 거꾸리

발목이 약한 사람들은 문제가 있다. 의외로 뼛골이 빠진 사람들은 발목의 통증을 호소하는 경우가 많은데 이런 사람들이 발목에 너무 하중을 받게 하면 통증이 오래 간다. 특히 이명, 어지럼증, 두통이 있는 사람들은 하지 말아야 한다. 또한 심장질환 고혈압이 있는 사람들도 조심해야 하는데 구태여 힘들게 할 필요는 없는 듯하다.

거꾸리를 통해서 척추 사이의 공간을 조금은 늘려주기는 하겠지만 올라간 골반 자체가 내려오긴 쉽지 않다.

④ 수영

척추에 부담이 덜 가는 운동이므로 많이 권장되는 운동이다.

평형이나 배영은 척추에 그리 크게 무리를 주지 않는데 접영이나 심한 자유형은 척추에 무리를 줄 수 있다. 또한 추운 겨울철에는 천식 등 기관지가 약한 사람들은 수영 자체가 해로울 수 있으므로 조심해야 하며 이때에는 흉추를 교정한 후 날씨가 따뜻해지면 다시 시작한다.

⑤ 등산

가벼운 등산은 척추에 이로운 운동이며 심폐기능을 향상시키고 근력을 키우는 데 큰 도움이 된다. 너무 무거운 배낭을 짊어지면 상부 흉추가 굽어지게 되므로 적당한 무게의 배낭을 가지고 등산하는 것이 좋다. 항상 척추를 반듯이 한다는 마음가짐으로 등을 펴고 눈을 들어 경치를 즐기며 등산을 해야 한다. 이렇게 하면 자연적으로 요추 전만의 상태가 유지된다. 무거운 배낭을 짊어지고 고개를 숙이고 땅만 보며 걷는 등산은 오히려 등을 굽게 하고 요추의 전만을 무너트리며 무릎에 지장을 주어 전신적인 건강에 도움이 안 된다.

⑥ 자전거 타기

하체의 근력을 키우는데 자전거만 한 운동이 없다.

그런데 너무 장거리 자전거를 타면서 허리를 숙이면 요추 전만이 무너져서 일자 허리가 되는 경우도 있고 등이 굽는 사람들이 있다. 특히 나이가 들면 이런 상태가 심해지는데 이는 일자 허리가 되었거나 등이 굽어서 생기는 통증이나 증상이 나타날 수 있으므로 조심해야 한다. 혹 자전거를 많이 탄 사람들 중에 무릎 아래 다리가 당겨서 고생하는 경우는 등이 굽어서 그런 것이니 등을 펴야 한다. 그러므로 너무 허리를 숙여서 자전거를 탔으면 교정석과 교정대를 사용하여 굽을 수도 있는 허리와 등을 펴야 한다.

⑦ 달리기

가슴을 펴고 턱을 당겨서 천천히 달리는 운동은 척추에 도움이 된다. 하지만 너무 오랜 달리기는 골반과 척추에 부담이 되어 해로울 수 있으니 본인의 체력을 안배하여 조금씩 늘려가야 한다.

⑧ 걷기

가장 쉽고 실천하기 좋은 운동이다.

흔히 고개를 숙이고 땅을 보면서 종종걸음을 걷는 경우가 많은데 요추 전만이 안 되어서 흉추가 굽어 FHP(Forward Head Posture) 상태가 되는 것으로 건강에는 좋지 않은 걸음이다.

마음속으로 항상 요추 전만을 생각하고 척추를 꼿꼿이 하여 등을 쭉 편 상태를 유지하여 걸어보자. 이때 턱을 목 쪽으로 당기면 시선은 자연스럽게 정면을 응시하게 되는데 이는 요추가 전만이 되게 하고 굽은 등을 펴주는 효과가 있다. 즉 요즘 현대인들에게 큰 문제가 되는 FHP(Forward Head Posture) 상태가 개선되는데 이는 요추의 전만을 도와주고 흉추 및 경추의 편안하게 하여 머리를 포함, 전체적인 골격이 안정되고 심폐기능이 향상된다. 이런 상태로 걷다 보면 정신이 맑아지고 상쾌함을 느낀다.

이는 척추가 바르게 되면 뇌에서부터 각 장기 세포들 간에 생리적 전기 신호가 활발하게 이루어지므로 혈액순환이 잘 되고 산소와 영양공급이 풍부하게 이루어지기 때문이다. 이때 무작정 속도를 빠르게 하여 걷기보다는 척추를 바르게 하여 걷는 것이 중요하다.

천천히 여유를 가지고 걷다가 만세를 부르는 동작이라도 할라치면 굽어 있던 등이 펴지고 심장과 폐, 눈과 뇌, 그리고 어깨의 건강까지 챙길 수 있는 더욱 효과적인 운동이 될 것이다.

⑨ 댄스

요즈음 댄스를 즐기는 인구가 많아졌다.

댄스는 음악에 맞추어 체중의 중심을 이동하는 것이다.

체중의 중심은 항상 골반과 척추에 있으므로 댄스는 바로 골반과 척추의 움직임을 기반으로 하는 운동이며 아울러 근육이 이상적으로 발달되어져 지구력 향상에 도움이 된다.

여러 가지의 춤이 있지만 모든 춤은 골반과 척추를 중심으로 이루어지기 때문에 춤의 멋과 아름다움은 바로 골반과 척추의 균형에서 나오는 것이다. 여기에 흥겹고 멋진 음악에 맞춰 춤을 추는 재미까지 더해지면 스트레스를 이겨낼 수 있으니 금상첨화다. 골반과 척추의 균형은 몸을 건강하게 해 주며 정신을 맑게 한다. 실제로 춤을 추면서 굽었던 등이 펴지고 건강을 찾는 경우를 많이 본다. 앉아 있는 시간을 조금이라도 줄이고 일어나서 음악에 맞춰 춤을 추자. 약간의 부드러운 골반 움직임이라도 건강에 좋다.

교정 중 운동 때문에 실패한 사례

① 40대 후반 여성

대학병원에서 요추 4, 5번 디스크 탈출증으로 수술을 권유받은 상태로 내원하였다. 골반이 올라가 요추 4, 5번이 좁아지고 압력이 높아서 한쪽 다리까지 심하게 당기고 저려서 잘 걷지를 못하고 절뚝거림이 몇 달이 되었다.

처음 몇 번의 교정으로 다리가 편해져서 30분 정도 한강변을 걸었다고 했다. 다음에는 한 시간, 그다음에는 두 시간, 그다음에는 세 시간을 걸었다고 하셨다. 그때는 나도 '이 척추 교정법이 아 이렇게 효과가 좋구나.' 하고 '이제 거의 다 나았으니 괜찮겠지' 하며 계속 걷기운동을 하라고 하며 치료를 장담하였다.

그런데 한참을 한의원에 안오셔서 전화를 해 보니 대학병원에서 허리 수술을 하고 입원을 한 상태라고 하였다. 황당한 마음에 어찌해서 그리되었냐고 물으니 허리와 다리가 너무 가볍고 좋아져서 등산을 좋아하는 남편을 따라 북한산 백운대까지 올라갔다 온 그날 밤에 극심한 통증으로 응급실행. 그다음 날 수술을 하였다고 하였다. 아직 완전히 내려가지 않은 골반과 요추의 전만이 부족한 상태에서 무리한 등산이 일시적으로 척추의 압력을 높게 만들어 통증이 심해진 것으로 생각됐다. 그 허리 수술 이후 다시 허리 통증으로 척추 교정을 시행하였다.

② 50대 후반 남성

허리가 아파서 안가 본 데가 없다 하였다. 다리 양쪽의 균형이 안 맞고 허리가 틀어지며 앉아 있기를 불편해 했고 유명한 장로님인데도 불구하고 예배를 볼 때 앉아 있기가 너무 힘들어 교정을 시작하였다.

골반이 올라오고 일자 허리가 되었으며 요추 2, 3번이 좌측으로 틀어져있었다. 처음 척추 교정 몇 번에 앉아 있기가 너무 수월하여 예배를 끝까지 보아도 허리가 안 아팠다. 병원 등 어디를 가도 이런 효과를 보지 못하였는데 신기하다 하였다. 그런데 어느 날부터 허리가 다시 안 좋아지기 시작했다.
왜 그런지 몰라도 요추 2, 3번의 후만이 심해지는 것이었다. 그래서 요추 2~3번을 세게 교정을 하였는데 그때부터 더 아파져 교정을 못 하겠다 하고 중단하였다.

나중에 알게 된 사실이지만 이 장로님이 한 운동하시는 분이였다. 처음에 올 때는 허리가 아파 한동안 운동을 못 했는데 허리가 좀 나으니 다시 운동을 시작한 것이었다. 보통 100키로 넘는 벤치프레스는 물론이고 팔굽혀펴기 4~5백 회, 윗몸일으키기 2~3백 회를 하여야 몸이 좀 풀어진다고 했다. '아, 벤치프레스와 윗몸일으키기가 주범이었구나.' 하는 마음이 들어 절대 운동하지 말아야 한다고 말하였지만 이미 물 건너간 상태고 운동을 해야 허리가 나을 것 같다는 마음을 돌리기가 어려워 아쉽지만 중단하였다.

2. 올바른 자세에 대하여

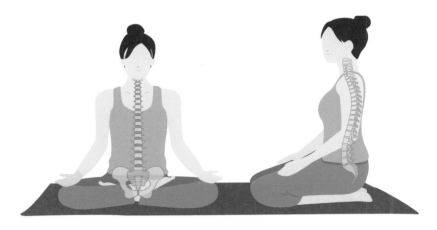

바른 척추는 바른 몸과 정신을 만든다

올바른 자세는 과연 어떤 자세인가는 수없이 들어왔고 또 보았다.

턱을 당겨서 고개를 반듯이 하고 가슴을 펴고 의자에 기대지 말고 똑바로 앉아서 요추의 전만을 유지한 자세가 정답임에 틀림없다.

하지만 공부하는 학생들이나 직장에서 오랫동안 앉아서 일하는 사람들에게 아무리 올바른 자세를 강조하고 다그쳐도 조금만 시간이 지나면 도로아미타불이 되기가 십상이다.

우리 몸은 수많은 근육과 인대, 힘줄 등이 뼈를 고정하고 유지시키며 자세를 만든다. 특히 골반의 위치가 중요한데 골반이 올라갈수록 바른 자세를 유지하기가 어려워지고 틀어진 자세가 된다. 또한 안 좋은 자세는 점점 더 골반을 올라가게 하고 틀어지게 하는데 이는 척추변형의 주된 원인이며 통증과 질병의 시발점이 된다. 그러므로 최대한 올라간 골반을 내리고 척추의 바른 정렬을 유지시키는 방법이야말로 올바른 자세로 가는 첩경이 된다.

교정을 하다 보면 처음에는 그리도 안 좋은 자세를 가졌던 사람들이 교정을 하면 할수록 자세가 똑바로 되어가는 것을 볼 수 있다. 왜냐하면 올라간 골반을 내리고 척추의 정렬을 바로 하면 자연스럽게 S라인이 생겨 요추의 전만이 이루어지고 흉곽이 넓어지면서 가슴이 펴져 얼굴이 반듯하게 되기 때문이다. 올라가고 틀어진 골반과 척추의 변형을 그대로 놓아두고 올바른 자세만 강조하고 다그쳐 보았자 그때 그분 절대로 올바른 자세를 가질 수 없음을 알아야 한다.

현재 문제가 되고 있는 문명의 이기들인 보행기, 유모차, 침대, 소파, 자동차운전, 컴퓨터, 스마트폰 등과 함께 오랫동안 앉아서 생활하는 현대인들의 양태는 우리의 골반과 척추를 급격하게 변형시키고 있으며 이는 통증과 질병의 직접적인 원인이 되고 있다. 이러한 문명의 이기나 생활의 양태를 바꾸지 않는 한 골반과 척추의 문제는 항상 우리의 건강에 치명적으로 다가올 수밖에 없는 것이며 이를 예방하기 위해서는 문명의 이기를 적절하고 올바른 자세로 이용하고 오랫동안 앉아 있는 생활습관을 피하는 등의 꾸준한 관리와 운동이 필요하다.

아울러 골반과 척추의 올바른 위치를 항상 생각하고 고민해야 한다. 내 몸에 맞는 올바른 자세를 가져 골반이 올라오지 않게 하고 항상 척추를 반듯이 하여 신진대사가 잘 이루어질 수 있도록 조심하고 또 조심하여야 한다.

3. 틀어진 척추를 그대로 두고 안마나 마사지를 받을 경우

몸이 천근만근 무겁고 힘들고 잠도 부족하다면 시원한 안마나 마사지를 받고 싶은 것이 인지상정이다. 또한 여행의 객고를 풀어주는 데 이만한 것이 없다. 실제로 겨울에 몸이 안 좋아 날씨가 따뜻한 남쪽 나라로 몇 달간 쉬면서 안마를 받고 오는 사람들도 많아졌다. 안마나 마사지 자체는 기혈순환을 도와주고 촉진시켜서 피로를 풀어주고 건강에 기여하는 바가 크다고 할 수 있다.

그런데 **주의해야 할 사항**이 있다. 척추가 틀어지고 꼬인 상태에서 통증이나 질병이 왔을 때 무작정 근육을 안마하고 마사지로만 풀려고 하면 척추를 지지하고 있는 근육 자체가 약해져서 오히려 척추를 미세하게 더 틀어지게 할 수 있으므로 신중을 기해서 해야 한다.

실제로 태국에서 오랫동안(오 년 정도) 안마를 받았던 환자분이 있었다. 그분의 상부 흉추는 미세하게 좌우로 조금씩 틀어져 있었다. 아마도 안마를 지속적으로 받으면서 근육을 밀고 당기는 상황이 지속되어 척추가 좀 더 틀어지지 않았나 하는 생각이 들었다. 그 환자분은 하지불안증이 생겨 무릎 아래 마비감으로 고생을 많이 한 사람이었는데 이는 바로 상부 흉추의 문제인 것으로 상부 흉추를 교정한 뒤 많이 호전되었던 사례이다.

그래서 안마를 받더라도 틀어지고 꼬인 척추를 먼저 반듯하게 교정을 한 다음에 해야 할 것이다. 틀어지고 꼬인 척추를 교정하면 근육 자체도 부드러워지며 신경이 잘 통하고 혈액순환이 잘 되어 강해진다. 근육도 뼈와 마찬가지로 딱딱하면 약한 근육이고 부드러운 것이 강한 근육이 되는 것임을 우리는 알아야 한다. 매우 강하게 힘을 쓰는 씨름선수들의 척추와 근육을 보면 이해하기 쉽다. 상대방을 들어 올리고 쓰러뜨리는 괴력을 발휘하는 그들의 허리 라인을 보면 보기 좋게 척구가 발달되어 있으며 딱딱한 근육이 아닌 부드러운 근육을 가지고 있다.

근육은 신경의 지배를 받는다. 척추가 틀어져 신경의 흐름이 원활하지 못하면 그 신경의 지배를 받는 근육이 딱딱하게 긴장을 하게 되고 그 긴장 자체가 통증이 되고 질병의 원인이 되는 것이다.

딱딱해진 근육을 일시적으로 안마나 마사지로 풀 수는 있겠지만 시간이 지나면 곧바로 다시 딱딱해질 것이다. 근육이 딱딱해진 근본적인 원인이 골반이 올라가서의 공간이 좁아짐이나 척추의 틀어짐이나 꼬임에 있다면 먼저 신경이 흐를 수 있는 공간을 확보하고 척추의 틀어짐이나 꼬임을 풀어주어 신경이 잘 흐를 수 있게 하여야 한다. 근본적인 치료의 해답이 여기에 있는 것이며 시간이 흘러도 통증이 없이 시원하고 부드러운 근육을 가질 수 있다.

4. 베개의 문제

고침단명(高枕短命)이란 말이 예부터 전해진다.

베개가 수명에 직접적인 영향을 미친다는 말로 베개는 우리의 급·만성 통증이나 질병에도 관련이 깊은 물건이다.

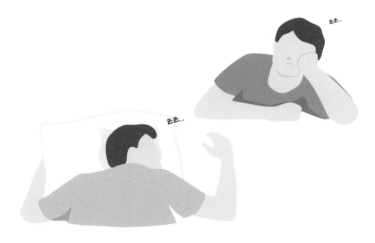

엎드려 자거나 턱을 괴는 자세 또한 척추의 변형을 일으킨다

사람이 자는 시간, 즉 하루 8시간 정도를 잠자리에서 보낸다고 보면 인생의 삼분지 일을 베개와 함께 하는 것이다. 이불은 철 따라 바뀌지만, 베개는 잘 바꾸지 않으므로 우리가 정말로 많은 시간을 베개와 같이 보낸다. 하지만 수많은 베개를 써보아도 나한테 딱 맞는 베개를 찾기가 어렵다. 그래서 이 베개, 저 베개를 골라가며 자는 것도 하루 이틀이지 점점 쌓여가는 베개의 숫자만큼이나 편안한 잠을 자기가 어려운 경우가 대부분이다.

사람이 잔다는 것은 뇌가 쉬는 시간이므로 충분하고 편안하게 쉰 뇌는 우리 몸의 항상성과 신진대사를 담당하는 데 있어 활력이 넘칠 것이며 편치 못하게 질이 떨어진 잠은 뇌를 피로하고 지치게 하여 우리 몸의 항상성과 신진대사를 방해할 것이다.

우리가 잠을 잘 때 경추와 흉추의 모양이 너무 중요하다.

경추는 항상 C자 커브를 유지하여야 하며 흉추는 굽지 않고 완만하게 흉곽을 유지하는 건강한 라인을 가지는 것이 무엇보다 중요한데 우리가 잠을 잘 때 베개를 잘 베면 이것이 잘 이루어지고 잘못된 베개를 사용하면 이것이 이루어지지 않아 몸이 고단하고 피로하게 되는 것이다.

그래서 베개를 선택할 때 첫 번째로 중요하게 생각해야 할 요소는 경추의 C 라인을 유지하는 것이다. 특히나 요즈음 현대인들은 잠을 자지 않고 깨어 있는 동안 컴퓨터와 스마트폰을 사용하기 때문에 일자 목, 거북목이 되어 VDT 증후군을 앓고 있는 경우가 많은데 이를 가장 손쉽고도 편하게 해소할 수 있는 방법이 바로 자는 시간 동안 경추의 C라인을 만들 수 있는 좋은 베개를 사용하는 일임을 알아야 한다.

우리가 앉아서 졸 때를 생각해 보자.

이 세상에서 제일 무거운 것이 눈꺼풀이라는 우스갯말이 있듯이 졸리면 눈꺼풀이 내려오면서 고개가 아래로 사정없이 내려가는 경험을 다들 하였을 것이다. 이렇게 눈꺼풀과 고개가 아래로 내려가는 상태가 바로 졸린 상황이며 뇌가 쉬는 시간이다. 즉, 뇌가 쉬면 근육이 따라 쉬게 되는데 머리를 받치고 있는 근육들도 쉬게 된다.

그러므로 뇌가 쉬는 시간에 경추의 C자 라인을 유지하는 것이 매우 중요한데 이 라인을 유지하기 위해서는 적당히 단단한 베개가 필요하며 사람마다 다르겠지만 성인을 기준으로 높이가 6cm에서 8cm가 경험상 제일 적당하다. 참고로 본 한의원에서는 7cm 높이의 경추 베개를 사용하고 있다.

경추의 C라인을 유지하게 하는 베개는 아울러 흉추의 변형도 막아준다. 즉 6cm에서 8cm 정도 높이의 베개를 쓰면 고개가 자연스럽게 뒤로 젖혀져 경추의 C라인을 만들고 아울러 상부 흉추를 안정적으로 완만한 배열을 만들 수 있게 해 주어 자연스럽게 가슴이 펴진 상태가 된다. 이런 역할을 하는

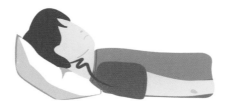

▲ 잘못된 베개 사용법
높은 베개는 흉추와 경추의 변형을 가중시킨다.

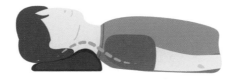

▲ 올바른 베개 사용법
올바른 베개는 경추의 C자 커브를 유지 시켜준다.

올바른 베개의 사용은 올바른 척추를 유지시켜준다

베개는 좀 딱딱한 것이 좋은 효과를 발휘하는데 목 아래로 위치하여 베개를 사용할 때 고개가 뒤로 완전히 젖혀지는 상태가 되어야 한다.

이렇게 되면 자연스럽게 기도확보가 되어 숨이 편해지고 코골이가 좋아지며 가슴이 시원해져 숙면을 취하게 된다.

또한 낙침(落枕)이라 하여 자고 일어나서 머리가 아프고 고개가 안 돌아가고 목과 어깨 등이 결리는 증상을 예방할 수 있으니 장기적으로 목 디스크를 예방하면서 심폐기능을 좋아지게 하니 오래 사는 지름길이 바로 여기에 있다.

너무 부드러우면 경추의 C라인을 유지하는 효과가 약하지만 근력이 너무 약한 사람들은 부드러운 베개부터 시작하여 너무 무리하지 않도록 해야 한다. 외국 영화에서 보는 높디높고 크고 푹신한 베개는 흉추의 변형을 초래할 뿐만 아니라 경추의 C라인을 무너트리는 주범이 된다.

즉, 일자 목과 거북목을 초래하며 상부 흉추의 변형을 촉진하여 각종 두통, 안 피로, 심폐기능의 저하 및 코골이를 동반한 수면무호흡증을 일으켜 만성피로로 가는 직행길이 된다. 또한 고혈압의 주범일 수도 있는데 이는 흉추 3~5번의 변형으로 인하며 경추 7번과 흉추 1번의 변형은 뇌경색, 뇌졸중을 일으키기도 하며 흉추 2, 3번의 변형은 심근경색, 심장마비의 형태로 우리에게 다가올 수 있다. 이렇게 무서운 질병들이 단순히 잘못된 베개에서 올 수 있다는 사실이 새삼 믿기지 않겠지만 본인에게 잘 맞는 베개를 쓰면 이 사실이 이해가 될 정도로 베개의 힘은 막강하다.

"베개만 잘 써도 장수할 수 있는 것이다."

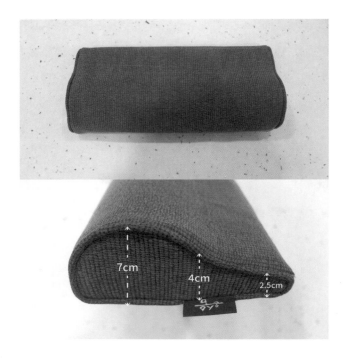

본 한의원에서 사용하는 특수 디자인된 베개(*디자인 등록 제 30-0893755호 온수움 경추 베개)

이 베개는 특수 스펀지를 사용하여 만들었다. 처음 사용 시 보름 정도는 뒷머리가 저리고 아플 수 있다. 이때는 기존에 쓰던 베개와 번갈아 사용하여 익숙해질 때까지 기다려야 한다. 보름정도가 지나면 수면 시에 없어서는 안 될 필수품이 될 것이다. 왜냐하면 이 베개를 쓰다 다른 베개를 쓰면 가슴이 답답해지는 등 몸이 불편해지기 때문이다.

베개 없이 자는 사람도 있는데 장기적으로 보면 어찌 됐든 경추의 C라인을 유지해야 하는 점에선 불리할 수 있으므로 얇은 베개부터 베는 연습을 하면 좋다. 엎드려 자는 사람도 있는데 대부분 척추의 틀어짐과 꼬여짐이 원인이 된다. 의외로 허리나 등, 어깨가 아파 반드시 못자는 사람들이 많은데 척추를 교정하면 반듯하게 누워서 잘 수 있다. 때론 잠을 잘 때 뒤척이며 옆으로 잘 때도 있겠지만, 반듯이 누웠을 때만이라도 경추의 C라인을 유지하고 흉추의 완만한 라인을 유지할 수 있다면 내일의 아침이 행복하게 다가올 것이다.

베개의 중요성, 정말 강조하고 강조해도 지나치지 않다.

5. 골반과 척추에 좋은 운동법

가. 골반을 내리는 운동과 가슴을 펴는 운동

1. 양손을 깍지 끼고 한쪽 발을 45도로 내밀며 깍지 낀 양손을 올려서 귀 쪽으로 대면서 손바닥이 밖으로 향하게 하며 최대한 몸을 늘려준다.
2. 이 운동을 좌우로 반복하여 시행한다.

맥킨지 신전 운동과 비슷해 보이나 골반을 내려주는 효과가 있어 등이 잘 펴지며 눈이 맑아지고 몸이 시원해진다. 심폐기능이 좋아지는 효과도 같이 생긴다. 이때 팔을 높이 들면서 목 바로 아래쪽, 튀어나온 상부 흉추를 넣어 주면 두통, 어지럼증, 안구 건조증, 안구 통증이 개선되며 뇌경색 등 중풍을 예방할 수 있다.

나. 어깨 관절 운동

1. 배꼽에 힘을 주어 등뼈에 붙게 한다는 마음으로 배에 힘을 주고 다리를 어깨 넓이로 벌려 기마자세를 취한다.
2. 주먹을 쥐고 팔을 어깨 쪽으로 강하게 당겨준다.
3. 밑에서부터 시작하여 어깨 위까지 올리면서 해도 효과가 크다.

많이 해도 좋은 운동이며 마우스를 오래 하거나 자판 및 스마트폰을 많이 사용하여 등과 어깨가 굽은 사람들에게 효과적이다. 특히 어깨관절통증으로 고생하는 사람들에게 도움을 준다. 이 운동은 어깨 통증을 예방하는 방법이기도 하다.

다. 나무에 등 치기

등, 즉 흉추를 직접적으로 나무에 쳐서 뒤로 나온 흉추를 들어가게 하는 방법이다. 흉추의 이상으로 오는 여러가지 질병이나 통증에 매우 효과적인 운동임에는 틀림이 없다. 주의할 점은 나무가 옹이가 없이 편평해야 한다. 만약 조금이라도 편평하지 않으면 오히려 흉추에 다른 자극을 주어서 문제가 될 수 있다.

대안으로 사무실이나 아파트 벽면이나 문틀 같은 편평한 데서 하면 오히려 안전하게 할 수 있다. 등뼈가 조금이라도 펴지면 온 몸이 개운해지는 것을 느낄 것이다.

라. 상후거근 마사지(上後鉅筋 – Serratus Posterior Superior Muscle)

앉아서 팔을 겹쳐서 올려 손바닥을 반대편 견봉에 대고 고개를 숙이면 견갑골이 벌어지면서 견갑골 안에 숨어 있는 상후거근이 나타나는데 이곳을 마사지하면 하루의 피로가 풀린다.
위로는 승모근과 능형근이 겹쳐서 감싸고 있는 형상인데 이 상후거근이 문제가 있으면 속도 답답하고 등과 목이 뻐근하고 아픈 목 디스크의 증상과 같은 통증이 온다. 집에서 가족들끼리 해 주면 정말로 등과 목이 시원해지는데 가족의 화목과 함께 건강은 덤이 된다.

한의학에서는 고황이라고 말하는 혈 자리로 예부터 이곳에 병이 들면 치료하기 힘들다 하였다. 특히 흉추에 이상이 있는 사람들은 통증이 심한 가운데서도 궁극의 시원함을 느낄 수 있다.

요즘 현대인들의 등뼈의 변형이 갈수록 심해지고 있으며 이는 상후거근을 더욱 더 긴장하게 하고 있는 상황이다. 이는 목 디스크, 승모근 통증, 두통, 편두통, 역류성 식도염 등에 효과가 좋으며 거북목, 일자 목을 완화 시켜준다.

마. 교정석, 교정대 사용

운동으로는 잘 되지 않는 척추의 변형을 잡아 줄 수 있다.

교정석은 황토로 만들어 구운 것인데 전자렌지에 2분 정도 돌리면 20분 정도 따뜻하게 사용할 수 있다.

우선 배꼽 뒤쪽 요추 2, 3번에 대고 본인 스스로 누우면 자연스럽게 요추 전만이 되게 한다. 한 자리에 20~30초 정도 하고 위아래로 움직이면서 스스로 교정을 할 수 있다. 이렇게 요추 전만을 만들 수 있는 요추 교정석이 있으며 굽은 등을 펴주는 흉추 교정석이 있고 일자 목을 개선시켜 주는 경추석 이 세 가지가 있다. 전자렌지에 데워 수건에 싸서 사용하여야 하는데 화상도 예방하고 부드럽게 교정이 된다. 이것이 없으면 베개나 단단한 방석을 사용하여도 된다.

교정대는 나무로 만든 둥그런 막대이다.

여성은 8cm, 남성은 10cm의 두께로 하는 것이 효과적이며 교정석에 비해 부드러워 편안하게 할 수 있다.

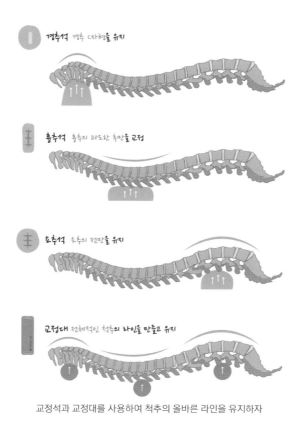

교정석과 교정대를 사용하여 척추의 올바른 라인을 유지하자

6. 운동선수들의 골반과 척추에 대하여

모든 운동의 중심은 하체이다.

하체 중에서도 근본적인 중심은 바로 골반이다. 이 골반이 올라간 상태에서는 힘을 쓸 수가 없다. 골반이 올라간 만큼 척추사이의 공간이 작아져 척수신경의 흐름을 방해하기 때문이다. 또한 힘을 쓰려면 요추 2, 3번의 전만이 무엇보다 중요하다. 요추 2, 3번의 전만이 이루어지지 않으면 힘을 쓸 수가 없는데 골반이 내려올수록 요추의 전만이 자연스럽게 이루어지게 된다. 그러므로 반드시 골반을 내려야 하는데 골반은 내리면 내릴수록 척추가 안정적이 되며 힘을 쓸 수 있게 한다.

그러므로 골반을 최대한 내리고 요추 2, 3번의 전만을 유지하여 척추의 공간을 최대한 확보하고 신경의 흐름을 정상화 시켜야 한다. 신경의 흐름이 정상화가 되면 근육으로 혈액이 정상적으로 가게 되므로 충분한 산소와 영양공급을 받은 근육이 부드럽고 강하게 되어 힘이 배가가 되고 근육이 뭉쳐서 오는 여러 가지의 통증이 없어진다.

일반적으로 한쪽으로 힘을 써야 하는 운동들은 반드시 힘을 쓰는 쪽으로 척추의 변형을 가져오기가 쉽다. 특히 골프나 야구, 테니스, 탁구, 베드민턴 등의 운동선수들은 골반의 위치가 중요하며 요추 및 상부 흉추, 특히 요추 4, 5번과 흉추 2, 3번 쪽으로 긴장이 많이 되고 틀어짐을 유발하게 되므로 요통, 어깨 및 무릎 통증이 온다. 또한 등의 뒤틀림으로 중부흉추에 영향을 주어 테니스 엘보, 골프 엘보가 많이 온다. 또한 상부 흉추의 변형으로 인한 두통, 어지럼증, 목디스크, 눈의 통증, 심장의 이상, 역류성 식도염 등 소화장애가 올 수 있으므로 각별하게 주의해야 하며 요추의 변형은 대장, 소장 및 남성에게는 전립선과 여성에게는 자궁의 문제를 야기하는데 이러한 병들은 거의 다 척추의 변형에서 온다.

스케이트나 사이클, 경정 선수들은 고개를 숙이고 구부리는 자세를 오랫동안 취하면 흉추가 많이 틀어질 수 있으며 이는 흉추의 변형으로 인한 여러 가지 질병이나 통증에 시달릴 수가 있는데 무릎 아래 하지 저림도 흉추의 변형으로 온다. 골반이 올라가고 척추가 틀어진 상태에서 한쪽으로만 지속적으로 운동하면 척추가 더 틀어지고 가골이 자라나서 뼈가 딱딱해진다. 그리하여 결국에는 척추신경의 흐름을 방해하고 혈액순환을 더디게 하여 각 장기 및 세포가 필요로 하는 산소와 영양공급을 받을 수 없게 되어 각종 통증 및 질병이 생기게 된다. 이때에는 직접적으로 가골을 녹여서 없애는 방법을 써야 하는데 이것도 결국은 올라간 골반을 내리고 척추의 라인을 만들어주어야 해결이 된다.

이처럼 중요한 골반의 위치를 간과하고 요추 4, 5번의 디스크나 경추 4~6번의 디스크만을 생각하고 치료해서는 답이 없을뿐더러 선수생활을 단축시키는 주범이 될 수가 있는 것이다. 그동안 수많은 치료의 경험에 의하면 요추 4, 5번의 문제는 올라간 골반을 내려주면 거의 모두 해결이 되었다. 골반을 내려주어 요추 4, 5번의 공간을 넓혀주면 되는데 올라간 골반은 그대로 두고 멀쩡한 요추 4, 5번을 건드리니 해결이 안 되고 재발에 재발을 거듭하고 있는 것이다. 또한 목디스크는 경추에 문제가 있는 것은 20%도 채 안 된다. 경추만을 보고 치료하는 것은 크나큰 우를 범할 수 있다.

목디스크의 원인 중 80%는 바로 상부 흉추의 문제이다. 바로 상부 흉추 즉 흉추1번에서 7번까지의 틀어짐과 변형을 치료해야 낫는다. 이 상부 흉추의 문제의 시발점은 골반일 경우가 높은데 바로 올라간 골반이 상부 흉추에게까지 변형을 일으키기 때문이다.

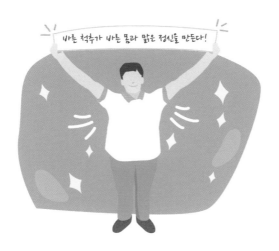

9장

진리는
단순 명쾌하다

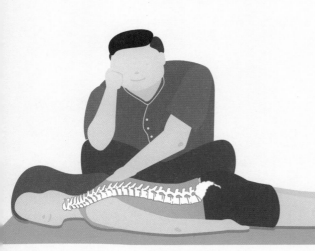

1. 인간에 대한 예의가 아니다(수술에 대한 단상)

물론 정확한 진단에 의해 생명유지와 각 조직의 정상화를 위해 꼭 필요한 수술을 여기에서 논하는 것은 아니며 정밀하고 수려한 수술 테크닉을 가진 의사들을 존경하는 바이다.

수술은 우리의 생명을 연장하고 삶의 질을 향상시키는데 절대적으로 기여하는 고마운 존재이며 현대 의학의 꽃임에 틀림이 없다.

그런데 요즈음 무리한 수술이 급증하고 있다.

수많은 허리 수술, 어깨 수술, 무릎 수술, 모두 다 수술을 하는 것이 능사는 아니다. 이미 유럽이나 미국에서는 허리, 어깨, 무릎 수술이 능사가 아니라는 것을 논문을 통해 증명되어 있으며 신중하게 이루어지고 있다.

우리나라 의사들도 이제는 수술만이 능사가 아니라는 것을 많이 깨닫고 비수술요법으로 가고 있다. 프롤로테라피, 신경차단술, 근력 강화운동, 도수치료 등을 생각해볼 수 있다.

하지만 척추의 공간 즉 신경의 통로를 확보하지 않으면 무슨 소용이 있으랴. 인간을 포함하여 모든 생물은 Homeostasis(항상성)가 있어 통증이나 질병이 발생하여도 가만히 있으면 저절로 치료기전이 발생하여 원래의 건강한 몸으로 돌아올 수 있다. 이 항상성을 유지하기 위해서는 무엇보다 신경의 역할이 중요한데 이 신경이 활발하게 움직이고 흐르려면 공간이 필요하다.

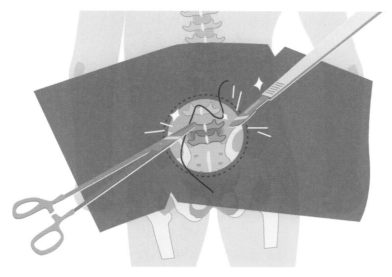

올라간 골반을 그대로 두고 요추 4~5번만 수술을 한다면 결국은 재발의 늪에 빠질 수밖에 없다

골반이 올라가고 척추 사이가 틀어지고 꼬여져 신경이 흐르는 공간이 좁아지면 각 조직에 산소와 영양공급이 적어져 통증과 퇴행적인 변화가 나타난다. 이 답답해진 공간을 넓혀주면 우리 몸은 시원함을 느끼면서 통증과 불편함이 사라지게 되며 이러한 시원함은 신경이 잘 흐르게 되어 생기는 그야말로 행복함을 느끼게 하는 소통의 결과물이다. 이러한 상태가 지속이 되면 각 조직에 산소와 영양공급이 원활히 이루어져 통증이 없어지고 퇴행적인 조직이 정상적인 조직으로 바꾸어지는 것이다.

임상 30년 동안 허리 수술, 무릎 수술, 어깨 수술 등등 유명한 박사님에게 수술받은 것을 자랑삼아 이야기하는 환자들을 보게 되는데 기분이 좋지만은 않다. 수술해서 나았으면 나한테 굳이 오지 않아도 되지 않겠는가?

물론 꼭 수술해야 하는 경우도 없지는 않은데 보통 허리 수술 같은 경우 약 5% 미만으로 본다.

그러면 이렇게 수술이 많은 것은 무엇 때문일까?

실제로 수술을 한다 해도 2년에서 5년 사이에 재발을 많이 하는데 이는 누누이 얘기하지만 올라간 골반은 그대로 두고 수술을 하면 골반과 요추 사이의 공간이 확보가 안 되므로 다시 재발할 수밖에 없고 수술한 뒤에 몇 개월 괜찮은 듯 보이는 것은 수술할 때 쓰는 엄청난 스테로이드 진통제 때문에 잠시 통증이 없어지는 것일 확률이 높다. 그러므로 되도록 수술을 하지 않고 최선의 방법을 찾아야 하는데 현실은 그렇지 않다.

실례로 교정 한 번에 그동안 몇 년을 괴롭히던 허리 통증이 50% 이상 좋아졌던 환자분이 더 이상 교정을 받지 않고 수술을 하겠다고 하여 "교정 한 번에 50% 이상 좋아졌다면 몇 번만 하면 완치가 가능한데 왜 수술을 하려고 하느냐"라고 물어보았더니 여기는 실손 보험이 안되어 금전적인 부담이 크다고 하였다.

"과연 수술을 하면 완치가 되고 생활이 행복해질까?"

수술에 대한 환상, 즉 단 한번의 수술로 내 통증과 질병이 완전하게 고쳐져 아프기 전의 멀쩡한 상태로 만들어 줄 거라는 환상을 갖고 수술을 하게 된다. 골반과 척추를 보면 그 사람의 과거 현재 미래가 보이는데 수술을 한 사람들의 대부분은 어떤가? 수술로 인해 뼈와 근육, 인대가 굳어 있고 유착이 심하면 현재도 힘이 들지만 미래가 암울하다. 단 올바르고 정확한 수술을 해서 후유증 없이 완치가 된 사람은 예외로 한다.

일반적으로 병원에서 수술을 해야 한다고 해도 수술하지 않고 오면 얼마든지 고칠 수 있는 사례가 많다. 흔하게 하는 수술이 내 몸에 소용없을 수도 있다는 것을 이제는 우리가 알아서 귀한 우리 몸을 스스로 지켜야 한다. 나는 정형외과, 통증의학과 의사들과 같이 몇 년 동안 통증에 대해서 연구를 하였다. 그들도 다들 현재 통증만 어느 정도 없애주면 생리활동인 Home-ostasis(항상성)가 있어서 다들 수술이 필요 없이 좋아진다고 말을 한다.

척추가 바르게 되지 않아서 신경의 흐름이 원활하지 않게 되면 질병과 통증의 시작이요, 이러한 상황이 오래되고 진행이 된다면 질병의 진전이요 통증의 커짐이다. 그러므로 척추를 바르게 하여 신경의 흐름을 원활하게 하면 그것이 바로 질병의 치료며 통증의 멈춤이 되는 것이다.

아픈 사람의 골반을 낮추고 척추 사이의 공간을 만들어 주면 반드시 그 병증이 나아서 없어지며 아픈 사람의 골반과 척추 사이를 늘리지 못하고 공간을 만들지 못하면 그 병증이 없어지지 않는다.

옛말에 괴로움과 즐거움을 모두 겪고 충분히 단련하여 얻은 행복이라야 오래 갈 수 있으며 의심과 믿음을 반복하며 충분히 연구하여 얻은 지식이라야 진리라고 하였다. 척추교정을 하다 보면 환자분들이 골반과 척추에 대해서 이해를 하게 된다. 본인 몸을 이해하고 질병과 통증의 원인을 알게 되면 바로 행복과 진리를 알 수 있는 것이며 이에는 괴로움과 즐거움, 의심과 믿음이 반복이 되는 것을 경험하고 있다. 골반을 내리고 척추 사이의 공간을 확보하여 신경을 잘 흐르게 하는 이 척추 교정만이 답인 경우가 많다. 이 척추교정을 한마디로 정의하자면 척추로 진단하고 교정을 통하여 통증과 질병을 치료하는 몸 밖에서 하는 수술요법이라고 말하고 싶다.

부작용이 없고 비침습적인 치료법이기 때문에 안전하고 무엇보다 피시술자는 통증이 있던 곳이 시원해지고 눈이 밝아지며 정신이 맑아지는, 하면 할수록 좋아지는, 질병과 통증으로부터 멀어지는 시대 요법이다.

한 예로 남자 대학생이 6개월을 허리 통증과 다리 저림이 계속되었다고 했다. 병원에서는 물리치료를 해도 소용없어 수술을 하자고 하고 급기야는 우울증까지 온 친구였다. 올라간 골반을 내려서 요추 4, 5번과 천골의 공간을 확보하였으며 흉추 4~6번의 변형(등이 약간 굽음)을 같이 잡아 주었다.

교정을 두 번인가 받고 "선생님 너무 행복해요. 병원에서 수술을 하자고만 했는데 이제 살 것 같아요, 허리도 안 좋았지만 기관지가 안 좋아 감기약과 기관지 약을 6개월 복용하였는데도 효과는 없고 툭하면 호흡곤란으로 대학병원 응급실행을 밤중에 반복하였는데"라며 이제 기관지염까지 같이 좋아져 친구들과 놀러 가기로 했다 하기에 가서 좋은 추억 쌓고 오라고 말해 주었다.

처음에 허리만 걱정했지 기관지도 안 좋다는 이야기를 하지 않았던 학생이라 기관지는 별로 생각지 않고 흉추가 굽어 있어서 교정을 하는 김에 같이 봐 주었던 것이다. 여행을 갔다 온 후 너무 행복해하는 모습을 보니 나 또한 정말로 기분이 좋았다. 그 친구는 이후 얼마 안 돼서 군대에 씩씩하게 갔다고 전해 들었다.

골반이 올라가서 천골과 요추가 좁아져서 오는 요통과 다리 저림은 오직 골반을 내려서 천골과 요추 사이의 공간이 확보되어야만 좋아지고 완치가 가능하며 올라간 골반을 그대로 두고 수술을 한다고 해도 약물의 효과가 떨어지면 바로 통증이 시작되는 악순환이 나타난다.

또한 허리가 아프면 허리만 안 좋은 것이 아니라 여러 가지 병증에 시달린다. 골반이 올라가고 척추의 공간이 좁아지면 해당되는 장기 쪽에 기능 저하가 오게 된다. 만약에 이를 무시하고 수술을 해 버리면 한 마디로 몸이 엉망이 되어버리는 경우가 많으니 수술은 신중에 신중을 기해야 한다.

어깨는 경추와 흉추를 잘 살펴서 치료하면 좋아지고 무릎은 골반과 요추 5번을 올바로 잡아 주면 수술을 하지 않아도 된다.

특히 젊은 사람들은 치료가 잘 되니 수술하기 전에 반드시 골반과 척추를 살펴서 빈대를 잡으려 초가삼간을 태우는 우를 범하지 않도록 해야 한다.

내 자신이 내 가정과 내 국가에 이바지하는 것 중 제일 중요한 것은 내 몸을 건강하게 지켜서 맑은 정신으로 살아가는 것이 아닌가 싶다.

2. 팩트, 데이터, 정보, 지식, 지혜

간디는 이렇게 말했다.

"진보란 단순화이다. Progress is Simplification"

질병과 통증에도 여러 가지 원인이 있으며 치료의 방법도 또한 원인에 따라서 여러 가지일 수밖에 없다. 특히나 현대 의학의 발전은 병명의 복잡화, 진료환경의 거대화, 치료 기계의 다양화, 각종 약물의 기능화 등으로 무장하고 우리 주위를 맴돌고 있다.

건강보험과 실손 보험의 등장으로 막강한 자금력까지 가세해서 우리를 보호하고 지켜주는데도 우리가 막상 아플 때 원인마저 모르고 고생하는 경우가 많으니 어찌해야 하는가? 예를 들어 두통의 경우 이것저것 치료를 안해 본 것이 없을 정도로 시간과 금전을 투자하였어도 10년, 20년, 심지어는 30년 된 두통을 겪는 환자를 보았다.

그런데 그 환자분들이 진통제 복용, 신경차단술, 침, 한약 등 별 치료를 다 해봐도 호전이 안 되던 통증이 척추 교정을 통하여 완치가 되는 것이었다.

대부분이 대학병원을 다 거치며 병원 순례를 하고 심지어 오지를 찾아다니며 별의별 치료를 다 받았던 환자들이었지만 치료 효과를 크게 보지 못하고 갖은 통증에 시달렸던 세월이 10년, 20년, 30년이었으니 그들의 수고는 이루 말할 수 없다. 그런데 이런 환자들이 척추 교정을 하니 완치가 된다는 것은 바로 팩트이며 한두 사람이 아니니 이는 데이터가 되고 정보의 상태가 되는 것이다. 즉 두통은 척추의 문제이니 척추만 잘 교정하면 아무리 오래된 두통도 나을 수 있다는 정보를 독자들에게 제공할 수 있게 되었다. 또한 대부분의 통증과 질병이 바로 골반과 척추의 변형으로 말미암은 것임을 수많은 환자들을 통하여 알 수 있었음이 팩트이며 데이터가 되었다.

이제 이 팩트와 데이터를 공개하니 원인 모르는 통증과 질병을 지니고 고생하는 이들에게 유용한 정보가 되었으면 하는 바람이다.

이것은 이제 시작에 불과하다.

현대화 시대는 우리에게 문명의 이기인 생활의 편리함을 가져다주었지만, 골반과 척추의 변형이 급속도로 진행이 되게 하여 우리를 갖은 통증과 질병에 시달리게 만들고 있음을 우리는 직시하여야 하며 개개인 스스로가 본인의 골반과 척추 상태를 알고 대처하는 지혜를 발휘하여야 한다고 생각한다. 시간이 갈수록 잘못된 자세 및 컴퓨터, 스마트폰 사용으로 청소년들 및 젊은 층들의 골반과 척추가 위험하게 변형되어 가고 있다.

이러한 골반과 척추의 변형으로 인한 통증과 질병을 이해하지 못하고 진통제, 해열제 등 대증요법으로 해결하려 하는 안일하고 단순한 치료로 인한 만성화된 통증이나 질병은 우리 땅 젊은이들을 우울증이나 공황장애까지로 내몰고 있다. 이는 전 세계적인 현상이 될 것이며 다국적 제약회사의 좋은 먹잇감이 될 수 있다.

우리가 겪는 통증 및 질병을 골반과 척추에 대비하여 단순하게 생각하면 거의 틀림이 없다. 다행히 여기에 눈을 돌리고 원인 규명과 올바른 치료에 매진하고 있는 의료인들이 많아졌다. 구조의 중요성과 만성 통증의 관계, 구조와 질병의 관계 등 우리가 만들고 공유를 해야 할 지식이 너무나도 중요하고 절실한 시기이다. 올라간 골반을 내리고 틀어지고 꼬여진 척추를 바로 잡으면 통증이 없어지고 질병이 호전되었다. 척추 수술을 앞두었던 사람들이 수술을 하지 않고 건강하게 살고 있다. 이에 팩트를 기반으로 한 건강 정보를 전하니 깊이 생각하여 내 자신과 내 가족을 지킬 수 있는 지혜로 승화시켜 병마의 고통이 없는 행복한 삶을 사실 수 있도록 기원하는 바이다.

3. 진리는 단순하고 명쾌하다

진리라는 말은 참된 이치라고 알고 있다.

시공을 초월해서 누구나 공감하는 보편타당한 자연의 원리와 불변의 법칙이 있을 것인데 그중 하나가 생로병사이다. 이 생로병사를 거치지 않고 나서 바로 죽거나 도중에 늙지도 못하고 죽는 이들도 많지만 생과 사란 명제를 피해갈 사람은 없다. 이 생로병사의 축이 되는 것은 뼈이며 그중 중심이 바로 골반과 척추인 것이다.

이 골반과 척추의 바른 위치와 정렬이 건강의 척도이다.

감염성 질병이나 유전적인 질환 및 각종 사고 등으로 인한 불가항력적인 것들은 예외로 하고 대부분의 우리가 겪는 통증이나 질병은 골반과 척추를 빼놓고 말할 수 없다. 복잡하고 오래되고 힘든 병일지라도 단순하게 골반과 척추로 접근하여 치료한다면 놀라운 치료 효과를 경험하게 된다.

진리는 단순하다. 그리고 명쾌하다.

복잡하면 진리에서 멀어지는 것을 우리는 경험한다.

수술이나 시술, 약물에 의존하지 않아도 골반과 척추를 바르게 교정하면 그 즉시 시원함을 느끼며 그동안 불편하였던 증상들이 개선되니 이보다 더 좋을 수 없다.

뼈라는 조직은 우리 인간들에게 마지막 보루이며 구조적으로 완전체가 되게 하는 것이다. 이 골반과 척추 뼈들이 제자리에 있게 하면 신경의 흐름이 원활해지고 신진대사가 원만하게 이루어져 몸의 면역력을 항진시켜 통증이나 질병이 오지 못한다. 항상 경험하는 것이지만 젊었어도 아픈 사람은 골반과 척추에 문제가 있었으며 나이가 많아도 건강한 사람은 골반과 척추가 제 위치에 자리 잡고 있으며 척추가 건강한 라인을 가지고 있었다.

치료가 어려운 난치질환일수록 골반과 척추를 주목해야 한다.

골반과 척추가 바로 있으면 통증과 질병이 사라진다.
그 통증과 질병의 원인이 골반과 척추였다면 두말할 필요가 없는 것이다.

요즘 위장병 환자가 많아진다.
위·대장 내시경, C-T, MRI 등 아무리 검사를 해도 원인을 알 수 없는 지긋지긋한 위장병 환자들 그들의 원인은 바로 오래 앉아서 공부를 하거나 컴퓨터를 하거나 아니면 사고를 당해서 골반이 올라가고 요추의 전만이 무너져 척추가 일자가 되어서 그런 경우가 많다.

그런 사람들이 척추가 바로 서면 위장이 좋아진다.
하나같이 다 좋아진다.
단, 잘못된 뼈를 제대로 맞추어야 좋아진다.

잘못된 뼈가 맞추어지지 않으면 그 위장병은 낫지 않는다.

낫더라도 뼈가 맞추어진 만큼만 낫는다.

척추는 거짓말을 하지 않으며 단순하고 명쾌하다.

"모든 것은 더 단순한 게 아니라 가능한 한 단순하게 해야 한다."

– 아인슈타인

10 장

척추와 통증

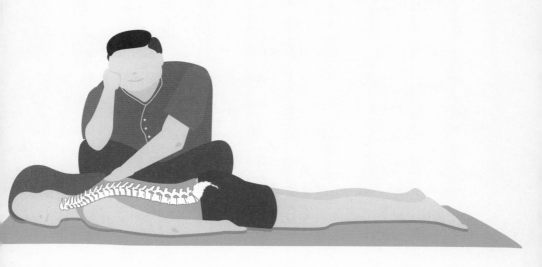

척추와 통증의 관계

척추와 통증은 상당한 연계성을 가지고 있다.

즉 척추의 틀어짐이나 꼬여짐, 튀어나옴으로 인하여 척추 신경이 압박을 받으면 분명히 그곳과 연계된 체절로 통증이나 저림 및 감각의 이상(뜨겁거나 차가운 감각)이 생기는 것을 오랜 경험을 통하여 알 수 있었고 교정을 통하여 척추 신경의 압박을 풀어주면 그러한 통증이나 저림 및 감각의 이상이 없어지는 것을 누누이 경험하였다.

또한 가골의 문제는 통증이나 저림 및 감각의 이상과 비례하여 나타나며 이는 통증이나 저림 및 감각의 이상이 클수록 가골이 크거나 더욱 딱딱해져 있는 것을 알 수 있었다. 특히 오십대가 넘은 사람들에게서 많이 나타나며 잘못된 자세나 사고 등으로 오랫동안 축적되어 나타나는데 이는 치료할 때 시간을 많이 요하는 경우가 많고 특히 여성보다 남성이 어렵다.

치료과정이 힘들지만 이 가골이 없어져야만 근본적인 치료가 되고 교정을 하였어도 가골이 없어지지 않으면 통증이나 저림 및 감각의 이상이 어느 정도 가골의 형태나 크기에 비례하여 남아 있음을 알 수 있었다.

그러므로 척추를 바로 세워 S라인을 만들고 가골을 없애고 뼛골을 채운다면 우리 몸의 통증이나 저림 및 감각의 이상을 잡을 수 있는 것이다.

여기에 우리가 흔히 겪는 통증을 일으키는 척추의 변형을 가지고 하나하나씩 예를 들어서 설명하고자 한다. 비록 처음 보는 이론일지라도 자세히 살펴보아 척추와 통증, 저림 및 이상감각의 연관성에 대하여 어느 정도 이해가 되길 바란다.

통증이나 저림, 이상감각에는 무수한 원인이 있을 것이다.

복잡하고 어려운 통증이나 저림 및 이상감각 등이 많은 시대이니만큼 모든 것이 척추와 신경 때문이라고 말할 수 없다.

하지만 복잡하고 어려운 통증 등이 이렇게도 많고 종합병원까지 가서 온갖 진단과 치료를 받아보지만, 원인도 모르며 고쳐지지 않고 오히려 독한 약에도 호전되지 않는 경우를 너무 많이 본다. 하물며 수술을 해도 사라지지 않는 통증은 비극적이다. 꼭 수술을 해야 하는 상황도 있겠지만 수술의 후유증은 생각보다 심한 경우가 많다. 이렇게 상급병원에서도 해결되지 않는 통증 등의 고통의 늪에 허우적거리며 살아가야만 하는 환자를 보면 대다수가 척추의 문제였음을 확인하였으며 척추 교정을 통해 완화되는 경우가 태반이었다. 이에 고통받는 환자들에게 알리고자 통증과 저림, 이상감각에 대하여 척추와의 연관성을 대략적으로 기술하고자 한다.

병원에서 진단과 치료를 받고 좋아진 사람들은 당연히 병원에서 진단과 치료를 받을 것이다. 하지만 척추 문제로 인한 통증은 진통제 등 일시적인 대증요법으로는 한계가 있으며 척추의 이상으로 생긴 질병은 반드시 척추를 바로 잡아야만 근본적인 치료가 되는 것을 경험하고 있다.

그래서 여기에서는 다른 병원들의 진단과 치료에도 불구하고 계속되는 통증이나 저림, 이상감각을 호소하는 사람들을 위해서 그들이 가지고 있는 고통의 진짜 원인은 바로 척추였음을 밝히고자 한다.

1. 요통

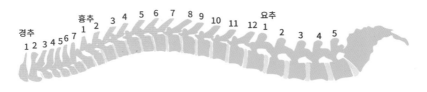

요통은 하부 흉추 및 요추와 골반을 살펴야 한다

요통…….

말도 많고 탈도 많은 질병이다.

인간이 살아가면서 95% 이상 요통에 한 번쯤은 시달리는 것이니 거의 모든 사람들에게 해당되는 말이고 필자인 나도 마찬가지 요통에서는 자유롭지 못한 상황이다. 왜 허리가 아플까?

간단하다. 신경이 압박을 받아 눌리기 때문이다.

신경이 압박을 받아 눌리면 신경전달물질이 막히고 신경전달물질이 가지 못하면 혈액공급이 되지 않아 각 기관에 산소와 영양공급을 하지 못하므로 통증을 일으키거나 각종 질병을 유발한다. 우리 몸은 각 조직 간 공간을 만들고 공간을 유지하며 살아간다. 척추도 마찬가지로 척추 사이의 공간이 충분히 확보가 되면 이상적인 형태를 가질 수 있다. 그 공간에 신경전달물질이 잘 흐르고 혈액이 잘 흐르면 무슨 요통이며 통증 및 질병이 있겠는가?

모든 통증 및 질병은 척추를 빼고는 말을 할 수가 없다.

척추를 통해서 내려오는 척추 관에 싸여진 척추신경이 온전히 제대로 된 공간에서 제 역할을 수용하고 있을 때 우리 몸은 온전히 제대로 생리활동을 영위할 수가 있다. 하지만 인간은 직립보행을 하는 숙명적인 관계로 말미암아 골반이 올라가고 척추 사이의 공간이 좁아짐에 따라 요통 신경이 압박을 받아 통증이나 질병이 생길 수밖에 없다.

특히 요즘 현대사회에서 오랜 시간 앉아서 생활하며 컴퓨터 및 스마트폰의 사용으로 인하여 골반이 더 올라가게 되고 척추 사이의 공간이 더욱 좁아지고 뒤틀려 새로운 질병이나 통증이 점점 가속화되어가는 실정임에 틀림이 없는 안타까운 상황이다.

그러면 요통이 생기는 원인이 무엇일까?

바로 가장 큰 원인은 바로 올라간 골반으로 인하여 각 요추 사이의 공간이 좁아지고 그로 인하여 신경의 흐름이 방해가 되니 혈액과 림프의 순환을 도와주지 못하므로 통증이 발생하는 것이다.

허리를 삐끗한 단순 염좌를 놓고 보더라도 골반과 척추의 문제이다. 흔히 근육의 문제로 생각하기 쉽지만 근육은 신경의 지배를 받기 때문에 근육의 문제가 아닌 신경의 문제이며 이 신경이 압박을 받아 눌려서 통증이 일어나는 것이다.

이때 우리가 항상 생각해야 되는 것이 있는데 보통 허리나 다리가 당기거나 저려서 병원에 가면 요추 4번, 5번, 천골(6번)을 말하는데 꼭 흉추 8번부터 생각을 하여야 하고 골반의 변형을 항상 고려해야만 한다.

그리하여 전체적인 척추 상태를 감안하여 치료방법을 강구하여야만 하는데 이것은 누시누험(屢試屢驗)이란 표현을 쓴 선인들의 느낌과 같다.

전체적인 골반의 변형과 척추의 라인을 무시하고 요추 4번, 5번, 천골을 시술하고 수술하는 경우가 많지만 이것을 완전한 치료법으로 보기는 어렵다.

우리가 허리가 아프다는 것을 크게 다섯가지로 나눌 수 있다. **허리 디스크, 척추후만증(일자 허리), 척추측만증, 척추전방전위증, 척추관협착증**이다.

우리를 괴롭히는 요통의 근본 원인은 바로 골반이 올라가고 올라간 골반 때문에 요추의 간격(공간)이 좁아져서 신경이 눌리기 때문인 것이다.

신경의 눌림이 바로 통증의 원인이 된다는 것을 알아야 하고 통증 치료의 근간을 삼아야 한다는 것을 경험하고 또 경험하였다.

이에 골반이 올라간 사진과 더불어 우리가 요통을 치료하는 근본적인 시스템을 만들어 가야 하는 당위성을 독자여러분께 설명해 드리고자 하는 바이다.

요통과 함께 우리를 괴롭히는 수많은 질병들이 바로 척추에 문제가 있었음을 우리는 알아야 하고 또한 기억해야 한다.

처음부터 계속 말하지만 요추의 전만, 즉 전체적인 척추의 S라인에서 요추의 전만만 유지를 해도 요통의 굴레에서 벗어나는 일임을 독자 여러분께 설명하고 알려야 한다고 생각하는 바이다.

최근 들어 요통 환자가 급격히 늘어나는 이유를 생각해 보자.

우선 앉아 있는 시간이 현대인들에게 많아졌다. 앉아 있을 때 서 있는 것보다는 척추에 가해지는 압력이 1.5~2배의 압력을 받는데 이때 컴퓨터나 핸

드폰 사용은 골반이 올라가게 하여 일자허리를 만들고 등을 굽게 하며 머리는 일자 목으로 인하여 거북이처럼 앞쪽으로 나오게 하고 있다.

신경이 통하지 않으므로 각 조직 내로 산소공급과 영양공급이 잘 되지 않기 때문에 근육이 약해지고 근육이 약해지므로 더욱더 골반은 올라가고 척추 사이의 공간이 더욱더 좁아져 신경이 압박을 받는 악순환의 연속이 되는 것이다.

① 허리 디스크

정말로 말도 많고 탈도 많은 허리 디스크이다.

요추 4번과 5번 사이, 요추 5번과 천골 사이의 디스크가 튀어나와 신경을 압박하여 생기는 것이다. 그런데 어떤 사람은 조금만 디스크가 튀어나와도 통증이 심한 사람이 있는 반면에 디스크가 튀어나온 것이 심해서 디스크가 터져있어도 통증을 못 느끼는 사람이 있다. 이것은 무엇을 말하는가?

사람마다 개인차가 많으며 단지 C-T 상, MRI 상 디스크가 튀어나온 것만을 보아 수술을 결정하는 우를 범하지 않았으면 한다.

또한 요추 4번, 5번, 천골이 좁아져서 그 압력으로 인하여 디스크가 튀어나온 것이니만큼 그 압력을 줄이는 방법을 생각하여야 한다.

이 압력을 줄이는 가장 확실한 방법은 골반을 내려서 척추 사이의 공간을 확보하는 것으로 어떠한 치료보다 안전하고 통증의 개선이 빠르게 이루어진다. 실제로 치료를 하면 병원에서 수술을 요한다는 환자들도 골반을 내리고 요추의 전만 라인을 만들어 주면 거의 대다수가 수술하지 않고 치료가 되는 것을 경험하고 있으며 이는 수술을 하는 것보다 훨씬 환자의 만족도가 높은 것이 사실이다.

올라간 골반을 그대로 두고 요추의 공간을 확보하지 못한 상태로 수술을 하면 강력한 진통제의 힘으로 몇 달이나 일이 년 정도는 통증이 덜할 수는 있지만 허리가 아프고 다리가 당기고 저리는 근본적인 원인을 없애지는 못하기 때문에 재발할 수밖에 없는 상황이 온다.
실제로 허리 디스크를 치료해 보면 골반의 위치가 매우 중요하며 꼭 요추 4번, 5번의 문제가 아니라 흉추 8번부터 허리 아래쪽 척추의 전체를 살펴서 치료를 해야 하는 경우가 대다수이다.

필자의 치료를 받았던 한 사람을 살펴보고자 한다.
이 환자는 오랫동안 필자의 치료를 받았던 환자로 나로서는 이 환자 덕분에 치료방식의 큰 틀을 확립할 수 있었다. 초등학교 선생님인데 증세가 아주 심하여 일 년 동안 휴직계를 내고 꾸준하게 치료를 받아서 직장에 훌륭하게 복귀를 하여 열심히 아이들을 가르치신다. 요추 4번과 5번 사이의 디스크가 아주 심한 상태로 수술을 권유받았다. 하지만 필자가 생각하는 요각통의 원인은 요추 4번과 5번 사이의 디스크도 문제이지만 이 환자는 흉추 10번 정도부터 심하게 가골도 자라 있고 일자 허리가 심한 상태로 무릎 통증 및 고관절 통증도 같이 가지고 있었다. 허리와 다리가 당겨서 걸을 수도 없지만 무릎 통증도 심하여 처음 내원할 때는 남편 승용차 뒷좌석에 모로 누워 왔다고 했다.

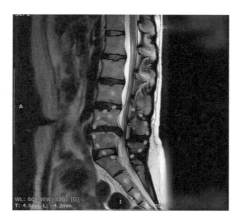

허리디스크 환자의 MRI. 요추 4, 5번 디스크의 돌출이 심함

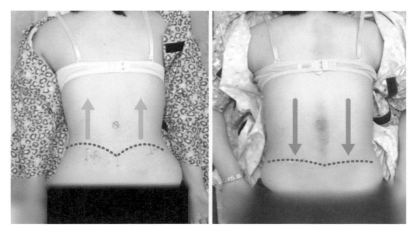

허리 디스크 환자의 교정 전후 사진
요추 4, 5번의 문제보다는 골반을 내리고 흉추 8번부터 요추 전체를 살펴 치료해야 한다

교정 전 사진을 보면 골반이 올라가 있고 요추 4, 5번도 문제이지만 요추 1~3번 쪽의 요추 전만이 전혀 없으며 일자 허리가 심하다. 점차 치료가 되며 허리 및 다리 당김이 없어지며 무릎 통증도 없어졌다.

근력을 키우는 운동을 전혀 하지 않았는데 척추와 골반 쪽 근육이 많이 생겼다. 흉추와 요추 1~3번을 위주로 계속 교정을 했다. 근육이 약한 사람은 오히려 운동 자체가 허리에 치명적인 문제가 될 수 있으므로 절대 운동을 하지 말라고 하였으며 교정석만 꾸준히 댄 상황인데도 근육이 훌륭하게 늘어났다.

② 척추(요추) 후만증

척추(요추) 후만증은 즉 일자 허리이다.

대부분 마른 사람에게서 많이 나타나나 장기간 허리를 굽히고 일하는 사람에게서도 흔히 볼 수 있다. 특히나 마른 사람의 경우 소화기관이 약한 사람이 많으며 허리의 통증이 심한 경우가 많으므로 항상 허리 통증에 조심을 하여야 한다.

요즘 젊은 학생들 중에 항상 소화가 안 되고 설사나 변비에 시달리며 버쩍 마른 친구들이 많은데 십중팔구 일자 허리를 가지고 있기 때문이다.

이러한 친구들은 어떤 좋은 음식과 보약을 먹여도 살이 찌지 않고 항상 면역력이 약한데 이 일자 허리를 개선해 주면 위장기능이 좋아져 잘 먹고 대소변이 좋아지며 살이 찌면서 면역력이 향상이 된다.

이때의 가장 적합한 치료는 골반을 내려서 공간을 확보한 다음 요추 2, 3번, 3, 4번, 4, 5번 등에 교정석을 많이 해서 요추의 전만 각도를 만드는 것인데 시간이 오래 걸린다.

특히 오십이 넘은 남성들은 통증도 심하거니와 치료과정이 힘들고 험난하여 포기를 하는 경우가 많은데 일정 시간이 지나면 회복속도가 빨라지므로 처음에는 고생을 해도 조금만 참으면 남은 여생 퀄리티가 많이 올라간다. 그러므로 절대로 포기하지 말고 꾸준하게 치료받기를 권한다.

요추의 전만이 이루어지면 통증이 없어짐은 물론이요, 소화불량, 대장의 질환, 남성의 전립선 및 여성의 자궁 기능까지 호전되는 것을 경험할 수가 있다.

③ 척추 측만증

요즘 학생들이나 젊은 사람들의 척추 측만증은 날로 증가하고 있는 고질적인 병임에 틀림이 없으며 생활의 질을 많이 떨어트리는 주범이 되고 있다.

항상 피로를 많이 느끼며 요통 및 기타 통증이나 심혈관계의 문제도 같이 따르는데 되도록 빨리 치료를 해 주는 것이 최선이다.

치료 시기를 놓쳐서 갈비뼈까지 많이 틀어져 교정이 쉽지 않을 정도가 되면 본인의 삶의 질이 떨어지는 것은 물론이요, 가족들의 근심, 걱정도 늘어 갈 수밖에 없다. 가장 큰 원인은 역시 골반이 올라간 상태에서 오랜 시간 앉아 공부를 해 근육이 약해진 상태가 지속이 되면서 골반과 척추, 척추와 척추 사이의 공간이 좁아지고 틀어지면서 척추 측만의 증세가 나타나는 것이다. 이때 초기에 빨리 골반을 내리고 척추의 공간을 만들어 척추를 정렬하고 S자를 만들면 충분히 치료가 되고 좋은 상태를 유지할 수 있는 것이다.

치료를 해 보면 초기일수록 빨리 치료가 되며 뼈가 딱딱하게 굳어지기 전에 교정을 하면 수월하게 교정이 되는 반면에 이미 갈비뼈가 틀어지면서 딱딱하게 굳어 있는 경우는 치료가 용이하지 않고 시간이 많이 걸리는 것을 경험하고 있다.

④ 척추 전방전위증

요추 4번과 5번이 앞쪽으로 튀어나와 문제가 되는 것으로 기존 여러 가지 치료법이 있지만 치료가 쉽지 않은 질병이다.

그런데 한 번 생각해 보자.
척추(요추)가 앞으로 튀어나온다는 것은 무언가 척추에 압력이 생겼다는 것이다. 그 압력으로 말미암아 척추 자체가 앞으로 밀려 나온 상황인 것인데 이때 가장 압력을 주는 주체는 반드시 골반이다. 골반이 올라가서 척추 사이의 공간이 좁아짐으로 인하여 척추 추체가 앞으로 밀려 나오는 상황 자체가 과다한 척추 전만증을 유발하고 있는 것이다. 그러므로 무엇보다 우선인 치료방법은 올라가 있는 골반을 내리는 것이다.

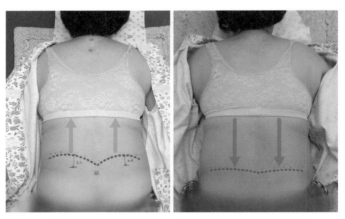

척추 전방전위증 환자. 골반이 3cm 이상 올라가고 흉추가 굽어짐(왼) /
교정 후 골반이 확연히 내려가고 등이 펴짐(오)

또한 요추가 과다하게 전만되어 있는 경우에 흉추가 같이 굽어 있는 경우가 많다. 이때 굽어 있는 흉추를 같이 펴 주는 것이 치료에 큰 도움이 된다. 요통을 치료할 때 반드시 흉추 8번부터 살펴보는 것이 매우 중요하다.

그런데 이때 흉추를 무시하고 치료를 하면 여러 가지 난관에 부닥칠 것이며 점점 근본적인 치료에 반할 수 있다. 현재의 여러 교과서적인 치료방법에 있어서 요추 전방전위증과 흉추의 이상을 연관 지어서 생각하지 않고 있다.
그런데 필자가 여러 형태의 요추 전방전위증을 치료해 본 결과 요추 전방전위증의 가장 큰 원인은 바로 골반이 위로 올라가 척추(요추) 사이의 공간을 좁게 만든 것(Lordosis)이었다. 그러면서 흉추 7, 8, 9, 10번 정도가 등 뒤로 굽어 있는 경우가 많았으니(Kyphosis) 이 뒤로 굽은 형태의 흉추를 펴면 치료에 도움이 많이 되었다.
골반과 척추는 하나의 유기체이다.
그러므로 서로 간의 맞물려 있는 상황을 잘 이해하고 병변이 생기면 서로 간의 위치, 공간, 배열을 잘 살펴서 해결의 실마리를 풀어가야 한다.

⑤ 척추 협착증

나이가 들면서 척추가 많은 부하가 걸리는 상황이 지속이 되면 골반이 올라가면서 가골이 형성이 된다. 이 가골은 처음에는 척추 사이의 힘을 어느 정도는 유지하지만 시간이 갈수록 딱딱해지고 점차적으로 자라나서 척추 사이의 공간을 좁게 만들고 척추 주위의 신경을 압박하는 것이 바로 척추 협착증이 된다.

대부분 협착증이라고 하면 척추관이 좁아져서 신경을 눌려서 이 증상이 일어난다고 하며 특히나 아침에 일어날 때 통증과 보행의 불편함, 그리고 보행 시에 다리가 저리고 당겨서 오래 걷지를 못하고 한참을 앉아서 쉬었다가 걷기를 반복하는 증상인데 필자가 보기에는 척추, 특히 요추 부위가 전체적으로 딱딱하게 굳어 있으며 가골이 많이 자란 형태이니 척추의 협착증이라고 말하고 싶으며 실제로 교정을 하여 딱딱하게 굳어 있는 가골을 녹이면 다리가 당기고 저리는 증상이 사라지면서 치료가 되는 것을 보아 척추 전체의 문제이지 꼭 척추관의 문제는 아니지 싶다.

척추관이라 함은 척추의 안쪽을 지칭하는데 교정을 한다고 해서 척추의 안쪽이 좁아진 것이 어떻게 치료가 되느냐고 생각하는 사람이 많은 것이 사실이다. 하지만 실제로 치료해 보면 의외로 치료가 잘 되는 질병이며 밖에서 만져보았을 때 교정을 하면 할수록 가골이 확연히 줄어듦을 확인할 수 있으며 이 가골이 줄어들수록 치료의 경과가 좋음을 알 수 있었다.

옆의 사진을 보면 척추협착증으로 다리가 저려서 걷다가 주저 앉아서 쉬기를 반복하여야 했으며 등이 많이 굽은 상태였다. 허리가 구부정하게 한 상태에서 걸음걸이가 많이 불편하니 걷기가 힘이 들었다. 치료과정 중 허리 쪽 주름이 없어지고 다리 통증과 저림이 많이 호전되었다. 무엇보다도 등이 펴지고 날렵하게 걸어 다니셨다. 걸음걸이가 무척 빨라졌다.

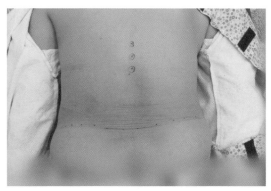

척추 협착증으로 내원한 환자. 걷기가 불편하며 등이 굽고 척추가 좁아져서 허리에 주름이 생김

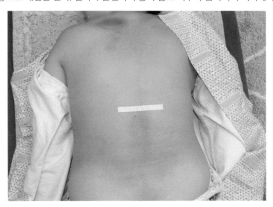

교정 도중 걷기가 편해지며 등과 허리의 주름이 펴지고 있음

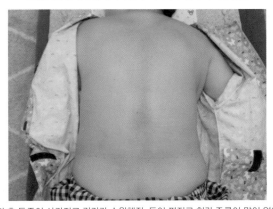

교정 후 통증이 사라지고 걷기가 수월해짐. 등이 펴지고 허리 주름이 많이 없어짐

2. 목 디스크

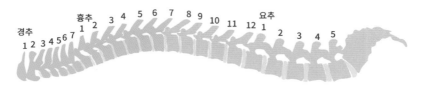

목 디스크는 경추와 상부 흉추를 살펴야 한다

요즘 기하급수적으로 늘고 있는 병이다.

일반적으로 목이 뻣뻣하고 어깨 쪽으로 통증이 있으며 무겁고 두통이 동반되는가 하면 눈의 통증까지 심하게 온다. 급기야 팔과 손, 손가락이 저리고 당기는 등 말로 표현하지 못할 정도의 괴로움이 동반되며 밤에 통증이 심하여 잠을 못자는 상황까지 오면 이제 심각하게 수술을 고려할 수밖에 없는 실정이다. 이러한 고통이 온다면 MRI 상 경추 4~5번, 5~6번, 6~7번의 문제가 어느 정도 있기 마련이다. 그리하여 '수술을 해야만 되나.' 하고 고민을 거듭한 후 할 수 없이 수술을 하였지만 치료가 되지 않고 오히려 더 온몸이 불편해지는 상황이 발생하고 있다. 누구든지 수술을 하고 싶어서 하는 사람은 없다고 보아야 한다. 단지 이러저러한 시술을 받아보아도 호전이 안 되니 자연스럽게 마지막으로 수술에 의존하고 싶은 형국이 되는 것이다.

그런데 필자는 목 디스크를 앓고 있는 환자들을 접하고 치료해 본 결과 특이한 점을 발견하였다.

대부분 목 디스크는 경추의 이상으로 발생한다고 생각하고 오로지 경추만들여다보고 경추를 시술하고 경추를 수술을 한다.

그런데 이것이 아니고 목 디스크는 80%가 경추가 아닌 상부 흉추의 문제로 말미암아 발생하는 것을 누누이 경험을 하였다. 이러한 사람들의 특징은 병원에서 MRI를 찍어서 본인이 경추의 문제를 잘 알고 있다고 생각하고 항상 뇌리에 MRI 상 문제가 있다는 경추만을 생각하고 있다는 것이다.

그런데 MRI 상의 문제만 보고 생각해서는 절대로 안 된다.
실제로 굽어지고 틀어진 흉추를 교정하면 통증이나 저림이 빠르게 호전되고 개선되는 것을 볼 수 있는데 이는 경추만을 보고 치료하면 증상의 개선이 빠르지 못하고 치료가 되지 않는 사람들을 보면 명확하게 알 수 있다.
꿩 잡는 게 매라고 하였다. 다른 어떠한 치료방법보다 빠르고 효과가 크며 재발이 쉽게 되지 않는 것으로 보아서 이것은 명확한 사실이며 많은 사람들이 목 디스크의 병마에서 벗어나길 바랄 뿐이다.

다음 세 환자의 예를 들어보겠다.
이 세 명 모두 다 목 디스크의 증상으로 팔이 저리고 두통이 있으며 전신이 피로한 상태로 내원하였다.

① 일반적인 목 디스크
이 환자는 전형적인 일자 목에 경추 5, 6번 쪽에 디스크가 약간 돌출되어 있는 상태로 영상에 나타난다.

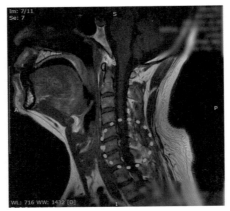

일반적인 목 디스크 환자의 MRI. 경추 5, 6번에서 약간의 디스크 돌출을 볼 수 있음

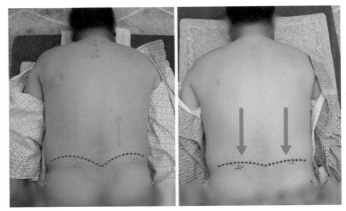

골반이 올라가고 상부 흉추에 문제가 있음(왼) / 골반이 많이 내려가고 상부 흉추가 교정이 된 상태(오)

두통과 팔 저림이 심하여 일상생활을 할 수가 없으므로 수술이라도 하여서 치료가 될 수 있다면 수술을 하려 하였으나 병원에서는 수술을 할 정도는 아니라며 일단 수술을 뒤로 미루고 시술을 권하여 시술을 몇 차례 받았으 나 효과가 없어 본 한의원에 내원한 환자이다. 이 환자는 뇌 쪽에도 문제가

있어서 수술을 받았었는데 팔 저림도 문제이지만 항상 머리가 개운치 않고 아프고 막힌 느낌이었는데 상부 흉추 교정을 하면서 머리가 어찌나 맑은지 새로운 세상을 사는 것 같다며 좋아했던 기억이 난다.

사진을 보면 골반이 많이 내려왔으며 상부 흉추 1~4번 쪽이 뒤로 튀어나온 것과 척추 사이의 좁아짐이 많이 호전된 것을 볼 수가 있다. 아울러 어깨 쪽의 긴장도가 많이 해소된 것을 볼 수가 있다.

② 수술을 생각한 환자

목, 어깨가 무겁고 아프면서 팔과 손가락이 저리기 시작하는데 다른 여러 가지 치료를 해 보아도 나아지지 않고 점점 심해진다면 대부분의 사람들은 수술을 고려한다. 특히 밤잠을 못 잘 정도의 통증은 밤이 두렵기조차 하다. 본인은 아파죽겠는데 옆에서 코를 골며 잘 자는 배우자가 너무나도 미워서 거실에서 아픈 팔을 부여잡고 눈물을 흘리며 날을 새는 경험을 한 사람들은 공감할 것이다. 계속 말하지만 목 디스크의 대부분의 원인은 목(경추)에 있지 않고 등뼈(상부 흉추)에 있는 것을 지속적으로 경험하고 있다.

여기 한 환자의 MRI를 보자.
경추 4, 5번의 디스크가 확실하게 뒤로 신경을 누르고 있다.
이 환자분은 팔이 저리고 쑤시어 잠을 못 잔 지가 몇 개월, 여러 가지 치료를 계속하였으나 호전되지 않고 점점 심해져 수술을 고려하던 중에 지인의 소개로 본 한의원에 내원하였다.

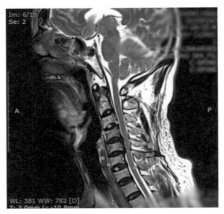

수술을 생각한 목 디스크 환자의 MRI. 경추 4, 5번 디스크의 돌출을 볼 수 있음

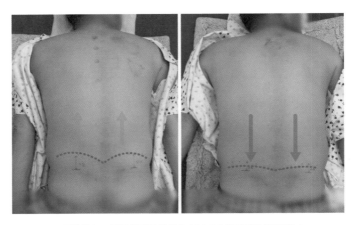

골반이 4cm 정도 올라가 있으며, 상부 흉추에 문제가 있음(왼) /
골반이 확연히 내려갔으며, 상부 흉추가 정리됨(오)

진단을 한 결과 이 환자분도 경추의 문제보다는 흉추의 문제가 팔 저림의
원인임을 알 수 있었다. 그리하여 골반을 내리고 상부 흉추를 집중적으로
교정을 하니 고통 없이 잠을 잘 수 있었고 일상생활에 지장이 없을 정도로

호전이 된 경우이다. 이러한 경우가 정말로 많으며 의외로 효과가 빠르다. 그러므로 목 디스크의 원인은 대부분 상부 흉추에 있음을 알아야 한다. 또한 상부 흉추의 변형을 촉발하는 것은 바로 올라간 골반으로 인한 전체적인 척추 사이의 공간이 좁아짐이라는 것을 알아야 한다.

사진을 보면 골반이 4cm 정도 올라가 있던 것이 2.5cm 정도로 내려온 것을 알 수 있다. 이렇게 골반이 내려오면 상부 흉추의 공간도 여유로워져 팔로 내려가는 신경의 눌림 현상이 해소되어 팔 저림이 완화가 된다.

③ 경추 5~6번이 심하게 좁아진 목 디스크의 환자

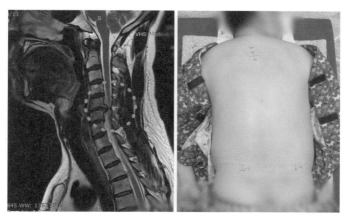

목 디스크 환자의 MRI. 경추 3~5번이 심하게 좁아져 있음. 왼쪽 팔의 심한 저림과 통증(왼)
/ 목 디스크 환자의 등 사진으로 상부 흉추가 많이 틀어져 있음(오)

병원에서 이 사진을 보여주면서 그대로 둘 시 전신 마비의 위험이 있다며 수술을 권하면 누구라도 수술을 할 수밖에 없을 것이다.

그런데 이 환자는 젊기도 하거니와 본인이 수술은 죽어도 싫다 하여 어깨 통증으로 몇 년을 고생하였으나 본 한의원에서 교정치료로 말끔히 나은 어머니의 권유로 내원하여 치료하였는데 경추의 문제가 아니고 흉추의 문제라고 설명을 거듭한 연유에도 반신반의를 하며 쭈뼛거리며 교정을 받았던 사람이다. 잠도 못 자고 울며 날을 새던 고통에서 교정 6회 정도에 통증이 많이 사라져서 잠도 편안히 자고 일상생활에 지장이 없게 되었다.

물론 경추가 아닌 흉추를 교정하였다.

척추로 진단을 하여 보니 골반이 올라가 있고 흉추 3~4번 쪽이 왼쪽으로 틀어지고 벌어져 있는 것을 알 수 있었다. 이 틀어지고 벌어진 흉추를 교정을 하니 극심한 팔 저림 및 두통 등 제반 증상이 소실이 되었던 것이다. 아무리 위험하게 보이는 MRI의 상태도 척추의 정확한 진단과 정확한 치료에 효과를 보는 것으로 보아 과연 MRI 상 진단과 수술적 치료만이 정답일까 하는 우려가 생기는 대목이다.

단지 이러한 예가 드문 것은 MRI 상 이 정도 심한 경추 디스크 협착환자는 수술적 치료를 권유받으며 거의 수술을 자의 반 타의 반으로 하기 때문이다. 그러므로 일반 한의원으로는 잘 오지 않으며 항상 뇌리에 좁아진 영상의학적 사진만이 맴돌고 있기 때문에 치료를 받으면서도 긴가민가하는 우려를 항상 가지고 있으므로 의료쇼핑을 전전할 가능성이 농후하다.

모든 목 디스크의 원인이 흉추만이 아닌 경우도 있다. 거의 모든 목 디스크의 원인이 흉추인 것은 사실이나 오로지 경추의 문제로 인한 목 디스크도 배제하지 않아야 한다. 실제로 경추의 문제, 즉 경추의 공간이 좁아지고 가골이 자라난 상태로 인하여 신경이 압박을 받아 두통, 항강(뒷목 통증), 어깨 통증 및 팔 저림이 오는 경우가 있다.

이러한 경우에 목을 조금만 돌려도 항강이나 어깨 통증 및 팔 저림이 심해지는데 실제로 경추를 진단하여보면 경추가 가골이 자라나서 딱딱해져 있으며 경추를 압박하여 누르면 통증을 심하게 느낀다.

즉 경추의 건강한 라인인 C자형의 경추라인이 아니라 일자 목이나 심하면 역C자형의 경추라인을 가지고 있는 경우가 많은데 이런 상태의 경추라인을 가지고 있는 사람들은 거의 모두가 경추 사이의 공간이 좁아져서 신경과 혈관이 압박을 받고 있는 상태이다. 주로 잘못된 자세로 스마트폰이나 컴퓨터사용을 많이 하는 경우에도 오지만 운동 중 사고나 교통사고로 인하여 오는 경우가 많은데 이때는 가골이 자라나 있는 것이 특징적이다.

이렇게 흉추의 문제가 없이 오로지 경추의 라인만 문제가 되어서 오는 목 디스크가 있는 것이다.

이럴 때는 직접적으로 경추를 교정해야 하는데 수건을 사용하여 경추를 견인시켜주는 것이 큰 효과를 발휘할 수가 있다.

수건을 이용하여 경추를 최대한 이완시켜 경추 사이의 공간을 확보하여 신경의 압박을 풀어주는 방법으로 지금까지 많은 환자들에게 시술하였던 결과 큰 부작용이 없었으며 만족할 만한 결과를 보았다.

환자를 눕힌 상태에서 시술자가 발을 환자의 어깨에 대고 수건을 이용하여 환자의 경추 가운데에 대고 들어 올린다. 이렇게 하면 환자의 경추가 C자

모양으로 되어 고개가 젖혀지는데 이런 상태로 수건을 시술자의 몸쪽으로 최대한 끌어당겨서 경추의 공간을 확보할 수 있다.

이렇게 공간을 확보를 하고 직접적인 문제가 되는 경추 뼈(주로 4~7번)를 교정하고 가골을 치료하면 지긋지긋한 통증에서 벗어날 수 있는 것이다.

또한 잠을 잘 때 베개가 중요한 역할을 하는데 반드시 잘 때 경추의 C자 라인을 유지시켜 주는 베개를 베고 자도록 하여야 한다.

지속적으로 경추라인을 만들어 줄 수 있도록 경추 교정석을 대면서 경추베개를 베고 자는 습관을 들이면 내 자신이 초라해지는 슬픈 통증과 결과를 보장하지 못하는 수술의 공포에서 벗어날 수가 있는 것이다.

척추 사이의 공간은 확보하면 할수록 좋은 법이다.

척추 사이의 공간은 신경이 지나가는 곳이며 혈관이 흐르는 곳으로 척추와 인대, 근육에 무리가 따르지 않는 가운데 최대한 여유가 있게 만들어 주는 것이 통증이나 질병의 완화에 도움을 주는 것을 수없이 많이 경험하였다. 또한 척추의 라인이 가장 중요한데 경추는 무조건 C라인이 최적의 상태로 신경과 혈관이 잘 통하게 되어 있다. 경추의 C라인을 유지하려면 본인이 항상 골반과 척추에 관심을 가지고 노력을 해야 한다. 계속 강조하지만 많은 경우 흉추의 변형은 일자목이나 거북목을 야기하므로 반드시 흉추의 변형을 잡아주는 것이 목 디스크를 치료하는 기초가 되는 것이며 흉추의 변형을 잡으려면 골반의 하향안정화가 일차적인 관문이 되는 것이다.

경추 후종 인대 골화증도 마찬가지이다.

수술만이 해결책이라 들으면서 점차 전신의 근육 감소와 근력 감소를 겪으면 누구나 암담해지기 마련이다. 이 또한 올라간 골반을 내리고 흉추의 변형을 교정하면 목과 머리가 편해지며 근육이 차오르고 전신에 힘이 생기는 것을 경험할 것이다.

3. 어깨 통증 (오십견)

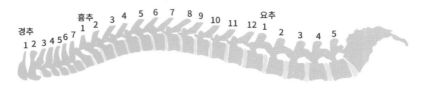

어깨 통증은 경추 1번~흉추 7번을 살펴야 한다

어깨가 아픈 사람들이 많이 늘고 있다.

오십견은 나이 오십이 되면 온다는 어깨 통증인데, 요즘은 사십견도 병명에 넣어야 할 듯하다. 점점 연령이 내려오면서 어깨가 아픈 사람이 많아지고 있는 현실이다. 또한 석회화니, 섬유근막통증 증후근이니, 회전근개 파열이니 병명도 많다.

이러한 어깨 통증은 오랫동안 앉아서 컴퓨터 사용, 장기간의 운전, 한쪽으로만 무리하게 사용한 어깨 등으로 인하여 척추 특히 흉추 3번에서 7번까지가 아픈 어깨 쪽으로 밀려 있거나 척추 사이에 틈이 생겨서 온다.

또한 경추의 이상으로도 오는 만큼 흉추의 이상을 먼저 살핀 후에 경추를 같이 교정하면 빨리 치료가 된다. 잠을 못 자고 눈물까지 쑥 빠지는 끔찍한 통증은 겪어보지 않은 사람은 모른다.

통증 때문에 수술을 해 보지만 썩 좋아지지도 않고 오히려 회복하는 데 시간도 오래 걸린다. 이러한 어깨 통증은 목 디스크와 관련이 많은데 목 디스크가 있으면서 어깨 통증이 같이 나타나는 것이 매우 흔하다.

흔한 일자 목이나 거북목 등 경추의 이상은 어깨 통증을 유발하는데 이는 항상 흉추의 이상을 동반하고 있다. 즉 흉추의 이상이 어깨 통증과 팔 저림 등의 증상을 유발하는데 이때 일자 목이나 거북목의 증상으로 인한 목 디스크를 같이 가지고 있으면 통증이 심해지며 치료 기간이 오래 갈 수 있다.

팔이 움직일 때 아픈 것은 어깨가 빠진 것이다. 어깨는 빠질 때 앞으로만 빠지는 습성을 가지고 있다. 어깨를 싸고 있는 근육과 인대, 건들이 약해져서 조금씩 조금씩 앞으로 빠지는 것이다. 그러면서 무거운 것을 들거나 한쪽으로만 치우친 운동 등으로 말미암아 점차 심해진다.

어깨 관절 위쪽과 아래쪽 두 군데가 빠지기 쉬운데 그 빠진 부위를 손가락으로 눌러보면 굉장히 아픈 부위가 있는데 그곳이 빠진 곳이다. 그 빠진 어깨를 교정해 주면 5분 정도 있다가 시원한 감이 들면서 통증이 완화된다. 이 또한 흉추와 경추의 이상을 바로 잡아야 효과가 극대화된다. 팔이 가만히 있는데도 어깨부터 팔까지 아픈 경우, 잘 때 어깨가 아파 잠을 설치는 경우에는 흉추 3~5번 사이가 틈이 있거나 틀어진 경우이다. 이 경우에는 해당하는 흉추를 잡아 주면 통증이 줄어들면서 잠을 편안히 잘 수 있게 된다. 근본적인 원인은 흉추 3~5번이지만 경추와 상부 흉추의 영향이 있으므로 경추와 상부 흉추를 같이 잡으며 전체적인 균형을 맞추어야 한다. 즉, 이때 골반을 내려서 공간을 확보하고 거북목이나 일자 목 등 경추의 변이와 흉추 1번에서 7번까지의 변형을 바로 잡아야 효과가 극대화된다. 물론 꼭 수술적인 치료가 필요한 경우는 예외이다. 교통사고나 추락사고 등을 당하여 심한 외상을 당한 경우는 수술이 꼭 필요할 수 있다.

그러나 잘못된 자세나 습관, 운동 등으로 말미암은 척추의 변형과 어깨 빠짐으로 인한 어깨의 통증은 수술 등의 극단적인 방법이 아니더라도 적은 고통과 단기적인 시간으로도 치료할 수 있다. 통증과 질병의 원인만 알면 의외로 쉽게 고칠 수 있다.

어깨가 아프다면 어깨의 이상만을 생각하고 치료에 임하기보다는 먼저 척추를 생각하고 척추를 바로잡아야 한다. 척추를 바로 잡으면 신경의 흐름이 원활해지고 혈액순환이 잘 되어 충분한 산소공급과 풍부한 영양공급으로 각 장기, 기관, 세포들이 제 정상을 찾아 통증과 질병이 없어진다는 명제를 항상 생각해 보길 바란다. 이때 골반이 올라가서 척추 사이의 공간이 좁아지는 것이 문제를 야기하므로 먼저 골반을 내려주는 것이 모든 치료의 시작점이 된다고 볼 수 있다.

골반을 내려주어 척추의 공간을 확보한 다음 문제가 되는 흉추와 경추를 바로잡아 눌리고 좁아져 있던 신경을 풀어서 어깨의 통증을 없애 주어야만 근본적인 치료가 되는 것이다. 수많은 치료를 해 보았지만 잘 낫지 않고 심지어 수술을 해도 좋아지지 않는 어깨 통증이 척추교정을 통하여 의외로 빨리 호전되는 사례를 많이 본다.

4. 무릎 통증

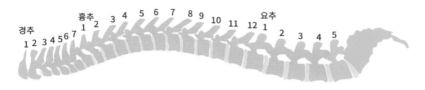

경추
1 2 3 4 5 6 7
흉추
1 2 3 4 5 6 7 8 9 10 11 12
요추
1 2 3 4 5

무릎 통증은 골반과 요추 5번을 살펴야 한다

우리가 흔히 겪는 무릎 통증의 원인은 과연 무엇일까?

병원에 가면 X-ray, C-T, MRI 상 무릎연골이 닳았다, 무릎관절 사이가 좁아졌다, 인대의 문제가 있다 등등 무릎을 가지고 이야기하고, 무릎에 대하여 치료를 하고, 무릎에 대하여 수술을 하고….

그런데 이 모든 것이 공염불에 불과할 수 있다는 것을 우리는 알아야 한다.

한마디로 무릎 통증의 원인은 90% 이상 거의 다 무릎의 직접적인 원인이 아닌 골반과 천추, 그리고 요추 5번에서 온다. 무릎의 직접적인 사고로 인하여 무릎 자체에 이상이 오는 경우를 제외하고는 무릎의 문제가 아닌 골반과 척추의 문제인 것이다. 무릎이 아픈데 허리를 거론하는 것이 참으로 이상하지 않는가? 하지만 사실이요, 현실이다.

무릎 앞쪽(슬개골)이 아픈 것은 천골과 요추 5번의 문제가 있어 오는 것이며, 무릎 뒤쪽(오금부위)이 당기며 아픈 것은 천골과 요추 5번이 부드럽게 연결되지 않고 천골 쪽이 뒤로 튀어나온 경우이며, 무릎 안쪽이 아픈 것은 요추 5번이 뒤로 튀어나온 것 때문이다. 그러므로 골반과 천골, 요추 5번을 교정하면 거의 모든 무릎 통증이 사라진다. 또한 연골이 닳았다고 해도 교정 후

6개월 정도 지나면 통증의 감소와 함께 연골도 차오르는 경험을 할 수 있다. 이는 무릎으로 가는 신경의 흐름이 회복되면 자연스럽게 무릎 쪽으로 혈액이 충분이 순환이 되어 충분한 산소와 풍부한 영양이 공급되므로 연

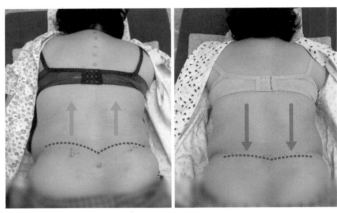

무릎 통증으로 수술을 생각했던 환자. 골반이 올라가고 요추 5번의 문제. 비만이 심함(왼) / 골반이 내려갔으며 요추 5번에 압력 줄어듦. 무릎 통증 호전. 상부 흉추도 내려가 두통 및 어지럼증 개선(오)

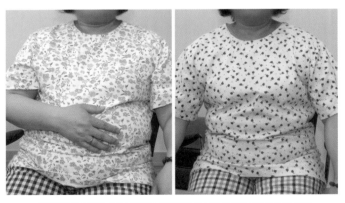

교정 전(왼) 후(오). 무릎 통증이 호전됨과 동시에 전체적으로 붓기가 빠짐

골조직이 재생되어지는 선순환을 하는 것으로 생각되어진다.

요즘 많은 수술이 이루어지고 있는데 경험한 바로는 골반, 천골, 요추 5번의 이상을 두고 수술을 해 보았자 계속되는 통증 및 무릎의 이물감으로 고생을 많이 하는 환자들을 쉽게 본다. 우리 모두 수술을 하기 전에 꼭 골반과 천골, 요추 5번의 변형이 오지 않았나 생각하고 골반과 척추를 살펴야 할 것이다. 골반과 천골, 요추를 교정하면 그 자리에서 무릎이 시원해짐을 느끼는 경우가 많다. 그러한데 왜 섣불리 수술을 하여 평생토록 내 몸에 심은 인공물을 잊지 못하고 살아야 하는가? 물론 꼭 수술이 필요한 경우도 있겠지만 우리나라 사람들은 수술을 하면 다 완치가 된다고 생각하는 게 문제이다.

수술 후유증은 무섭고도 길다.

자연스러운 내 무릎은 어떠한 인조물과 바꿀 수 없다.

어떠한 인조물도 자연스러운 내 무릎을 대치할 수 없는 것이다.

특히 나이가 젊다면 조금이라도 걸을 수 있는 힘만 있어도 수술을 하지 않고 교정을 생각해야 한다. 요즘 유럽이나 미국 쪽에서의 보고에 의하면 무릎 수술은 무릎 건강에 큰 도움이 되지 않는다는 결과가 계속해서 나오고 있는 실정이다.

하지만 노인들의 변형이 너무 심하고 가골이 너무 많이 자란 경우에는 어쩔 수 없이 수술을 해야 하는 상황이 생기는데 보행이 너무 불편하고 교정을 하기엔 체력이 너무 약해 따라와 주지 못할 정도면 수술을 하는 것이 나을 수 있다. 하지만 이것도 최후의 선택이 되어야 하며 일단 교정을 해 보고 안 되면 어쩔 수 없이 선택하는 마지막 보루로 생각하여야 한다.

또한 X자 다리나 O다리인 경우에도 골반과 요추 5번의 변형으로 오는 것이 많다. 올라가고 틀어진 골반을 하향안정화 시키고 요추 5번의 좁아진 공간을 확보해주어 신경이 잘 흐르게 하면 바른 다리를 갖게 된다.

5. 두통

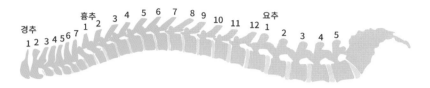

두통은 경추와 상부흉추를 살펴야 한다

두통은 누구나 겪는 국민병이 아닌가 싶다.

하루 이틀 아프다 마는 가벼운 두통부터 진통제를 한 움큼 먹어도 그치지 않는 격렬한 두통까지 원인도 모르는 두통은 정말 골치 아픈 병이 아닐 수 없다. C-T, MRI 등 각종 검사를 해 봐도 뾰족한 수가 없다.

뇌에 혹이라도 생긴 건 아닌지 불안감은 커져만 가고 비운의 영화주인공이 되지는 않나 하는 마음이 들어 계속 병원을 들락거리고 검사도 받아보고 독한 약도 먹어보지만 허사이다. 만약에 뇌에 이상이 있어 수술이 필요한 정도면 이미 심각한 단계지만 보다시피 원인을 모르는 경우가 태반이다.

두통은 뇌의 문제가 아니다.
척추의 문제이다.

물론 뇌의 병변이 원인인 경우도 있겠지만 그것은 척추가 틀어진 상태가 너무 오래되어 뇌 속으로 신경 및 혈액순환이 잘 이루어지지 않아서 뇌의 병변이 생기지 않나 생각된다. 뇌병변이 이루어진 상황은 매우 치료하기가 힘이 들고 시간이 오래 걸린다. 그러므로 뇌의 직접적인 병변이 이루어지기 전에 척추를 치료하면 생명에 직접적인 위험을 주는 곤란한 상황을 마주치지 않아도 될 것이다.

지금까지의 치료경험으로 볼 때에 두통은 흉추 및 경추와 밀접한 연관을 가지고 있다. 특히 참기 힘든 통증일수록 흉추의 문제가 많았다.

상부 두통 및 이마 쪽 두통은 경추 1번의 문제가 있다.

편두통은 경추 2번의 문제가 많다. **속골이 아픈 경우와 눈까지의 심한 두통**은 경추 7번에서 흉추 3번까지의 문제로 보고 치료를 해야 하는데 실제로는 흉추 7번까지 틀어진 경우도 많으며 항상 흉추 7번까지를 잘 살펴서 하나하나 올바르게 잡아가야 한다.

항상 강조하지만 이 치료법은 반드시 골반의 변위를 살펴서 올라간 골반을 내리고 척추의 공간을 확보한 후에 굽은 등을 펴야만 된다. 원인을 모르는 두통, 척추를 바로 잡아야 근본적인 치료가 되는 것이다. 각종 검사도 중요하고 약도 필요하다. 그렇지만 일차적으로 척추를 생각하고 척추를 바르게 하고 볼일이다. 척추를 바로 잡으면 그 자리에서 두통이 없어지고 눈이 시원해지는 것을 경험할 수도 있다. 물론 한두 번에 치료되는 것은 아니고 틀어진 척추가 본래 제자리에 자리 잡게 되면 그때 완치가 된다.

심한 두통은 경추 7번과 흉추 1번이 뒤로 심하게 튀어나온 경우가 많은데 이는 척추 상태가 심각하게 좋지 않은 경우이다. 무조건 척추는 매끄러운 것이 정상이며 경추 7번과 흉추 1번이 뒤로 튀어나오면 **뇌졸중이나 뇌경색**이 올 수 있다.

우리 몸은 뇌에서 척추신경을 통해 생리적 전기 신호를 각 장기와 세포에 전달함으로써 각 장기와 세포들이 정상적으로 움직이게 하여 전체적인 항상성을 유지한다. 그런데 경추나 흉추 쪽에서 신경이 눌려서 압박을 받으면 생리적 전기 신호가 더는 전달되지 않고 뭉치거나 역류를 하게 된다. 이를 고속도로에 비교하면 서울에서 목포나 부산 등 지방으로 자동차들이 짐을 잔뜩 싣고 내려가는데 만남의 광장쯤 지나니 8차선이어야 할 고속도로가 2차선으로 줄어 있는 형국이다. 2차선으로 줄어 있는 고속도로의 정체는 물론 극심하고 너무 밀린 나머지 그냥 서울로 되돌아오는 상태, 이것이 바로 두통의 표현이 아닐까? 조심스럽게 유추해 본다.

그래서 이러한 환자들은 열증이 많으며 얼굴이 붉고 뒷목이 좁아져 있다. 그래서 예부터 두통에 쓰는 약들은 기를 소통시켜주는 데 주안점을 두었으며 대체적으로 시원한 약들을 써 왔다.

현대인들의 머리는 복잡할 수밖에 없다.

단 며칠만이라도 편히 쉬고 싶어도 쉴 수 없는 빡빡한 생활 살이며 만원 버스, 만원 지하철에 시달리는 출퇴근길, 근무환경은 또 어떤가? 오랫동안 앉아서 컴퓨터에, 작업에, 스마트폰의 사용은 안할 수도 없고 오나가나 등이 굽을 수밖에 없다. 이러한 현실은 우리를 등 굽음으로 인하여 일자 목, 거북목이 되게 하고 온갖 통증과 두통에 시달리게 한다.

슬픈 현실이지만 우리의 척추를 바로 펴 이겨내야 한다. 척추를 바로 펴는 날 우리는 질병과 통증이 없는 새로운 세상을 맞이하게 될 것이다.

6. 턱관절 장애

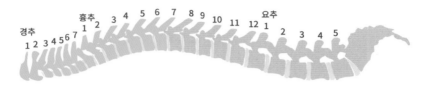

턱관절 장애는 경추와 상부흉추를 살펴야 한다

요즈음 현대인들은 경추의 변형을 많이 가지고 있으며 이 경추의 변형이 턱
관절 장애를 유발하는데 젊은 학생들을 위시하여 점차로 증가하고 있는 현
실이다. 스플린트 등 여러 가지 교정 기구를 사용하기도 해 보지만 이물감
에 지겨워지기 일쑤고 치료가 만만치 않다. 치료는커녕 오히려 부정교합이
나 통증이 더 심해지는 경우도 있는데 이는 근본 원인인 경추의 변형을 잡
아 주지 못했기 때문이다. 경추의 변형은 흉추의 변형으로 생기는 경우가
많고 흉추의 변형은 골반의 변형으로 말미암아 생긴다.

그러므로 턱관절을 치료하기 위해서는 골반의 변형부터 잡아야 하는데 올

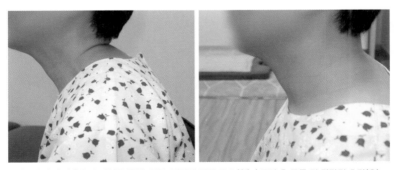

컴퓨터 과다 사용으로 거북목 발생. 두통, 턱관절 장애 호소(왼) / 교정 후 두통 및 턱관절 호전(오)

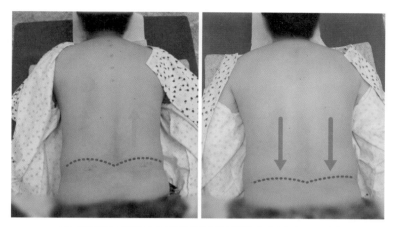

교정 전 올라간 골반과 굽은 등(왼) / 교정 후 골반이 내려가며 등이 펴짐(오)

라간 골반을 내려서 척추의 공간을 확보하여 요추 전만을 만들면 자연스럽
게 흉추 정렬이 가능한 공간이 생긴다. 이렇게 해서 흉추가 제자리로 가면
경추의 변형을 어렵지 않게 치료할 수 있는 것이다. 물론 수술을 해야 하는
심한 턱관절 장애도 있겠지만 수술은 마지막 선택으로 생각해야 한다.

외관상 심한 불균형을 가진 턱관절 장애를 제외하고는 대부분은 척추 교정
으로 치료가 가능하며 아프지 않고 몸 전체가 시원한 감이 들면서 부정교
합이나 안면 비대칭이 개선되며 두통, 편두통, 승모근 통증, 눈 통증, 목 디
스크 등 경추와 상부흉추의 문제로 인한 통증들이 같이 좋아진다. 또한 비
염, 이명, 불면증, 안구 건조 증 등 질병이 같이 좋아지는데 이는 경추와 상
부흉추의 문제로 인한 질병들이 없어지기 때문이다.

심한 경우에는 골반 통증, 허리 통증, 소화기 문제, 정신적인 문제까지 야
기하는데 이는 바로 턱관절의 문제만이 아닌 전신적인 문제로 접근해야 할

이유이기도 하다.

얼굴에 있는 턱관절을 치료하려면 골반을 먼저 치료해야 한다는 것은 어찌 보면 이해하기 어렵지만 우리 몸은 서로 유기적으로 연결이 되어 있다.

나무만 보지 말고 숲을 보아야 한다. 그래서 한 부분만이 아닌 전체를 아울러야 완전한 치료가 가능한 것이다.

턱관절 장애로 본원에 온 모녀가 생각이 난다.

엄마는 턱이 아파서 입을 벌리지 못하고 극심한 두통에 시달리고 있었는데 교정 두세 번 만에 그리 심하던 두통이 없어지고 입이 자유롭게 되어서 정말 기뻐하던 모습이 눈에 선하다. 40대 중반이었는데 키가 2cm나 커졌다고 좋아했다. 같이 온 예쁜 따님은 고등학교 3학년이었는데 입을 벌리고 닫는데 턱관절을 지그재그로 7번 정도 해야 입을 벌리고 또 지그재그를 6~7번 해야 입을 닫았었는데 교정 10회에 너무나도 자연스럽게 입을 벌리고 닫는 모습에 나 또한 기분이 좋아졌다.

본인은 학교생활이 힘들 정도로 대인기피증도 있어서 수술을 하자니 경비도 만만치 않고 후유증이 무섭기도 하였는데 이제는 자신 있는 삶을 살 수 있다고 눈을 반짝이는 것이었다.

많은 사람들이 턱관절로 인해 고통을 받고 있다. 비싸고 힘든 치료법만이 전부가 아닐 수도 있다. 척추를 바로 세우면 근본적인 치료를 할 수가 있으며 몸이 힘들지 않고 가벼워지고 시원해지면서 치료가 이루어진다.

척추를 바로 세워 본인의 존엄을 세우고 지키자.

7. 팔꿈치 통증

팔꿈치 통증은 흉추 8, 9, 10번을 살펴야 한다

팔꿈치 바깥쪽이 아픈 것을 테니스 엘보(외측 상과 염), 팔꿈치 안쪽이 아픈 것을 골프 엘보(내측 상과 염)라고 하는데 손목과 팔꿈치, 어깨를 쓰는 운동을 많이 하는 사람에게서 흔히 나타난다. 또한 직업상 팔을 많이 쓰거나 가정주부들도 많이 나타나는데 요즘은 인터넷 사용자에게서 호발한다.

이러한 팔꿈치 통증은 해당되는 근육이나 인대의 문제일 수 있으나 계속되는 치료에도 반응이 없는 경우는 꼭 척추를 살펴보아야 한다. 가벼운 증세의 경우는 팔꿈치 뼈가 어긋난 것으로 보고 팔을 구부려 좌우로 흔들면서 가볍게 낚아채는 방법으로 치료할 수 있다. 하지만 오래되고 팔꿈치의 변형이 생긴 경우에는 반드시 흉추의 변형을 찾아서 교정해야만 치료가 된다.

주로 등이 굽어 있는 사람들이 많은데 굽어 있는 등을 펴주면 팔꿈치통증이 없어진다. 이때 등이 제일 많이 굽는 부분을 중점적으로 교정해야 하는데 대부분 등의 중간 부위에서 많이 굽어 있다. 실제로 뼈가 자라나서 수술을 해야 하는 경우도 흉추를 교정하면 통증이 없어지는 경우를 본다.

60대 여성분이 대학병원에서 허리 수술날짜를 받아 놓고 이사 때문에 수술을 하지 못하던 중 우연히 본원에서 교정치료를 받았다. 이사날짜가 한 달도 남지 않은 상태라 이사하고 수술을 받으려고 했는데 병원에서는 위험하니 도중에라도 허리의 통증이 심해지면 앰뷸런스를 타고 바로 병원으로 와서 수술을 하자 했다고 한다. 허리도 문제지만 유난히 올라온 흉추가 더

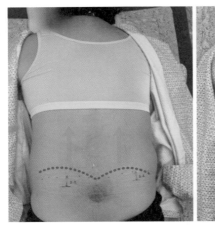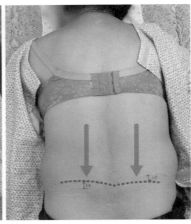

팔꿈치 통증으로 내원한 환자. 요추 5번에 디스크가 있고 등이 많이 굽어있음(왼) /
교정 후 골반이 내려가며 등이 펴짐. 허리 디스크 뿐 아니라 어깨, 팔꿈치 통증 호전(오)

문제였다. 이 올라간 흉추 때문에 머리도 아프고 어깨도 아플 것이라고 설명을 하였는데 허리만이라도 고쳐달라고 하였다. 교정을 5~6차 정도 하고 허리 통증이 없어졌다.

이삿짐 정리를 남편과 함께 하는데 무거운 것을 들어도 괜찮다고 하여 내심으로 놀라운 가운데 교정 중에는 몸을 아껴야 한다고 말했으나 이미 이삿짐 정리를 다 했다고 하였다. 다음에 와서는 본인이 유방암 수술을 하여 항상 어깨가 아프고 무거웠지만 병원에서는 림프순환문제이니 어쩔 수 없

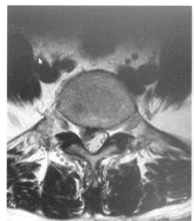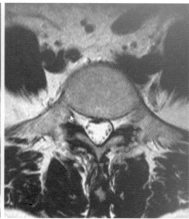

해당 환자의 MRI. 디스크 탈출로 인해 척수 신경이 압박을 받고 있음(왼) /
교정 후 디스크의 탈출이 없어지고 척수 신경이 원활해짐(오)

다고 하여 천형으로 생각하고 살아왔는데 어깨가 이리 가벼워질 줄 몰랐다고 고마워하는 것이다. 몇달이 지난 후 병원에서 놀라운 일이 있었다고 했다. MRI를 찍은 결과 그를 괴롭히던 디스크의 탈출이 말끔하게 없어졌다는 것이다. 담당 의사들도 놀랐다고 하면서 본인이 생각하기에 너무나도 과학적인 치료 방법이라고 말하였다. 또한 팔꿈치의 뼈가 자라나서 수술을 해야 한다고 했는데 교정치료를 받은 후 통증이 사라져 이제는 수술을 생각지도 않는다고 한다. 이런 사례로 볼 때 팔꿈치 통증도 결국은 전체적인 척추의 문제로부터 시작되고 이 통증을 없애려면 골반과 척추를 간과하면 안된다는 사실을 알 수 있다.

8. 손목 터널 증후군 (Carpal Tunnel Syndrome)

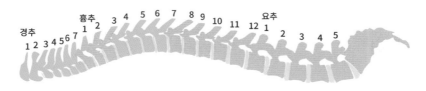

손목 터널 증후군은 경추와 흉추 4-7번을 살펴야 한다

중년 여성에게 많으며 특히 밤에 손이 저리는 현상이 나타난다.

이는 손목을 통과하는 정중신경이 압박되어 생기는 증상이지만 뚜렷한 원인을 찾지 못하고 있다. 최근에는 인터넷환경에서 자판과 마우스사용증가와 스마트폰 사용으로 점진적으로 환자가 늘어 가는 추세이다.

즉 등이 굽고 거북목, 일자 목을 가진 사람들이 많아진다는 뜻이며 이는 흉추의 변형을 포함하고 있는 것이다.

그런데 이런 증상으로 고생하는 사람들을 보면 흉추 4번에서 7번까지의 척추가 좁아지거나 틀어져 있는 경우가 많다. 이 좁아지고 틀어진 척추를 공간을 확보하고 맞추면 손 저림이 해결되며 온몸이 시원해진다.

수술로 신경의 압박을 풀어주면 저리는 증세는 가라앉겠지만 등의 통증과 불쾌감, 소화불량, 기관지약화, 어깨 통증도 같이 오는 자리이므로 이러한 증상들이 하나라도 있다면 수술을 하였어도 흉추를 교정해야만 한다. 수술을 하지 않았다면 손목에만 집착하지 말고 척추를 먼저 생각하고 큰 틀에서 치료를 해야 하며 흉추를 치료하려면 먼저 골반의 변위를 살피고 요추 전만을 만들어야 한다.

아울러 경추를 교정하여 경추신경이 원활하게 흐르게 하면 손 저림에서 자유로울 뿐만 아니라 온몸이 가벼워지고 편해진다.

9. 발뒤꿈치 통증

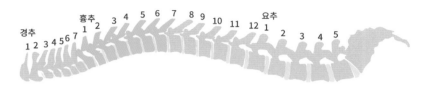

발꿈치통증은 상부 흉추를 살펴야 한다

족저근막염이 제일 흔한데 발꿈치 뼈에서 다섯 발가락으로 이어져 있는 근막의 손상이나 염증 및 콜라겐의 변성 때문이라고 보고 있다.

이는 아침에 일어나서 처음 발을 디딜 때 통증이 심하게 나타나고 조금 걷다보면 통증이 완화되는 것이 특징이나 여러 가지 다른 양상으로 나타날 수 있다. 무리한 운동으로 인한 것은 운동을 쉬고 보존적인 치료를 하면 되나 만성적인 통증이 되면 치료가 상당히 어려운 것이 사실이다.

필자는 여러 난치성 발뒤꿈치 통증을 치료해 본 결과 재미있는 사실을 발견하였다. 치료가 잘 안 되는 발뒤꿈치 통증의 원인은 바로 척추에 있었으며 특히 상부 흉추의 변형이 발뒤꿈치 통증의 직접적인 원인인데 이는 발뒤꿈치 통증뿐만 아니라 무릎 아래의 통증이나 저림은 거의 상부 흉추의 원인임을 알 수 있었다. 물론 병원에서 치료를 받고 좋아진 케이스는 여기에 포함이 안 되고 나에게 오는 사람은 바로 수많은 병원, 수많은 다른 치료를 해도 낫지 않고 증상이 심해져 오는 사람이다. 이들의 지독한 만성적인 통증이 바로 상부 흉추를 교정하니 호전이 되는 것을 경험하고 경험하였다.

골반의 변형을 잡아 주고 요추의 전만을 만들고 상부의 흉추를 잡아 주면 척추신경의 흐름이 원활하게 되고 신경의 흐름이 원활하게 되면 혈액공급이 잘 되어 발뒤꿈치 조직에 충분한 산소와 풍부한 영양공급이 활발하게 이루어져서 통증이 없어진다.

또한 노인들이나 뼛골이 많이 빠진 사람들은 뼈가 마르고 딱딱해짐으로써 주위 근막이나 지방층이 얇아지고 딱딱하게 마르고 굳어서 통증이 생기므로 골수를 채워주는 보정제를 필수적으로 복용해야 하며 양질의 단백질을 충분하게 섭취하여야 한다.

발뒤꿈치 뼈가 마르고 딱딱해지면 바로 발뒤꿈치 부위의 근막과 지방층이 얇아지고 딱딱하게 마르고 굳어서 통증이 오는 것이다. 특히나 스테로이드를 과다하게 장기간 쓰면 그 부위 조직이 더욱 딱딱하고 마르고 굳어지므로 삼가야 한다. 젊고 튼튼한 사람은 진통제에 빨리 적응하여 통증이 쉽게 잡힐 수도 있지만 그 자체가 완치를 의미하는 것은 분명히 아니다. 척추의 원활한 신경의 흐름이야말로 족 근 통, 즉 발꿈치 통증을 없애는 지름길이라는 것을 명심하여 척추를 바르게 하는 것이 최고의 양생법이 되는 것이다.

이렇게 뼛골을 채우고 양질의 단백질을 충분히 섭취하면서 상부 흉추를 교정하면 발뒤꿈치 통증이 없어지며 심폐기능도 향상이 되어 몸이 가벼워지고 힘이 생기며 정신이 맑아지고 눈이 밝아지는 것을 경험할 것이다.

10. 고관절 통증

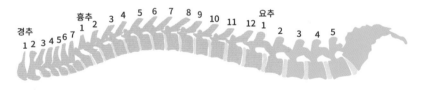

경추 1 2 3 4 5 6 7

흉추 1 2 3 4 5 6 7 8 9 10 11 12

요추 1 2 3 4 5

고관절 통증은 요추 3~5번과 골반을 함께 살펴야 한다

오랫동안 의자에 앉아서 생활하는 현대인들에게 고관절의 통증이 증가되고 있는 실정이며 이는 엉덩이 통증 및 서혜부 통증 또는 천장관절의 통증 등과 연계되어 나타나는 경우가 적지 않다.

각각의 통증을 정확하게 분류를 하여 치료를 해야 하겠지만 이러한 통증들이 서로 복합적으로 나타나는 경우가 많은데 이는 대부분 골반의 상향변위 때문으로 오는 것이므로 골반의 하향안정화가 치료의 지름길이다. 예컨대 고관절 부위의 장애로 인하여 사타구니부위가 당기고 바닥에 편히 앉을 수가 없을 때 골반을 내려주고 요추전만을 만들어 주면 양반다리를 하고 앉을 수가 있는 것을 흔히 본다.

이미 많이 진행된 무혈성 대퇴골두의 괴사나 대퇴골두의 골절 등 인공관절 치환술이나 수술이 꼭 필요한 경우도 있지만 대부분의 원인을 알 수 없는 고관절의 통증 및 불편함은 골반을 내리고 요추의 전만을 만들어 주면 호전된다. 그러므로 정확한 검사에도 원인을 알 수 없다면 일단은 골반의 변형에 주목하여 치료를 해야 하며 요추 특히 요추 3, 4, 5번의 변형을 살펴야 한다.

요추가 뒤로 후만되어 일자 허리가 되어 있지는 않은지, 가골이 자라나있지는 않은지를 보고 치료에 들어가야 한다. 일자 허리가 되어 있고 가골이 자라나 있으면 고관절로 가는 신경의 흐름이 약해지고, 신경의 흐름이 약해지면 고관절과 대퇴골두 및 주위조직에 혈액공급이 안되므로 통증이 생기고 조직의 변형이 생길 수밖에 없다. 그러므로 수술을 고려하더라도 일단은 골반을 내리고 요추의 전만을 이루어 고관절 및 대퇴골두의 조직에 신경이 잘 가게 하여 혈액순환이 잘 이루어지게 만들면 원치 않는 수술을 하지 않아도 되는 좋은 상태가 될 수도 있으며 이미 수술을 하였더라도 재발을 미연에 방지할 수가 있는 것이다.

일례로 대퇴골두가 무혈성괴사로 인하여 무너진 상태로 한쪽 엉덩이 근육 및 허벅지 근육이 아프지 않은 쪽보다 가늘어진 상태였는데 죽어도 수술은 싫다고 하며 통증 때문에 본인 스스로 대침으로 고관절부위를 하도 많이 찔러서 고관절부위에 멍이 가득하였다. 골반을 내리고 요추 3, 4, 5번을 집중적으로 치료하여 요추 전만이 되게 하니 실제로 고관절 통증의 소실과 함께 엉덩이와 허벅지의 살이 거의 정상적으로 차오르는 것을 경험하였다. 비록 한번이었지만 그러한 경우 모두 다 수술을 하는 상황에서 의미심장한 결과를 얻었기에 보고를 하는 바이며 이는 앞으로 고관절의 치료에 있어서 조금이라도 참고가 되었으면 한다. 또한 노인들의 경우에 고관절 부위 아래로 근육이 소실되었던 것이 교정 치료 후 다시 회복되는 것을 볼 수 있다.

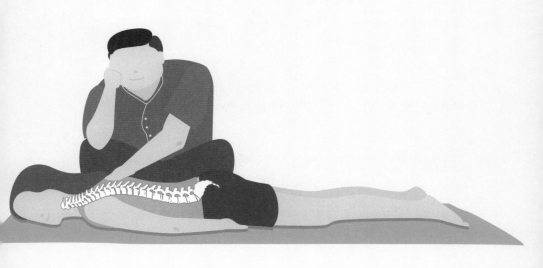

11 장

척추와 질병

척추와 질병의 관계

수많은 질병으로 고통을 받고 있는 요즘 현대인들은 사회의 제도와 구조적인 문제로 심적 스트레스까지 가중이 되어 힘들게 살아가고 있는 형편이다. 수많은 질병으로 수없이 많은 약물과 시술, 수술을 해 보지만 별다른 효과를 보지 못하고 증상의 약화만을 바라거나 더 이상의 진전이 없이 대증치료에만 매달릴 수밖에 없는 형국이다.

이는 환자 개인은 물론이요, 온 가정의 평화와 행복을 위협하는 가장 큰 문제로 우리에게 다가서고 있으며 우리를 나락으로 내몰고 있는 형편이다. 여기에 각 질병의 원인이 되는 척추의 변형을 얘기해 보고자 한다. 물론 모든 질병이 척추의 문제만이 아니란 것을 잘 알고 있다. 다만 병원에서 별다른 효과가 없이 대증치료에만 매달리다가 결국에는 증상의 악화와 더불어 합병증으로 고생하는 환자들을 위하여 척추 때문에도 병이 올수가 있고 척추를 교정하면 질병의 증상 완화는 물론이요, 완치까지 할 수 있는 방법을 공유해 보고자 한다.

반복하여 말하지만 많은 질병의 원인은 척추에 있다.

척추의 틀어짐이나 꼬여짐으로 인하여 뇌로부터 각 기관, 각각의 세포에 전달되는 생리적 전기 신호가 약해짐으로 혈액순환이 안 되어 각 세포에게 전달되어야 하는 산소와 영양이 부족해짐으로 질병이 발생되어는 것이다.

이때 척추를 교정하여 신경이 원활하게 흐를 수 있는 공간을 만들고 아울러 정상적인 S라인을 만들면 각 기관, 각각의 세포에 전달되는 생리적 전기 신호가 강해지게 된다. 이렇게 되면 혈액순환이 잘 되어 각 세포에게 전달되는 산소와 영양이 풍부해짐으로 질병을 이겨낼 수 있는 것이다.

현대 의학은 눈부시게 발전을 하고 있고 인류에게 새로운 복음을 선사하고 있는 중이다. 요즘은 백세시대를 향하여 나아가는 세상이기도 하며 이는 현대 의학의 힘이 크다고 할 것이다. 하지만 현대인들이 오래 살 수 있는 가장 큰 이유는 현대 의학의 발전이 아니라 상하수도 분리의 발전으로 인하여 깨끗한 물을 마실 수 있게 한 것이 제일 크다는 것이 학계의 중론이다.
상하수도 분리의 발전은 인간의 수명을 20~30년 정도 늘리는데 핵심적 역할을 하였다. 상하수도는 각종 수인성 전염병을 예방할 뿐만 아니라 청결유지로 인하여 각종 감염성 질환을 획기적으로 줄이는 데 큰 역할을 한 것이다. 지금도 상하수도가 없는 아프리카 주민들의 수명은 50세에 그치고 있는 형편이며 우리나라 사람들의 수명이 폭발적으로 늘어난 시기도 상하수도의 설치시기와 비례한다.

그다음으로는 겨울철 난방으로 상한(傷寒)환자가 추위로 인하여 폐렴 등으로 죽지 않게 된 것이 크다고 보아야 할 것이다.
현대 의학이 만들어 낸 백신이 우리를 독감 등 바이러스에게서 지켜주는 바도 있겠지만 그보다는 따뜻하게 겨울을 날 수 있게 된 상황이 우리를 상한에서 어느 정도 죽음에서 자유롭게 해 준 것으로 본다. 물론 여기에서 현대 의학의 수액제제는 큰 성과임에 틀림이 없으며 항생제의 위력은 놀라울 정도로 우리에게 다가온다.그렇지만 수액제제나 항생제도 만약 환자가 매서운 추위에 노출이 계속 된다면 그 효과는 장담하지 못할 것이다.

또 다른 오래 사는 중요한 이유는 충분한 영양공급에 있다.

예전에 먹거리가 부족하였을 때에는 인체가 필요로 하는 영양도 당연히 부족하였으며 이는 생명활동에도 영향을 주어 수명을 단축시키는데 일조를 하였다. 현대의 충분하고 풍족한 먹거리는 인체가 필요한 영양을 채우기에 부족함이 없어 인체 구성의 요소와 면역력을 올려주기 때문에 당연히 수명 연장에 중요한 역할을 하는 것이다. 그래서 예부터 등 따시고 배부르면 최고란 말이 있는 듯하다. 쓸데없는 욕심을 버리고 내가 처한 현실에 만족하는 삶. 여기에 올바른 척추야말로 단순한 수명의 연장이 아닌 건강한 삶의 기본이 되고 근본이 되는 것이다. 그러므로 우리는 질병이 없는 건강한 삶을 지탱해 주는 척추의 올바른 상태를 인지하고 올바르게 유지해야 하는데 이에 조그만 도움이 되고자 척추와 질병의 관계를 설명하고자 한다.

1. 당뇨병

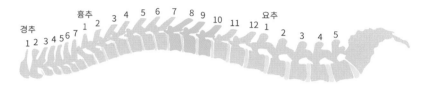

당뇨는 흉추 8, 9, 10번을 살펴야 한다

당뇨 대란이라고 할 만큼 당뇨병을 안고 사는 사람들이 많아졌다. 40대 이 상 인구 중 20%라고 하니 다섯 사람 중 한 사람이 당뇨의 위협에 직면하고 있는 셈이다. 하물며 요즘에는 소아·청소년 당뇨 또한 큰 사회적 문제로 떠 오르고 있으며 그 증가속도가 가파르게 올라가고 있는 실정이다.

그럼 이 당뇨병의 원인은 무엇일까?

물론 과도한 스트레스, 과음, 과식, 운동 부족, 비만 등 일차적인 당뇨병의 원인은 우리 모두가 아는 습관병임은 사실이다. 특히 탄수화물의 과다섭취 는 당뇨와 직접적인 연관이 있다.

그러므로 일단은 조급함을 버리고 여유로운 마음으로 안정을 취하고 균형 잡힌 영양섭취로 영양의 불균형을 막아야 하며 제철 채소와 과일을 적정량 을 먹어서 체내독소를 없애고 피를 맑게 하여야 한다. 그리고 또한 몸에 맞 는 적당한 운동을 지속하며 체중을 관리하는 것이 당뇨병 치료의 정석임에 틀림이 없다. 특히 소아 제1형 당뇨병은 췌장 세포가 파괴된 것이니 인슐린 의 투여가 절대적이며 제2형 당뇨병도 심한 당뇨에는 약과 인슐린의 주사도 당연히 필요하다.

그런데 필자는 당뇨병 환자를 보면서 특이한 점을 발견했다.

당뇨병 환자들 거의 모두에게서 나타나는 공통점이 있었으니 그것은 바로 흉추 8번에서 10번까지의 척추에 문제가 있는 것이다.

이 틀어지고 튀어나온 흉추를 바로 잡아 주면 바로 당뇨 수치가 현저히 떨어짐을 보게 되는데 정말 놀랍게도 빠른 시간 안에 좋아지는 것이다.

흉추 8번과 10번까지의 척추신경은 췌장부위의 신경에 해당하는 부위이므로 이곳의 문제를 해결하면 그동안 막혀 있던 신경들이 제 기능을 발휘하면서 췌장의 기능이 정상화가 되어 인슐린의 분비가 촉진되고 인슐린의 저항성이 개선되는 것으로 보인다. 이때 이곳을 교정하면 만성적인 췌장질환도 같이 좋아지게 되는데 췌장의 염증도 개선이 된다. 만성 췌장염도 틀어지거나 꼬여진 흉추 8, 9, 10번을 교정하면 증세가 호전됨을 경험하였다.

요즘 급증하는 소아·청소년 당뇨(제2형 당뇨병)도 마찬가지이다.

당뇨병 환자의 특징적인 척추구조인 흉추 8, 9, 10번의 변형이 소아·청소년에게도 어김없이 나타나는바 이 흉추의 변형을 바로잡아주면 당뇨 수치가 내려간다. 또한 이 부위 흉추의 변형은 우리 몸의 생리적 대사에 영향을 미쳐 생리대사가 잘 이루어지지 않게 하므로 비만을 촉발하게 한다. 이러한 소아·청소년들의 당뇨병은 한 가족의 우환을 넘어서 사회적으로 큰 문제가 아닐 수 없다.

운동부족으로 근력이 약해진 상태로 오래 앉아 컴퓨터, 스마트폰, 푹신한 침대, 일자 허리를 유발하는 소파 등 척추에 이롭지 않은 습관이나 자세로 인하여 골반이 올라가고 흉추가 굽는 형태가 되니 몸이 좋을 리 없고 생리 대사가 잘 이루어지지 않아서 비만에 노출이 된다. 이렇게 되면 몸이 무겁고 항상 피곤하고 짜증나니 달고 자극적인 군것질이 당길 수밖에 없게 되는 악순환의 연속이다.

또한 우리가 삼시 세끼 먹고 있는 음식물 자체의 문제도 크다 보니 당뇨 대란이라는 표현이 어울릴 수밖에 없는 현실이다.

이때의 치료방법은 당뇨약 아니면 인슐린 주사까지 생각해야 하는데 이 당뇨약이나 인슐린 주사는 치료가 되는 것이 아니고 단지 당뇨 수치를 좀 낮게 유지해 주는 수단에 그칠 수밖에 없으므로 진정한 치료가 아닌 것이다. 물론 꼭 당뇨약이나 인슐린 주사가 필요한 경우도 있겠지만 척추를 바로 세우면 당뇨약이나 인슐린 주사의 의존도는 분명히 떨어질 것임이 자명하다.

주위의 당뇨 환자를 살펴보라.

거의 등의 가운데쯤(흉추 8, 9, 10번)이 굽어 있음을 발견할 수 있을 것이다.

소아·청소년 당뇨병도 마찬가지고 어른 또한 마찬가지이다. 심한 사람은 딱딱한 가골이 자라나 있으며 손톱이 들어갈 만한 틈이 있을 수 있다.

이 꼬이고 굽은 척추를 바로 세우면 당뇨병의 공포에서 벗어날 수 있으며 당뇨가 없는 사람들도 그 부위를 바로 하는 것을 반복하다 보면 자연스럽게 당뇨병이 예방이 된다.

잊을 수 없는 환자가 있었다.

자기 본인 나이가 55세 남자인데 아버지가 55세 때 당뇨합병증으로 뇌경색
이 되어 돌아가셨는데 본인이 올해를 넘길 수가 있냐고 문의하는 것이다.
15년 전부터 당뇨가 시작되었는데 약을 먹어도 당뇨 수치가 300 이상이며
병원에서는 인슐린 주사를 권하고 있다며 우울한 표정으로 이야기하는 것
이었다. 본래는 허리와 어깨가 아파서 치료를 받으러 온 환자라 척추 교정
을 권했고 아울러 당뇨병도 같이 좋아질 거라고 얘기하고 척추 교정을 시작
했다.

그런데 놀랍게도 떨어지지 않던 혈당이 공복 시에 100, 식후 150 정도로
안정적으로 변하는 것이었다. 내가 웃으면서 올해는 넘기겠고 앞으로 몇십
년은 거뜬할 것이라고 말하니 밝은 미소로 답하는 것이 보기에 좋았다.
당뇨병으로 고생하는 수많은 환자, 가족들에게 척추를 꼭 살피고 교정하여
서 끝이 보이지 않는 당뇨병의 공포에서 벗어나라고 말하고 싶다.
특히 소아·청소년 당뇨병을 가진 자녀를 가진 분들도 꼭 자녀들의 척추를
유심히 살펴보라고 권하고 싶다. 그리하여 척추를 바로 세우고 음식을 조심
하고 적당한 운동으로 비만을 물리칠 수 있다면 당뇨병은 그리 높지 않은
산이 될 것이다. 절망을 희망으로 바꾸자.
유전이라고도 하나 척추의 올바른 변화는 충분히 당뇨병을 이겨낼 수 있다.
체형(척추)이 유전이 되는 것이므로 체형(척추)을 반듯하게 바꾸면 된다.

2. 고혈압

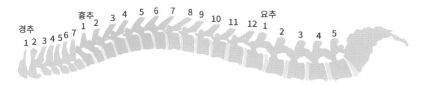

경추
1 2 3 4 5 6 7
흉추
1 2 3 4 5 6 7 8 9 10 11 12
요추
1 2 3 4 5

고혈압은 상부 흉추를 살펴야 한다

많은 수의 고혈압 환자들 중 척추의 문제로 고혈압이 올 수 있다는 사실을 우리는 알아야 한다. 원인을 알 수 없는 본태성 고혈압이 그것인데 이를 생각해 보면 흉추가 굽어서 심장으로 가는 신경이 원활하지 못해 뇌나 각 기관으로 가는 혈액의 양이 적어지므로 높은 압력을 일으켜 혈액순환이 되도록 하는 기전으로 혈압이 높아지는 것으로 유추할 수가 있는 것이다. 실제로 고혈압 환자들은 상부 흉추, 즉 흉추 1번에서 7번까지 굽어지면서 척추 사이의 공간이 좁아지는 사람들이 많은데 이러한 사실을 방증하는 것으로 볼 수가 있다.

실제로 고혈압이 있는 사람들은 등이 굽은 경우가 많은데 마치 등이 산이나 언덕같이 두툼하게 올라가 있는 것을 많이 보게 된다. 이러한 산이나 언덕같이 두툼하게 올라가 있는 등 부분을 흉추를 교정하여 편평하게 펴주면 신기하게도 혈압이 내려가며 정상적인 압력으로 인하여 몸이 가벼워지고 머리가 맑아지며 가슴이 시원해지는 것을 경험할 수가 있는 것이다.
이때도 마찬가지로 올라간 골반이 내려와야만 즉각적이고 지속적인 효과가 나타나는 것인바 골반의 하향 안정화가 급선무인 것임을 알 수가 있다. 혈압을 조절하는 중추가 흉추 3, 4, 5번인데 이곳이 공간이 좁아지는 문제가 있는 상황이 곧 고혈압을 유발하는 것이다.

예부터 비만한 사람이 혈압도 높고 또한 중풍에 걸릴 위험도 높다고 하는데 이는 사실이다. 흥미롭게도 상부 흉추가 산이나 언덕같이 굽은 사람들은 비만인 경우가 많다. 이는 상부 흉추가 좁아지거나 꼬이면 뇌로부터 각 기관으로 가는 신경전달이 잘 이루어지지 않으므로 각 기관들의 생리활동이 저하되고 그로 말미암아 순환이 잘 이루어지지 못하므로 부종이나 어혈의 형태로 우리 몸에 영향을 주므로 비만이 될 가능성이 높아지는 것이다.

요즘 혈압약은 기능이 우수하고 부작용도 많지 않아서 고혈압이 있는 환자들에게 복음이 되고 있음은 이미 주지의 사실이다.
특히나 본태성 고혈압이 아닌 5%에서 10% 정도의 다른 원인으로 인한 고혈압의 경우 특히나 심장, 신장기능의 이상으로 말미암은 고혈압에게는 혈압약이 필수이며 하나뿐인 생명을 지켜주는 보루가 되니 이럴 때에는 반드시 혈압약의 복용이 필요하다. 척추교정치료를 하다보면 원인을 알 수 없는 본태성 고혈압을 가진 사람들이 굽어진 흉추를 교정하여 펴주니까 혈압이 정상화되는 것을 많이 본다. 이는 흉추의 이상으로 말미암아 심장에서 뇌로 혈액공급이 잘 이루어지지 않음으로 심장의 압력이 높아져서 오는 고혈압이 흉추를 펴주면 심장의 활동이 정상적인 압력을 유지할 수 있으므로 혈압이 낮아지는 것으로 유추할 수 있다.

대부분의 혈압약이 심장의 기능을 약화시키고 말초혈관을 확장시켜 주는 것을 목표로 하고 있다. 이로 인하여 최근에는 뇌출혈 환자는 적어지고 뇌경색 환자는 증가추세에 있다.

이는 각종 건강검진에서 혈압이 높은 것을 알게 되어 혈압약을 복용하는 사례로 발전하는데 혈압을 낮추는 것은 성공하였지만 굽은 등으로 인하여 심장의 기능이 약해진 데에다가 심장의 기능을 오히려 더욱더 약해지게 하니 뇌나 각 기관으로 가는 혈액공급이 더욱더 낮아지게 되고 낮아진 혈액공급은 혈관의 탄력을 잃게 하고 장기간에 걸쳐서 혈관의 탄력을 잃게 하면 결국은 혈관이 각종 찌꺼기로 좁아져서 뇌경색을 일으키게 하는 것임을 알아야 한다. 그러므로 혈압을 관리할 때 무엇보다도 먼저 생각을 해야 되는 것이 바로 올바른 척추를 가지도록 노력을 해야 한다는 사실이다.

혈압약을 복용하면 온몸에 부작용이 나서 말로 표현 못 할 정도로 힘들어 혈압이 180/110이 넘는데도 혈압약을 먹지 못하는 특이한 체질이었다. 요통, 견비통은 물론 심한 두통과 소화불량으로 고생을 하는 상태였다. 골반이 올라가고 등이 산같이 올라가 있음을 볼 수 있다. 7번 치료 후 놀라운 변화가 있었으니 혈압이 정상화되고 두통이 없어졌다. 몸이 가볍고 늘 가슴이 아파서 힘이 들었는데 가슴이 시원해졌다고 했다. 가슴이 아프면 심장을 먼저 생각하는데 틀린 말은 아니지만 심장보다는 흉추 2~3번임을 우리는 알아야 한다.

올라간 골반이 많이 내려가면서 산처럼 솟아 나온 등이 많이 들어갔다. 혈압이 정상으로 내려가고 그 아프던 두통이 사라졌다. 어머니가 돌아가셔서

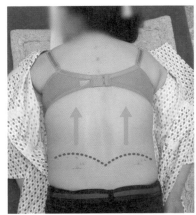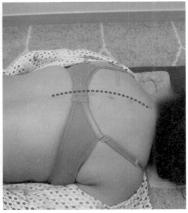

고혈압 환자. 혈압이 높고 심한두통 소화불량.
골반이 3~4cm 가량 올라가 있고 흉추1번에서 7번까지 뒤로 튀어나온 상태

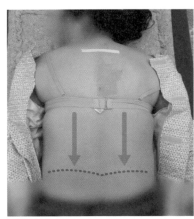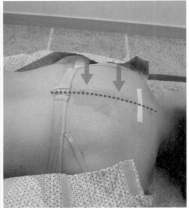

고혈압 환자 교정 후. 골반이 정상체위로 내려오고 흉추가 많이 내려옴

빈소를 찾았는데 울려고만 하면 머리를 내려치던 두통 때문에 울지도 못한 슬픈 기억이 나서 운다. 내 앞에서도 운다. 하지만 그렇게 괴롭히던 두통은 지금은 없다. 이미 혈압은 정상이다.

3. 위장병

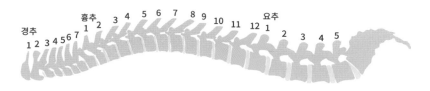

경추 1 2 3 4 5 6 7 흉추 1 2 3 4 5 6 7 8 9 10 11 12 요추 1 2 3 4 5

위장병은 흉추 11번부터 요추1번을 살펴야 한다

위장병에서 자유로운 사람이 과연 얼마나 될까?

소화만 잘된다면 세상에 부러울 것이 없다는 생각을 하루에도 수없이 하는 사람이 너무너무 많을 것이다.

개나 고양이들도 사람과 같은 척추동물인데 왜 그들은 위장병이 적을까? 그들은 잘못된 음식만 아니라면 어지간해서는 위장병으로 고생하는 일이 별로 없다. 사람만이 음식에 관계 없이도 소화가 안 되고 각종 위장병에 시달리는 상황이며 점점 그 숫자가 늘어나고 있다. 수많은 위장병에 각각의 원인과 처방들이 난무하고 있는데 한방, 양방 가릴 것이 없이 마찬가지다. 질병에 원인과 처방이 많다는 것은 잘 낫지 않는다는 뜻이다. 이토록 질긴 위장병의 원인은 과연 무엇일까? 개나 고양이, 마소들은 앞발 뒷발을 이용해 네 다리로 걸어 다닌다. 이 상태는 골반이 아래로 안정적인 위치에 있고 척추관절은 마치 대들보 모양으로 늘어져 있어 척추관절들의 공간이 충분하여 척수신경이 원활하게 흐를 수 있는 구조를 가지고 있다.

척수신경이 원활하게 흐르면 각 장기의 세포가 활성화되어 건강한 생리활동이 이루어지는 것이고 이는 질병이 생길 확률이 적어지는 것이다.

오직 인간만이 직립보행을 하고 현대인들은 오래 앉아 있는 습관으로 말미암아 골반이 올라가고 척추 사이의 공간이 좁아짐으로써 척수신경이 압박을 받게 된다. 그렇게 되면 생리적 전기 신호가 약해질 수밖에 없으며 이렇게 되면 각 장기의 세포가 정상적인 활동을 할 수 없게 되므로 기능이 약해지고 질병이 생기는 것이다.

위장병의 큰 틀은 역류성 식도염으로 통칭되는 식도병과 만성위염, 위하수, 위궤양, 십이지장염, 십이지장궤양, 위암 등 위·십이지장 질환, 그리고 설사와 변비를 유발하는 대장의 문제로 나눌 수 있는데 급성적인 질환은 일단 병원의 검사를 받아보고 치료를 하여야 한다.

다만 병원 치료를 하였지만 낫지 않고 반복되는 만성적인 위장병은 꼭 척추를 살펴서 좁아진 척추의 공간을 늘려야 치료가 된다. 그러므로 만성적인 위장병은 식이요법이나 약물요법을 하되 반드시 척추를 교정하여야 완치가 가능한 것이다. 각종 위 십이지장염, 위·하수, 위·십이지장궤양, 위암 등은 흉추 11번에서 요추 1번 사이의 척추의 공간이 좁아져 생긴다.

이곳의 척추 문제가 심하면 심할수록 위장병의 문제가 심각해지며 예후가 좋지 않다. 흉추 11번과 요추 1번 사이에서 갈라져 나오는 척추신경은 우리 몸의 소화에 관련된 신경이다.

이곳의 척추가 틀어지거나 꼬여서 신경이 압박을 받으면 위장의 기능이 저하되어 소화가 되지 않고 각종 위장병에 시달리게 되는 것이다.

특히 위암 환자는 그 부위가 접시를 엎어 놓은 듯 볼록하게 튀어나온 경우가 있으며 가골이 자라나 딱딱해져 있는 경우가 많다. 그러므로 위암 환자도 수술 등 병원 치료와 더불어서 척추를 교정하면 상당한 치료효과를 기대할 수 있으며 항암 치료에도 지치지 않는 체력을 유지할 수 있다. 하나밖에 없는 귀한 몸이므로 신중하게 최대한 효과가 있는 치료법을 선택하여야 하며 최선을 다해야 한다.

이러한 치료법 중의 백미가 바로 척추 교정법이 아닌가 싶다.

왜냐하면 척추가 바르게 되면 우리 몸 자체의 면역력이 증강이 되기 때문에 질병에 대한 저항력과 자연치유력이 높아지게 되기 때문이다.

그런데 척추 사이사이에 손톱이 들어갈 만한 틈이 있는 것은 예후가 좋지 못하다. 이는 신경이 많이 눌려 있어 증세가 심한 위장병, 소화기궤양 등을 동반한 소화기질환이 심한 경우가 많은데 웬만한 약으로는 치료가 힘들고 척추 교정만이 답인 경우가 많다. 이런 어긋나고 좁아진 척추부위를 교정하여 척추가 매끄럽게 되면 소화도 잘 되고 지긋지긋한 위장의 불편함과 통증이 점차 사라지게 되면서 근본치료가 되는 것이다.

원인 모르는 위장병을 겪다 보면 답답하기가 이루 말할 수 없다. 위내시경을 하고, 또 하지만 답이 없는 경우가 많다. 조그만 조직변성의 소견에도 암의 공포에 떨어야 하고 매년 검사를 했는데도 갑자기 찾아온 말기 암 선고를 받는 사람도 있다.

위내시경검사도 해야겠지만 한 번쯤은 척추를 살펴보고 만져보자.

위내시경에 잡히지 않는 위장병, 바로 척추의 문제일 확률이 높은데 미리 위장병을 예방하는 차원에서 척추를 만져보자.

얼마 전 동아리 모임에서 80세에 가까운 연세에도 불구하고 비보이 춤을 추면서 노익장을 과시하는 분을 만났는데 각종 방송에도 출연하는 유명인사이다. 어쩜 이 연세에 이리 건강하실까 하고 양해를 얻어 척추를 진단하였는데 위암 뼈가 만져지는 것이었다.

그래서 위는 건강하신지 물어보니 십수 년 전 위암 말기 판정을 받고 수술 및 항암 치료를 거부하고 오로지 운동으로만 극복하였다고 한다. 운동으로 척추가 조금씩 펴져서 꼬이고 막혔던 신경이 조금씩 살아나 암을 이겨냈다는 생각이 들었다.

TV에서 불치병에 걸린 사람들이 병원에서도 포기한 힘든 병을 산에서 이겨내는 것을 가끔씩 방영하는데 일리가 있는 것이 산에서 등산을 하다 보면 척추가 조금씩 펴지고 척추를 지지하는 근육들이 힘이 생겨서 펴진 척추를 유지하기 때문에 신경의 흐름이 원활하게 이루어져서 불치병이 낫는 것이 아닌가 생각한다.

물론 깨끗하고 맑은 공기와 물이 더하니 이건 덤이다.

척추에 만병의 근원이 숨어 있다.

만병의 근원을 보물찾기하듯 잘못된 척추를 찾아내서 미리미리 교정하여 잡아낸다면 이미 그대는 이 세상의 보물을 다 가진 것이다.

4. 역류성 위 식도염

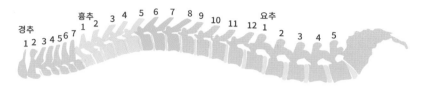

역류성 식도염은 흉추 6, 7, 8번을 살펴야 한다

요즘 역류성 위 식도염이 가파른 증가세를 띠고 있다.

역류성 위 식도염이란 위와 식도 사이에 위치하면서 위안의 내용물이 식도로 넘어가지 못하도록 조여 주는 분문부의 괄약근이 약해져서 조여 주지 못해 위 내용물이 식도로 올라가서 신물이 식도나 목구멍까지 넘어오면서 목구멍 등에서 통증이나 이물감이 나타난다. 종종 만성기침이나 목의 이물감, 쉰 목소리, 기관지, 천식 또는 후두염을 호소하기도 하는데 코까지 안 좋아져 비염이나 축농증을 동반하기도 하며 두통 및 어지럼증이 같이 오기도 한다. 내가 학교에 다닐 때, 즉 80년대에는 역류성 위 식도염이 별로 없었으며 미국이나 유럽 쪽 사람들 병으로 알고 있었다. 그런데 최근 들어 이 병이 부쩍 많아지는 이유는 무엇일까? 일부에서는 동물성 지방이 많은 육식, 흡연, 술, 탄산음료 등의 음식과 운동부족, 비만 등을 원인으로 삼는데 일리가 없는 것은 아니나 우리는 척추 특히 흉추를 살펴보아야 한다.

역류성 위 식도염의 원인은 흉추 6, 7, 8번의 이상에서 오는데 대부분 그 부위가 등 쪽으로 약간 튀어나온 경우가 많다.

즉 흉추 6번에서 8번 사이가 등 쪽으로 튀어나오면 신물이 올라오면서 트림을 많이 하게 되는데 이는 그 부위가 위의 위쪽인 분문부와 식도를 관장하는 신경이 흐르는 곳이다. 그런데 많은 환자의 경험으로는 흉추 6, 7, 8번의 이상은 그 주위, 특히 위쪽 흉추의 이상을 동반한다. 흉추 4, 5, 6, 7번은 폐를 관장하는 신경이 흐르는 곳이라 여기가 좋지 아니하면 기관지 천식이나 기침 호흡 장애가 따라오며 손 저림이나 오십견이 같이 올 수 있다. 흉추 1, 2, 3번의 이상은 눈의 통증, 안구 건조증, 두통, 뒷목 통증, 목 디스크의 원인이 되며 또한 가슴이 답답하고 통증이 있거나 협심증 등 심장질환을 유발한다. 이러한 흉추의 이상은 거북목이나 일자 목, 역C자형 목을 만들어 갑상선 질환, 비염이나 축농증, 이명, 중이염, 편두통, 불면증 등을 야기할 수 있다.

이렇게 많은 질환들이 일거에 오면 어떻게 될까?
바로 그렇다. 우울증이 온다. 심하면 공황장애로까지 이어지는 참으로 안타까운 상황이 오는 것이다. 역류성 위 식도질환은 약물요법을 써도 그때뿐 재발이 60~80%가 된다는 사실은 바로 척추를 간과한 때문이다. 즉, 음식을 절제하고 적당한 운동과 함께 척추를 바로 잡는다면 완치의 길이 보일 것이다.

성남에서 20대 아가씨가 오셨다. 주로 호소하는 증상이 역류성 식도염인데 목으로 뭐가 자꾸 올라오고 목 디스크, 턱관절 통증과 눈이 붓고 빠질 것 같은 증세와 더불어 극심한 두통이 있었다. 불면증도 있으며 항상 코가 답답한 상황이라고 한다. 병원에서는 눈이 붓고 빠질 것 같은 증세는 갑상선의 문제 같다고 진단하는데 갑상선 호르몬의 문제는 없다고 한다. 병원에서 처방하기를 역류성 식도염이라고 하면서 이불을 깔고 쿠션과 베개를 이용하여 상체를 높게 하고 자라고 하였다. 문제는 그때부터 나날이 점점 턱관절 통증과 두통, 눈 통증 등이 점점 더 심해졌다고 한다.

흉추를 살펴보니 흉추가 전반적으로 등 쪽으로 튀어나왔으며 목은 일자 목이 아주 심하였다. 흉추가 뒤로 튀어나오고 일자 목인데 자꾸 상체를 높게 하여 흉추를 더 굽게 하면 일자 목도 더 심해지게 되고 이로 인하여 턱관절 통증 두통 눈 통증 등이 더 심해지게 되었던 것이다.

이런 환자분들은 먼저 흉추를 교정하여 편하게 해 주면 역류성 식도염이 개선되며 아울러 일자 목을 C자형으로 교정하면 목 디스크, 턱관절 통증, 눈이 붓고 빠질 것 같은 증세와 두통 등이 바로 좋아진다.

5. 비염(알레르기성 비염, 만성 비염)과 축농증

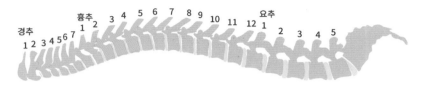

비염은 경추 3, 4번과 흉추 3, 4, 5번을 살펴야 한다.

비염 등 코 질환으로 고생하는 사람들이 너무나도 많다.

특히 환절기가 되면 더욱 심하게 되어 고생이 심해진다.

양약으로는 항히스타민제를 쓰는데 약을 쓸 때만 좋아지는 듯하다가 재발에 재발을 거듭하며 사람을 괴롭히는 질병이다. 특히나 한창 커나가는 아이들이나 공부하는 학생들의 경우에 맑은 공기(天氣)를 받아들이지 못하는 고로 성장발육, 학습능력저하 등 폐해가 막중하며 심지어는 코가 막혀 잠을 못 자는 불편함은 지긋지긋하기조차 하다.

이렇게 되면 수술을 해야 되는가 싶은데 수술이 답이 아니다. 실제로 수술을 3~4차례나 하여도 낫지 않고 오히려 부작용으로 고생하는 환자들을 볼 때마다 안타까운 마음이 드는 게 사실이다.

우리 한의원에 오는 환자들은 척추교정을 하다 보면 경추를 만져보아 이상이 있는 환자들은 대부분 코의 이상을 호소한다. 코 때문에 교정을 받으러 온 게 아니기 때문에 코는 생각지도 않다가 경추를 교정하면 코의 이상이 해결되는데 그 환자들은 덤으로 비염 등 코 질환이 나아서 가는 것이다.

다시 말해 경추 3~4번의 이상이 비염 등 각종 코 질환을 유발하는데 경추 3~4번이 뒤로 튀어나왔거나 틈이 생겨 있다.

튀어나오거나 틈이 생겼다는 말은 경추 3번과 4번이 틀어지거나 벌어져서 신경을 눌러 압박하는 상황이 되는데 신경을 눌러 압박하면 이 신경이 영향을 미치는 코에 혈액, 림프 순환 장애가 생겨서 질병이 생기는 것이다.

경추에 이상이 있는 사람들은 남녀노소 불문하고 코의 이상을 호소하는데 경추 3~4번의 이상이 바로 지긋지긋한 비염 등 대부분의 코의 질환을 만드는 것이다. 또한 흉추 3, 4, 5번 쪽은 폐와 관련된 뼈인데 이곳의 문제로 인하여 기침, 천식 등 호흡기 전반의 문제를 야기할 수 있는데 이곳의 이상으로도 비염 등 코 질환이 유발하기도 한다. 이런 근본적인 상황을 이해 못하고 단지 코의 상태만 집착하여 코만 치료한다면 수박 겉핥기식의 치료방법일 수밖에 약도 마찬가지요, 수술도 마찬가지이다.

아무리 약을 써도 안 되고 수술을 해도 뾰족한 수가 없는 잘 낫지 않는 비염 등 코 질환을 가진 사람들은 목을 한 번 만져보자. 목 뒤 가운데 부분 3번, 4번 경추가 딱딱하게 뒤로 튀어나왔는지, 아니면 그 부위가 틈이 있으면서 벌어져 있는지, 또한 일자 목이나 거북목이 아닌지, 흉추 3, 4, 5번의 이상으로 가슴이 답답하면서 폐 기능이 약해져 있는지를 찾아서 척추를 교정해야 병이 낫는다. 척추를 교정하면 지긋지긋한 코 질환에서 벗어날 수 있는데 새로운 세상이 열리는 듯 머리가 맑아진다. 신선한 공기는 무릇 天氣(천기)이니 우리가 음식으로 흡수하는 地氣(지기)와 더불어 우리 몸을 유지해 주는 가장 큰 존재임을 생각하면 어찌 중요하지 않겠는가?

척추를 바로 잡아 비염 등 코 질환에서 벗어난다면 건강과 함께 새롭고 활기찬 삶을 누릴 수가 있다.

척추의 문제로 인한 비염이나 축농증은 반드시 해당이 되는 척추의 문제를 해결하여야 치료가 되며 이는 수술의 여부와 상관이 없다.

6. 갑상선 질환

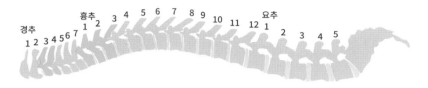

경추 1 2 3 4 5 6 7 흉추 1 2 3 4 5 6 7 8 9 10 11 12 요추 1 2 3 4 5

갑상선은 경추 3, 4번과 흉추 1, 2, 3번을 살펴야 한다

요즘 가장 많이 늘어나는 질병 중 으뜸이라고 할 만한 갑상선의 문제는 실로 심각하다. 전 국민의 질병 검사의 실시 즉 과잉진료의 시스템이 가져온 결과물이라고도 할 수 있으나 내가 생각하는 것은 다르다.

즉 오랜 시간 앉아서 생활을 하고 업무시간 내 앉아서 컴퓨터 스마트폰을 하다 보니 골반이 올라가고 올라간 골반으로 인하여 허리와 등이 굽어서 뇌로부터 내려가고 올라가는 신경전달물질이 잘 통하지 않으므로 내 몸에 이상이 생기는 것이다.

그러므로 이러한 척추의 변형이 지속되는 한 갑상선 질환은 계속 더 늘어날 수밖에 없는 상황이다. 여기에다 점점 커지는 스트레스는 가슴을 더욱 조이게 만들고 이는 상부 흉추의 변형을 가속화시킬 뿐이다.

갑상선의 문제를 직접적으로 야기하는 척추는 경추 3, 4번이다. 하지만 일자 목이나 거북목이 야기하는 경추의 이상으로 발생하는 이 갑상선 질환은 상부 흉추와 긴밀하게 연관이 되어 있다.

즉 일차적으로 갑상선의 문제를 만드는 것은 경추 3, 4번이지만 이러한 사람들 대다수가 상부 흉추가 뒤로 튀어나온 현상을 가지고 있는 것이다.
즉 눈이 튀어나오고 심장박동이 빨라지는 그레이브스씨 병은 호르몬 T-3나
T-4의 과잉문제로 온다고 보지만 이러한 문제를 일으키는 기저에는 상부 흉
추 즉 흉추 1, 2, 3번의 문제가 깔려 있는 것임을 우리는 항상 생각해야 한다.

최근 들어 갑상선 환자들을 보면서 점점 더 상부 흉추의 변형의 심각함을
온몸으로 느끼고 있으며 이는 약물적 치료 등 양의학적 치료도 중요하지만
반드시 척추의 변형을 살펴서 문제가 되는 척추를 바르게 교정해야만 완치
의 길로 갈 수 있다고 여러분께 진실로 말을 하고 싶다.
갑상선 암 수술을 한 후 찾아온 환자가 있었다. 어려운 암 수술을 감행했지
만 본인은 아직도 깨질듯한 두통과 공황장애로 말미암아 버스나 지하철을
타지 못하고 직장과 집을 걸어 다녀야만 했다. 허리며 목이며 온몸이 안 아
픈 데가 없고 소화불량, 생리불순, 불면에 시달리는 그야말로 힘든 세상을
사는 여성이었다.

이 환자는 두통, 우울증, 공황장애, 역류성 식도염, 눈 통증, 생리통 등을
호소하였으며 심한 요통으로 인하여 앉지도 서지도 못하는 상황이었다. 그
환자의 등을 살펴보니 상부 흉추 1번부터 흉추 8번까지 등 뒤쪽으로 튀어
나온 것을 알 수 있었다. 너무 심하게 튀어나와 올록볼록하니 육안으로도
관찰이 가능할 정도였다. 또한 골반이 심하게 올라와 있어 전체적으로 척추
의 공간이 좁아져 신경의 흐름이 잘 흐르지 못하는 상황이었다. 이러한 상
태는 그야말로 일상생활이 힘들 정도의 고통을 동반하는 척추의 변형이 심

각한 상황이다. 이렇게 심하게 척추의 변형이 심하게 온 이유는 잘못된 자세도 한몫하였지만 잘못된 운동도 문제였다. 검증되지 않은 잘못된 운동 요법으로 흉추의 변형을 가속화시켰으며 그 여파로 인하여 몸을 더욱 망가트린 것이다.

교정이 시작된 후 젊은 나이 때문인지 뼈가 부드러워 빠른 효과를 볼 수 있었다. 생각했던 것보다 빠르게 호전되어 공황장애가 눈에 띄게 개선되었고, 치료 도중 비행기를 타고 제주도로 엄마와 함께 여행을 가고 맛있는 음식을 먹는 등 행복한 시간을 보내기도 했다.

이렇듯 제아무리 무시무시한 증상을 보이는 병이라도 제대로 치료하면 빠른 효과를 볼 수 있다. 갑상선 항진증으로 말미암아 방사선 치료를 해야 하는 환자들이 많은데 이 또한 척추를 교정하여 호전된 경우가 많다. 방사선 치료와 평생 복용해야 하는 갑상선 약은 환자에게 너무 가혹한 일이다.

이 젊은 여성을 보자.

노량진에서 오랫동안 공무원 시험을 준비하다가 그레이브스씨 병에 발목을 잡혀서 공시를 포기하고 병원 치료를 받는 중에 효과가 적어 방사선 치료를 권유받은 상태에서 본 한의원에 내원하였다. 공부를 하면서 고개를 숙이는 과정이 반복되다 보니 상부 흉추, 특히 흉추 1, 2번이 많이 튀어나온 상황이었다. 또한 경추 3, 4번이 딱딱하게 굳어서 신경의 흐름이 원활하지 못한 상황으로 보였다 먼저 올라간 골반을 내리고 뒤로 튀어나온 흉추 1, 2번을 교정하여 바르게 한 후에 딱딱한 경추 3, 4번을 교정하여 부드럽게 하니 부었던 갑상선이 정상으로 작아지며 갑상선 수치가 정상적으로 되면서 돌출

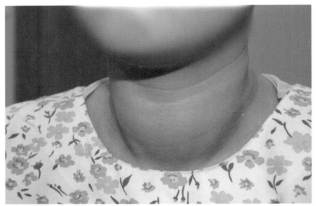

갑상선항진증 30대 여성. 약 8알을 복용해도 소용 없어 방사선치료를 권유받음
두근거림, 손떨림, 안구돌출 등의 증세로 사회생활을 잘 못함

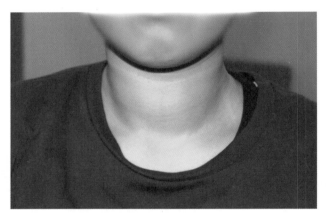

교정치료 15회 후 약을 한 알로 줄이고 정상적인 직장생활을 함

되었던 눈이 정상적으로 돌아오고 빈맥으로 아프던 심장이 가라앉아 편안한 상태가 된 경우이다. 치료 후 하루에 8알 먹던 약을 하루 한 알로 줄이고 공시는 비록 포기하였지만 활기찬 사회생활을 다시 시작할 수 있었다.

7. 불면증

불면증은 경추 2번 및 전체적인 척추를 살펴야 한다

최근 들어 불면증에 시달리는 사람들이 엄청 늘어나는 추세이며 이는 생리학적, 사회적인 문제가 복잡하게 얽혀 있는 질병이다. 예부터 나이가 들면 잠이 안 온다 했고 이는 기가 약해서인데 기를 보하는 약을 쓰면 호전되어진다고 했다. 그런데 요즘은 나이가 젊어도 불면증으로 고생하는 사람이 점점 증가하는 추세이며 이를 다른 방법으로 진단하고 치료를 해 보아도 별반 호전되는 기미가 없을 뿐더러 복용하는 약의 증량을 어찌해 볼 수 없다.

뼛골이 많이 채워진 신생아들은 하루에도 20시간 이상 자는 것을 보면 잠이 없는 노인들과 비교가 된다. 왜 그들이 잠을 많이 자는 걸까?
이때의 신생아들은 인생에 있어 가장 중요하고 요긴한 시간을 보내고 있는 것이다. 많은 양의 수면은 생리적 대사에 꼭 필요한 것이며 일생에 있어 제일 빠르고 알찬 성장을 할 수 있게 된다.
그러면 잠을 못 자는 이유는 과연 무엇일까? 한마디로 뇌가 충분한 영양을 공급받지 못해서 생기는 질병이다. 뇌는 포도당을 영양으로 활동하는 기관이다. 영양이 부족하면 뇌가 쉬지 못하고 뇌로 영양분을 공급해 달라는 사인을 지속적으로 내기 때문에 잠을 못 이루는 것이다. 포도당과 산소를 운반하는 것은 바로 혈액이며 이 혈액을 움직이게 하는 것은 바로 신경전달물질인 기이다. 그러므로 신경의 흐름이 원활하지 못하여 뇌로 혈액이 충분히 공급되지 못하는 상태가 바로 불면증의 직접적인 원인이 된다.

즉, 뇌가 쉬면 생리활동이 중단이 되어 뇌가 다시 활동을 할 수 없게 되는 것은 아닐까 하는 뇌의 작용이 불면증을 초래한다고 보면 크게 틀림이 없다. 이때 교정을 하여 척추를 바로 세우고 뼛골을 채우는 한약을 복용하면 어느 치료보다 빨리 불면증이 개선되는 것을 많이 보았으며 이는 억지로 잠을 자는 것이 아닌 한마디로 정신없이 푹 잤다고 표현할 정도로 깊은 잠을 자게 된다. 대부분 불면증은 뇌의 영양결핍인데 심장과 연결된 상부 흉추 및 경추와 관련이 깊을 수밖에 없다. 이때 뇌로 혈액공급을 담당하는 심장과 경동맥의 상태가 중요하며 이는 바로 상부 흉추와 경추의 올바른 배열과 공간의 확보가 우선적으로 해결되어야 한다. 또한 상부 흉추를 안정시키고 경추의 C자 커브를 유지할 수 있게 하는 베개의 중요성도 강조를 하고 싶다.

젊은 사람들이 잠을 못 이루는 원인은 골반이 올라가고 척추 사이의 공간이 좁아져서 신경의 흐름이 원활하지 못하기 때문에 뇌가 쉬지 못하여 잠을 이룰 수 없는 것이다. 불면증 환자의 척추를 살펴보면 경추 2번이 유난히 뒤로 튀어나온 경우가 많다. 이 뒤로 튀어나온 경추 2번을 교정하면 불면증 호전된다. 하지만 경추 2번만 치료하면 되는 것이 아니다. 상부 흉추와 더불어 척추 전체를 살펴야 하는데 척추의 어느 한 곳이라도 틀어짐이 있다면 불면증을 초래할 수 있기 때문이다.

또한 많은 불면증 환자를 볼 때 심리적인 문제, 즉 스트레스를 포함한 심인성인 경우가 많았는데 이때도 척추의 문제가 적은 사람은 불면증을 빨리 극복할 수 있었고 척추의 문제가 심한 사람은 척추의 문제가 해결이 되어야만 불면증이 완화가 됨을 확인할 수가 있었다.

그러므로 척추가 바르고 뼛골이 채워진 사람들은 잠을 잘 잘 것이다. 반면 척추가 틀어지고 뼛골이 빠진 사람들은 잠을 잘 자지 못할 것이다. 설사 잠을 자더라도 깊은 잠을 자지 못할 것이다.

이와 같으므로 불면증이 있는 사람들은 나이가 젊어도 뼛골이 빠져서 늙었으며 잠을 잘 자는 사람들은 나이가 들었어도 뼛골이 충만하여 젊은 것이다. 나이는 숫자에 불과하다. 기가 충만하면 젊고 건강한 사람이고 기가 허하고 약하면 늙고 병든 사람이다.

8. 우울증

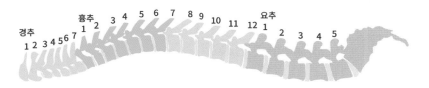

우울증은 전체적인 경추와 흉추를 살펴야 한다

요즈음 우울증, 각종 불안장애는 누구나 한 번쯤은 겪는 마음의 감기와 같다고 하며 한창 즐겁게 자라야 할 청소년에게까지 여러 가지의 항우울제를 엄청나게 투여하고 있다.

항우울제는 합성 마약으로 신경을 무디게 만들어 단기간에 있어서는 학습이나 업무 능력이 좋아질 수 있으나 장기적으로는 신부전, 간 기능 저하, 뇌신경 장애, 비만, 성기능 저하, 자살 충동, 폭력 행위 등 부작용이 뒤따르는 것으로 보고되고 있다. 또한 환자 본인이 나중에 그 부작용을 알고 끊으려면 엄청난 고통이 따르는 금단현상은 끔찍하다. 특히나 선진국에서는 청소년에게는 항우울제를 처방하지 않도록 법으로 엄격히 금지하는데 우리나라는 오히려 공부 잘하는 약으로 오인하며 증가세에 있는데 기가 막힐 일이다. 마음의 감기? 감기인데 마약을 쓴다? 그것도 평생을 써야만 할 수 있고 엄청난 부작용이 따를 수 있는데도 불구하고 말이다. 물론 이러한 약재를 꼭 써야 될 환자도 있는 것이 사실이며 이는 정신과 의사들과 충분한 상담을 거쳐 몸에 대한 이해득실을 정확히 이해한 다음에 결정하여야 한다. 이러한 경우에도 되도록 짧은 시간에 최소한의 약을 쓰도록 노력해야 한다.

항우울제는 복용 시에 뇌신경을 무디어지게 만들어 우리 몸의 보배인 정(精)을 손상시키고 정(精)을 우리 몸에 쌓아 놓지 못하게 하여 뼛골을 빠지게 하는 약물이다. 도파민이 어떻고, 세로토닌이 어떻고, 과학적으로 규명이 되었다고는 하지만 우리 뇌신경은 100조 개의 신경망으로 이루어진 엄청난 회로(網)로 이루어져 있는바 한두 개의 신경전달물질이 우리 몸을 좌우한다고는 생각되지 않는다. 앞으로 더욱 많은 연구가 이루어지겠지만 척추의 중요성이 부각될 것이다.

그럼 우울증은 왜 생기는 것일까?

척추 교정을 하면서 경추와 흉추가 유난히 틀어지거나 튀어나오거나 동아줄같이 딱딱하고 빳빳하게 꼬여 있는 환자들이 많은데 그 환자들에게 물어보면 거의 다 우울증을 호소한다. 그런 환자들을 교정하다 보면 가슴이 시원해지고 머리가 맑아지는 것을 경험하는데 반복하여 척추 교정을 하다 보면 우울증이 호전되는 것을 많이 보았다. 즉, 뇌는 인체의 생리활동을 조절하기 위하여 전기 신호를 척수신경을 통하여 우리 몸에 전달하는데 이 전기 신호가 경추와 흉추의 변형으로 더 이상 내려가지 못하고 막혀버리는 상황이 바로 우울증으로 나타나는 것이다.

현대사회에서 스마트폰 사용과 더불어 오랜 시간 앉아서 컴퓨터 작업, 장기운전, 잘못된 공부 자세, 높은 베개 및 소파 쿠션 등등 경추와 흉추가 틀어질 수밖에 없는 환경이 바로 주범이다. 거기다 학생들은 학업이며 교우관계, 어른들은 돈 문제, 부부불화, 직장문제, 시댁과의 갈등, 자식문제, 건강

문제 등 스트레스가 날로 커져만 가는 사회는, 말하면 무엇하랴.

몸이라도 건강하면, 척추가 반듯하면 어지간한 스트레스는 이겨낼 수 있으며 능동적으로 대처할 수 있다. 하지만 척추가 반듯하지 못하면 작은 스트레스도 이겨내지 못하고 심하게 부담감을 느낄 수밖에 없고 수동적이 된다. 이때 항우울제를 너무 장기간 많이 복용한 사람들은 어떠한 치료도 쉽지 않다. 그럴 때 힘들지만 조심스럽게 척추교정을 권해본다. 울(鬱), 실타래가 마구 엉켜서 풀어지지 않는 답답한 상태이니 차근차근 풀어야 한다. 이때 척추를 풀다 보면 답이 나오는데 특히 경추와 흉추를 풀어야 한다.

척추를 바로잡아 약에 의존하지 말고 우울증에서 벗어나 보자.

精充(정충) / 氣壯(기장) / 神明(신명)이다.

정이 충만하여야 기운이 씩씩해지고 정신이 맑아지는 법이다.

항상 보정(補精)에 힘을 쓰자. 꼭 보정제가 아니더라도 너무 많은 커피와 인스턴트 음식을 줄이고 제철 과일, 제철 음식을 많이 먹고 추어탕, 소고기, 문어, 낙지 등 보정하는 데 도움을 주는 양질의 단백질을 충분히 섭취하면 기운이 나고 스트레스를 이겨 낼 수 있어 정신을 맑게 하는 데 도움이 된다. 또한 햇빛의 중요함은 이루 말할 수가 없다. 햇빛은 비타민 D를 생성하여 우리 뼈를 단단하고 부드럽게 하는데 가장 중요한 역할을 한다. 햇빛은 우리의 뼈를 튼튼하게 하여주는 일등공신이며 우리 삶의 활력소가 되는 것이다.

따뜻한 봄날 따뜻한 햇빛을 받으며 나물을 캐는 아가씨들을 보고 있으면 나른함과 더불어 그들의 환한 모습과 웃음소리는 얼마나 행복한가? 아울러 그들 뒤로 쏟아지는 부드러운 햇살은 바로 우리 삶의 원천이다. 시험성적에 울고 웃으며 책상에서 점점 힘들어지는 골반과 척추의 불균형으로 신음하는 우리의 아들딸들이 안쓰럽고 미안한 것은 나만의 생각일까? 이제 우리들은 햇빛과 계절을 잊고 산다.

9. 공황장애

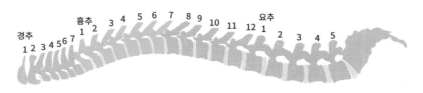

공황장애는 흉추 1번에서 7번을 살펴야 한다

공황장애(Panic Disoder)는 패닉상태이다.

공황발작(Panic Attack)이 나면 그야말로 죽음에 대한 공포까지 이르는 환자 본인에게는 힘든 병이 아닐 수 없다. 아무런 외부의 위협이 없음에도 불구하고 가슴이 두근거리거나 어지러움, 가슴 답답함, 메슥거리고 속이 불편함, 식은땀과 같은 다양한 신체 증상과 동반하여 심한 불안과 두려움이 발생하고 심지어 죽음에 대한 공포감으로 실신까지 가는 정말로 갖고 싶지 않은 질병이다.

손에 비닐봉투를 가지고 다녀야 하는 슬픔이란, 숨이 제대로 쉬어지지 않으므로 그 고통은 건강한 일반인들은 상상하기 어렵다. 요즘 많은 연예인들이 많이 호소하는 질병이기도 하며 일반인들도 우울증과 함께 점점 많아지는 추세이다. 전편의 우울증에서도 이야기했지만 우울증과 마찬가지로 공황장애도 항우울제나 항불안제를 쓸 수밖에 없는 현대 의학적으로 원인을 모르는 많은 병 중의 하나이다. 하지만 이 무서운 공황발작도 척추의 이상 때문에 올 수 있는 질병 중의 하나이다. 실제로 공황장애로 고생했던 여

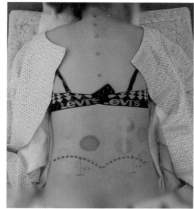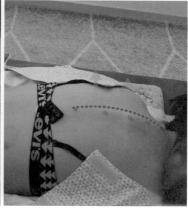

우울증과 공황장애를 갖고 내원한 환자.
골반이 올라가 있으며 상부 흉추가 뒤로 심하게 튀어나와있음

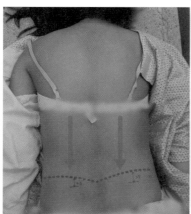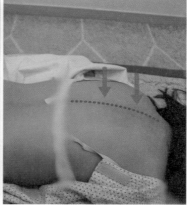

골반이 내려왔으며 상부 흉추가 들어가고 우울증과 공황장애가 많이 호전됨

러 사례를 척추 교정으로 치료했던 경험으로 보아 척추를 바로 세우면 공황
장애가 없어진다. 단, 척추에 이상이 없는데도 공황장애가 있다면 극심한 스
트레스를 항상 염두에 두고 치료해야 하며 이때는 순간적으로 기가 막혀서

오는 현상이므로 마음을 잘 다스리는 방법에 대한 처치가 필요할 것이다.

우울증은 경추, 흉추가 꼬아지고 뼈가 매끄럽지 못하고 우툴두툴하다면 공황장애는 흉추 1번에서 흉추 7번 사이의 뼈가 두 개 내지 세 개 정도가 뒤로 튀어나와 있는 것이 특징일 때가 많다.

흔히 우울증과 공황장애가 같이 오는 경우가 많은데 이는 우울증의 뼈보다 공황장애의 뼈가 좀 더 심각한 상태로 보인다. 이 뒤로 튀어나온 흉추를 들어가게 하면 공황장애는 호전된다.

흉추 부위는 바로 뇌, 심장과 폐, 식도를 관장하는 척추부위이기도 하다. 그래서 시야 이상, 두통, 어지러움, 가슴 두근거림, 가슴 답답함, 심장 통증, 숨이 잘 안 쉬어짐, 발한 등이 생기며 역류성 식도염 같은 소화기질환도 같이 나타날 수 있다. 공황장애의 척추를 치료할 때에는 척추가 제자리로 찾아갈 때 명현현상이 오는데 공황 발작 시의 50~80%의 정도로 오는 경우가 많다. 이때는 얼음찜질과 함께 교정석을 대면 증상 완화에 도움이 된다. 우울증과 공황장애는 현대문명의 이기와 편리함 때문에 척추가 약해지고 꼬이고 튀어나와서 생기며 현대사회의 극심한 스트레스가 더해서 생기는 질병임을 알고 척추를 바로 하자. 또한 뼛골이 빠져서 신불명(神不明)한 상태이니 보정제를 함께 쓰면 효과는 배가 된다.

10. 비만의 원인 (몸매 라인이 살아 난다)
무리한 다이어트는 금물

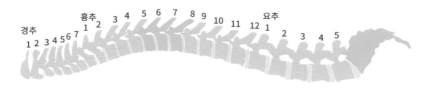

비만은 골반과 흉추 6, 7, 8번을 살펴야 한다

비만, 요즘 사회의 화두가 아닐 수 없다.

수많은 광고의 홍수 속에, 수많은 치료의 홍수 속에, 수많은 비법의 홍수 속에, 수많은 식이요법의 홍수 속에, 수많은 운동 요법의 홍수 속에서 정신 없이 헤엄치고 있는 내 자신을 돌아보면 그 자리가 그 자리일 뿐 더 이상 나 아가지 않는다. 그러므로 비만자는 비만 탈출에 온갖 방법을 강구해도 딱 히 해결방법이 없고 오히려 여러 가지 다이어트 부작용만이 속출하고 있는 현실이다.

그렇다면 비만의 원인은 과연 무엇일까?

대다수의 사람들은 먹거리에 주목하고 있고 이 또한 사실이다.

각종 인스턴트 식품, 각종 식품첨가물, 성장호르몬과 항생제가 과다 투여 된 소고기, 돼지고기, 닭고기 등의 육류와 옥수수, 콩 등의 유전자조작 식 물 등등 모두가 우리 몸을 비만으로 인도하는 먹거리인 것이다. 거기에 운 동 부족이란 함수까지 등장하면 이게 바로 비만의 방정식이 완성이 된다.

먹거리를 가려먹고 운동을 열심히 하여 비만 탈출에 성공한 사람들을 우리는 각종 미디어를 통해서 접할 수 있으며 우리의 목표 또한 거기에 둔다.

그런데 거기에는 엄청난 절제의 고통과 신체의 노력이 절대적으로 필요로 하는데 여기에 따르는 부작용도 만만치 않다. 특히 음식물을 먹지 않고 장기간 굶는 다이어트는 매우 위험하기 짝이 없으며 절대로 해서는 안 된다. 한 마디로 뼛골이 빠지게 되는데 이는 기운을 약하게 하고 정신이 흐려져 우리 몸을 위험하게 만드는 것이다.

살을 빼려 젊었을 때 이뇨제를 많이 복용하였는데 40대 후반 들어 뼛골이 다 빠져 뼈란 뼈는 다 약해지고 신장이 다 망가져 투석을 해야 하는 안타까운 환자도 보았다.

우리는 비만에서 탈출하기 위해서는 골반과 척추의 변형을 바로 잡아야 한다는 사실을 알아야한다. 골반과 척추에 이상이 있는데 이를 무시하고 운동을 하게 되면 오히려 엄청난 통증으로 고생을 하게 되고 이는 운동을 포기하는 계기가 되며 바로 다이어트의 실패를 부르게 된다. 그래서 대부분의 사람들은 실패의 반복을 거듭한 나머지 폭식증, 거식증, 우울증에 빠지게 되고 삶의 목표마저 잃어버리는 경우가 허다하다.

비만의 진짜 원인은 무엇일까?

골반의 올라감, 그리고 여기에 따른 척추 사이의 공간이 적어지고 척추의 틀어짐과 꼬여짐이 가장 큰 원인이 된다. 그리하여 생리적 전기 신호가 약해져 생리대사가 잘 안 이루어져 체내 노폐물이 쌓이는 것이다.

또한 골반이 올라감으로써 골반 강이 좁아짐이 일차적으로 골반 강 내의 장기를 압박한다. 그러면 각 장기의 기능 저하를 불러일으켜 각종 어혈이 생기고 부종을 일으키게 되는데 이러한 어혈, 부종들이 바로 체중증가의 진짜 원인이 되는 것이다. 골반 강 내의 장기가 약해지면 대소변, 생리(여성의 월경) 등이 원활치 못하는데 이 또한 좋지 않은 어혈 덩어리로 변하여 체내 부종을 촉진시키는 것이다.

척추 교정을 하다 보면 부종이 빠지면서 몸매의 라인이 예쁘게 변하는 것을 항상 매번 보게 된다. 어떠한 치료보다 부작용 없이 건강해지면서 부종과 어혈로 생긴 쓸모없는 살이 빠지는 것이다.

이렇게 빠진 살은 골반과 척추가 바르게 되면 더 이상 요요현상은 없다.

골반과 척추가 바르게 되면 생리활동이 왕성해지면서 더 이상 부종과 어혈이 생기지 않으므로 적정량 음식을 먹어도 비만으로 다시 돌아가지 않는 것이다.

골반이나 척추의 이상은 자세의 잘못에서 많이 오므로 오랫동안 앉는 자세나 너무 푹신한 침대, 소파 등을 피하고 척추를 펴는 자세가 중요하다. 골반이 올라가지 않고 정상적으로 내려오는 것이 일차적으로 매우 중요하다. 경추는 들어가고 흉추는 부드럽게 조금 나오고 다시 요추가 전만이 되면 비만 걱정은 거의 없다고 볼 수 있으며 건강하게 약간 살이 찐 사람들은 오히려 정상 체중보다 더 장수를 하니 너무 걱정을 안 하였으면 한다.

대부분의 비만 환자들은 골반이 올라감으로 인하여 요통, 좌골신경통, 무릎 관절 통증을 호소하는 경우가 많으며 흉추의 이상으로 인한 견비통, 두통 등 만성 통증과 우울증, 조울증, 불면증 등의 정신적인 문제까지 가지고 있다.

이때 통증을 없앤다고 스테로이드제제를 쓰거나 정신적인 문제를 해결한다고 우울증 약을 먹기 시작하면 한없는 절망의 구렁텅이로 빠지는 것이다.

바로 이런 약들이 진짜 비만의 크나큰 적이며 스테로이드나 항우울증 제제는 치료되지 않는 비만으로 내모는 초특급열차일 수도 있다는 것을 자각하여야 한다.

이 모든 것이 골반과 척추의 문제이다.

다른 데에서 해법을 찾으려고 헤매지 말고 일차적으로 골반과 척추를 살펴 원하는 정답을 찾기를 바란다. 심한 비만 환자들은 흉추가 굽어서 오는 경우가 많다. 이때 흉추를 바로 펴면 어혈과 부종이 많이 빠지는데 일차적으로 올라간 골반을 내려서 척추 사이의 공간을 확보하는 것이 관건이다.

11. 전립선염, 전립선 비대, 신장 질환

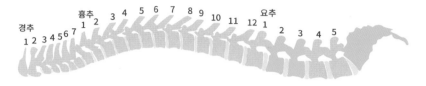

전립선, 방광, 신장의 문제는 요추 2, 3번과 골반을 살펴야 한다

현대인들은 오래 앉아서 학업을 하고 일을 하는 관계로 골반이 올라가고 요추의 전만이 무너져 예전보다 전립선의 문제가 점점 나이가 젊은 층에게 도 심각하게 다가오고 있는 실정이다. 한창나이에 변기통을 뚫을 힘을 가져야 하지만 요즘은 노인, 중년, 젊은이 할 것 없이 소변 줄기가 약한 모습을 보여야 하는 안타까운 현실이다.

전립선이 약해지는 원인은 여러 가지가 있겠지만 여기서 내가 말할 수 있는 것은 딱 하나이다. 요추 2, 3번의 전만이 무너져서 전립선이 약해지는 것이다. 물론 골반이 올라가니까 요추의 전만이 무너지는 것을 전제로 한다는 것을 이해해야 한다.

예전에 전립선 문제의 카페 운영진 중 한 명이 나를 찾아 왔다.
40대 초반의 젊은 사람이었는데 전립선 문제로 20여 년 고생을 하였다며 자기만 치료가 되면 전 카페에 알려서 나에게 도움을 많이 주겠다며 상담 을 요청하였다. 본인은 그동안 안 해 본 치료가 없다고 하며 수많은 치료를 해 보아도 효과가 없었다고 의심을 가득 안고 나를 쳐다보는 것이었다.

본인은 꼬리뼈 교정(미골 교정) 등 안 해 본 척추 교정이 없다며 내가 권하는 척추 교정을 불신하는 것이었다. 어쨌든 치료를 받지 않고 돌아서는 그 사람을 보며 '얼마나 속았으면 그렇게도 심하게 믿지 못하는 것일까'라고 생각했던 기억이 난다. 지금 생각해 보면 특히 비 세균성 염증이라고 하며 원인을 알 수 없는 질병 상황이 지속되면 전신적인 피로감과 더불어 남자로서 자신감이 떨어지고 표현 못 할 만성적인 통증에 시달리니 삶의 질이 떨어짐은 물론이요, 심한 우울감에 빠질 수밖에 없는 질환이다 보니 얼마나 많은 시간과 돈을 들여 온갖 치료를 해 보았겠는가? 그래도 효과가 없으니 불신만 팽배해있는 그 사람들의 심정이 이해는 간다. 요추 2, 3번의 전만만 유지를 하면 소변은 잘 나오게 되어 있다. 그리고 항상 묵직하고 아픈 허리도 좋아지게 되어 있다.

신장, 전립선의 문제는 요추 2, 3번이다.

전립선이 안 좋은 사람들을 보면 대부분 일자 허리이며 요추의 전만이 안 되고 요추 2, 3번이 오히려 뒤로 후만 되어 있는 사람들이 많으며 이는 요즘 급격하게 증가하는 나이가 젊은 청소년들도 마찬가지이다. 이때 골반과 척추의 변형이 심하지 않으면 올라간 골반을 내리고 공간을 확보한 후에 요추 2, 3번을 전만시키는 방법을 쓰면 대부분 호전이 되며 여기에 전립선을 강화하는 한약을 쓰면 효과는 빠르고 출중하다.

골반과 척추의 변형이 심한 경우 요추 2, 3번에 가골이 많이 자라나 있는 경우가 많은데 이는 전립선이 안 좋은 것이 오래된 경우이다. 이런 경우 반드시 허리가 아프고 남자의 자존감이 많이 떨어지는데 요추 2, 3번의 요추를 전만시키고 가골을 녹여 없애야만 전립선과 허리가 같이 치료가 되고 남자의 자존감이 향상되는 것을 많이 경험하였다.

특이한 경험 하나를 들자면 40대 중반의 한 남성인데 전립선이 안 좋아 2년여를 양약을 복용하였어도 시원치가 않았었는데 이 척추 교정을 몇 차례 받고는 소변을 보는데 콩알만한 까만 덩어리가 빠져나온 후 전립선 증세가 완치가 된 사례가 있었다. 골반과 척추 사이의 공간이 생기면 신경의 흐름이 원활해지고 신경의 흐름이 원활해지면 혈액순환이 활발해져서 각 기관의 기능이 정상화가 되는 것인데 이렇게 되면 조직 사이에 끼어 있던 노폐물이나 찌꺼기가 체외로 배출되는 것으로 보인다. 체내에 있던 노폐물이나 찌꺼기가 체외로 배출된다면 그 기관은 얼마나 시원하겠는가? 여자에 있어 자궁의 문제도 요추 2, 3번의 문제이며 이는 남성들의 전립선 문제와 비슷하게 볼 수가 있다.

신장 질환도 마찬가지이다.

많은 종류의 신장 질환도 올라간 골반과 이 올라간 골반으로 인하여 요추 2, 3번이 일자 허리나 심하면 역C자로 후만이 되어서 오는데 올라간 골반을 내리고 요추의 전만을 만들어 주면 대부분의 증상이 좋아진다.

이때 당뇨병성 신장 질환은 흉추 8~10번 부위, 고혈압성 신장 질환은 상부 흉추를 같이 교정해야 한다. 그런데 신장이 망가질 정도라면 요추부위뿐만 아니라 척추 전체적으로 가골이 많이 자라 있는 경우가 많다. 전체적으로 딱딱하게 굳어 있고 때로는 마른나무토막처럼 텅텅거리고 때로는 돌같이 단단하게 굳어 있는 경우가 많은데 이를 치료하려면 시간과 인내심이 필요하다. 단지 아쉬운 점은 이미 병원에서 한약은 절대 복용하면 안 된다고 교육을 충실히 받았기 때문에 한의원치료에 망설임이 많고 용기를 내어 한의원치료를 해도 한약을 복용하지 않기 때문에 제한적인 치료가 된다.

물론 나도 한약을 무조건 강권하지는 않는다.
하지만 경험상 뼛골이 빠져서 척추가 마른나무나 돌같이 딱딱하면 보정제를 써야 효과가 빠르고 환자가 안 지친다. 말기 신장 질환자가 얼마나 힘이 있겠는가? 힘이 없어 이 치료에 적응을 못 하는 경우가 많은데 이때 보정제를 복용하면 그나마 견딜 수 있는 힘이 생긴다. 어떤 환자는 말기 신장 질환에 너무 기운이 없어 공진단을 먹으니 그나마 기운이 난다고 하며 꾸준히 복용하는 경우도 있다. 다만 척추교정으로 인하여 몸이 좋아지고 힘이 생기는 데에도 불구하고 조금만 혈액 수치가 이상할라치면 치료를 중단하고 병원에서 검사에 검사를 반복하는 상황이 되어버리니 환자도 어렵고 나도 어렵다.

중국의 경우에는 신장 질환자를 한약을 써서 치료를 많이 하는 것으로 알고 있다. 그들은 신장이 안 좋으면 당연히 한약을 쓰면서 혈액 수치검사를 병행하며 치료데이터를 계속 만들어 나가는 것으로 알고 있다.
그런데 우리나라의 현실은 어떠한가?
신장이 나쁘다면 무조건 한약은 절대 금기시하는 분위기이다.

신장을 근본적으로 치료하는 양약은 없다고 본다. 다만 대증적인 치료를 할 뿐이다. 대증적인 치료의 끝은 어디인가?

말기에는 신장 이식이나 투석만이 답인 경우가 많으며 이는 현대 의학의 범주임은 틀림없다. 다만 신장 이식이나 투석에 들어가기 전 척추교정으로 마른나무같이 딱딱하고 돌같이 단단했던 요추가 부드러워지면 반드시 희망이 보일 것이다.

12. 자궁, 난소질환 및 생리불순, 생리통 그리고 요실금

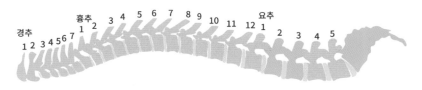

경추
1 2 3 4 5 6 7

흉추
1 2 3 4 5 6 7 8 9 10 11 12

요추
1 2 3 4 5

자궁난소질환 생리 불임증은 요추 2, 3번과 골반을 살펴야 한다

여자들의 자궁 난소질환 및 생리불순, 생리통 그리고 요실금의 문제는 큰 틀에서 볼 때 하나로 볼 수 있다. 즉 골반이 올라가고 요추 2, 3번의 변형을 일으켜 자궁, 난소, 방광으로 가는 신경의 흐름이 원활하지 못해서 오는 것이다. 물론 병원에서 검사를 받고 그 결과에 따라서 치료를 받아 어느 정도 효과를 보았다면 좋은 일이다. 그럼에도 불구하고 효과가 미미하거나 전혀 없는 경우는 반드시 골반과 척추를 살펴서 자궁과 난소, 방광이 제 기능을 발휘하게끔 자리 잡을 공간을 확보해 주고 신경의 흐름을 원활하게 하여야만 비로소 문제가 해결될 수 있는 것이다.

여성들의 골반은 남성들의 골반보다 더 둥글고 여유롭게 생겼다. 이는 태아를 담아서 안전하게 키우는 데 적합하게 만든 조물주의 창작품이다. 그래서 정상적인 여성들의 골반은 남성들의 골반보다 넓고 더 아래로 위치하고 있다. 그런데 오래 앉아 있거나 잘못된 자세 등으로 인하여 골반이 위로 올라가게 되면 자궁과 난소, 방광이 편안하게 자리 잡을 공간이 부족해져서 위태로워지고 전체적인 척추의 균형상태가 무너져 그쪽으로 가는 신경의 흐름이 원활치 못하게 되므로 공간의 협소함과 신경의 장애로 인한 이중고의 문제로 인하여 각각 제 기능을 못 하는 것이 병변으로 나타나는 것이다. 특히 요추 2, 3번이 딱딱하게 굳어 있는 경우가 많은데 그 병이 깊을수록 딱딱하게 굳어 있는 가골의 형태가 심하게 변형이 되어 있으므로 치료에 어느 정도 시간이 필요하다. 이러한 경우 자궁이나 난소에 물혹이 생길 수 있으며 심한 경우 자궁근종이나 선 근종, 난소종양, 자궁암이 올 수 있다.

그리고 요추 2, 3번에 인접해있는 요추 1번과 요추 4번의 변형도 쉽게 일어난다. 이때 요추 1번의 변형은 위의 문제와 연결이 되어 있고 요추 4번의 변형은 장의 문제와 연결이 되어 있어 자궁, 난소와 방광의 문제를 가진 여성은 소화가 안 되거나 장에 가스가 차거나 변비, 설사 등 위장문제를 같이 가진 경우가 많으며 생리 주기에 따라서 증상의 변화가 같이 온다.

막힌 것은 뚫어주고 부족한 것은 채워주면 된다.

골반을 내려주고 요추 2, 3번의 전만을 만들어 주면 자궁으로 가는 신경의 흐름이 원활해지고 혈액공급이 충분히 이루어지므로 생리통은 호전되고 없어진다. 이때 뼛골을 채워주는 보정제를 쓰면 골수에서 혈액을 만드는 기능을 향상시키므로 혈액이 부족하여 오는 생리통에 큰 도움이 된다.

병원의 치료에도 해답이 없고 암담한 상황이라면 반드시 골반과 척추를 생각해야 한다. 골반과 척추의 변형을 치료하지 않으면 병이 잘 낫질 않는다. 물론 초기에 치료를 하면 할수록 빠르고 효과는 크다. 소변 문제도 마찬가지이다. 물론 세균성으로 인한 것은 항생제의 치료가 빠른 길이다. 그렇지만 항생제로 해결되지 않는 만성적인 방광염 등은 반드시 골반과 척추의 구조적인 문제를 해결해야 한다. 골반이 올라가고 척추의 눌림 현상으로 인하여 척추 사이의 공간이 적어짐으로 오는 신경전달의 약화와 골반이 올라감으로 인한 골반 강 내의 공간의 협소함으로 인한 방광의 눌림이 바로 요실금이나 빈뇨, 급박뇨(절박뇨)의 직접적인 원인이 될 수 있는 것이다. 그러므로 소변의 문제는 골반을 최대한 내려주어 방광이 편안하게 있을 자리를 만들어 주고 요추 2~3번의 자연스러운 전만 상태를 유지하여 방광으로 들어오고 나가는 신경의 흐름을 원활하게 해 주는 것이 도움이 된다.

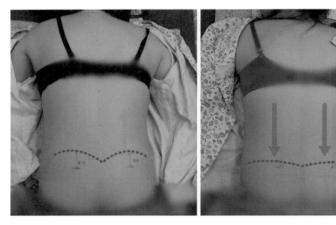

심한 생리통과 전신 부종으로 내원한 환자. 골반이 심하게 올라가 있음(왼) /
교정 후 골반이 많이 내려왔으며 생리통과 부종이 없어짐(오)

이 사람의 척추를 보면 골반이 심하게 위로 올라간 경우이다. 생리통, 요실금, 변비, 소화불량, 장내 가스로 인하여 온몸이 갑자기 부어서 어찌할 수 없는 상태로 내원하였다. 전체적으로 골반을 내려주니 제반 증세가 좋아졌다. 아울러 축농증으로 수술을 두 번이나 했는데 별무 호전이고 계속해서 코를 훌쩍이며 마스크를 쓴 상태였다. 경추 3~4번이 역C자로 뒤로 튀어나온 것을 잡아 주니 훌쩍이던 것이 없어지고 머리가 맑아졌다.

13. 중풍(뇌경색, 뇌출혈) 예방

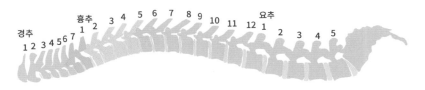

중풍은 경추 7번, 흉추 1~5번을 살펴야 한다

중풍은 예로부터 백병지장(百病之長)이라 하여 모든 병의 으뜸이라고 하였으니 생사를 가르고 본인은 물론이요, 가족들의 고충은 말로 표현하기 어렵게 만드는 질병이다. 여기서는 중풍의 치료방법보다는 그런 큰 병이 안 생기게끔 예방 차원에서 논하기로 한다. 예전에는 중풍이면 나이 많고 과도하게 비만한 사람이 걸리기 쉬운 병이라고 알고 있었으며 실제로 젊은이들은 중풍이 없었다. 물론 지금도 그러한 범주를 크게 벗어나지는 않지만 요즘 들어 나이 어리고 젊은 사람들도 중풍에 자유롭지만은 않은 상황이다.

주위에 공부를 너무 열심히 하다가 쓰러지는 젊은 학생들이 의외로 많이 있으며 이는 고혈압이나 비만, 당뇨와 관계가 없는 경우가 많은데 원인은 과연 무엇인가? 각종 시험에서 자유롭지 않은 그들은 과도한 공부로 인하여 경추와 흉추에 문제가 오는 것이다. 즉, 오랫동안 앉아서 책을 바라보아야만 하는 그들은 그들도 모르게 등이 굽어 있고 목은 거북목과 일자 목이 되어 있는 것이다.

중풍의 원인은 고혈압, 당뇨, 과도한 비만 등을 첫째로 본다. 그러므로 고혈압, 당뇨를 철저히 관리하고 적절한 운동을 통하여 과도한 비만을 예방해야 할 것이다.

不治已病 治未病이란 말이 있다.

이미 생긴 병을 치료하려 하지 말고 병이 생기기 전에 치료하라는 말이다. 특히나 중풍은 이 말에 걸맞은 병임에 틀림없다.

그러면 어찌해야 중풍을 예방할 수 있을까?

고혈압, 당뇨를 잘 관리하고 과도한 비만을 예방하는 것을 기본으로 하되 척추의 라인을 지켜야 한다. 경추 7번과 흉추 1번을 보아야 한다. 경추 7번과 흉추 1번이 뒤쪽으로 돌출 시에 뇌출혈, 뇌경색이 온다. 젊은 학생들이 고혈압, 당뇨도 없는데 중풍이 오는 것을 어떻게 설명할 수 있겠는가? 고혈압, 당뇨, 과도한 비만 등이 중풍의 원인임에는 틀림이 없으나 척추의 문제는 중풍의 직접적인 원인이 되는 것을 많은 사례를 통하여 알게 되었다. 기존의 학설에서는 경추 7번과 흉추 1번이 뒤로 튀어나온 것을 정상으로 보고 있으나 필자가 보기에는 경추 7번과 흉추 1번이 뒤로 튀어나온 것은 굉장히 위험한 상태이다. 여기에 심장과 혈압에 관련된 흉추 2, 3, 4, 5번의 변형이 같이 있다면 더욱더 중풍의 문턱에 다다른 사람들임을 자각해야 한다.

요즘 학생과 젊은 사람들도 오랫동안 앉아서 공부하면서 컴퓨터, 스마트폰 사용으로 인하여 거북목처럼 경추 7번과 흉추 1번이 뒤로 튀어나온 사람들이 많은데 이 모두가 중풍의 위험에서 자유로울 수 없는 것이다.

이렇게 경추 7번과 흉추 1번이 뒤로 튀어나오면 대부분 모두 두통과 어지러움 그리고 눈이 빠지는 듯 아프고 눈의 충혈이나 안구 건조증이 따라오며 어깨가 무겁고 뒷목 통증이 함께 오는데 이때 심하면 손이 저리기도 한다.

이 모든 것이 중풍의 전조증이 될 수 있는바 빨리 치료를 하여야 하는데 이때의 가장 빠르고 근본적인 치료는 경추와 흉추를 살펴서 튀어나오고 틀어진 경추와 흉추를 바로 잡아야 한다.

나이 든 사람도 마찬가지이다.

나이가 들어감에 따라 등이 굽고 머리가 앞으로 나가는 상황에서 흉추가 굽고 뒤로 튀어나와 문제가 되는 것이다. 그리하여 심장에서 뇌로 혈액이 충분히 공급이 되지 않아 혈압이 올라가고 뇌혈관이 충혈되어 꽈리같이 부풀고 심하면 터져서 뇌출혈로 인한 중풍이 오게된다. 요즘은 혈압을 낮추어 주는 약을 많이 써서 심장의 압력을 낮추므로 뇌혈관의 압력이 따라서 낮게 되므로 뇌출혈보다 뇌경색이 많이 오는 추세이다.

생(生)과 사(死)를 가른다.

그리고 척추의 변형은 날로 심해지고 있다.

명심하고 명심해야 한다.

14. 어지럼증

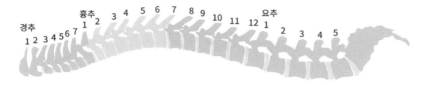

어지럼증은 경추 7번과 상부 흉추를 살펴야 한다

원인이 없는 어지럼증이 급증하고 있다.

일반적으로 어지럽다는 것은 피가 부족한 상황(빈혈)으로 볼 수 있는데 이때는 충분한 영양섭취와 적절한 휴식으로 호전된다.

또한 어지럼증 자체가 고혈압, 각종 암이나 간경화, 위장관 내의 출혈 등 심각한 질병의 정황으로 나타나기도 하므로 정확한 진단이 요구되는 병이기도 하다. 그런데 각종 검사를 해도 원인을 알 수 없는 어지럼증은 척추의 이상으로 오는 경우가 거의 대부분이다. 특히 흉추의 이상으로 오는 것이 대부분인데 여기에는 거북목, 일자 목을 같이 가지고 있는 경우가 많다. 이때 경추 7번과 흉추 1번이 뒤로 많이 튀어나온 상태는 많이 안 좋은 것이다.

무조건 매끄러운 것이 정상인 것이다. 경추의 문제와 더불어 흉추 7번까지의 문제가 어지럼증의 근원적인 원인이 된다. 또한 흉추가 전체적으로 후만되거나 전만된 경우도 이유 없이 쓰러지는 증상을 야기할 수 있다.

전만된 흉추보다는 후만이 된 흉추의 경우가 압도적으로 많은데 이때 후만된 흉추를 펴면 어지럼증이 사라지며 머리가 맑게 되는 것을 경험할 것이다.

우리 몸은 뇌에서 척수신경을 통하여 전기적인 신호를 각각의 세포에 전달하여 그 각각의 세포가 정상적으로 움직이게 하여 정상적인 생리활동을 유지한다. 그런데 경추나 흉추 쪽에서 신경이 압박을 받으면 전기적 신호가 더 이상 전달이 되지 않고 뭉치면 그것이 바로 두통이나 어지럼증으로 나타나는 것이다. 이럴 때는 오로지 척추를 교정함으로써 두통 및 어지럼증을 치료할 수 있으며 완치가 가능하다. 즉, 척추를 반듯이 하여 뇌의 전기적 신호가 각각의 세포와 장기기관에 정상적으로 도달할 때 두통과 어지럼증이 사라진다.

요즈음 컴퓨터, 스마트폰 사용으로 인하여 거북목, 일자 목을 가진 사람이 너무나 많다. 또한 흉추의 변형이 동반되어 있으므로 심각한 질병이 오게 되어 있다. 이에 수많은 환자들이 고생을 하는데 점점 날이 갈수록 그 숫자는 늘고 있는 형편이다. 하루빨리 이 척추 교정법을 온 국민들에게 알려 병마의 고통에서 벗어나게 하고 아울러 전 세계로 퍼져나가 인류를 구원하는 법이 되었으면 한다.

15. 하지불안 증후군

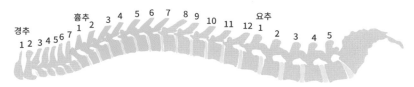

하지불안 증후군은 상부 흉추 1~7번을 살펴야 한다

주로 저녁이나 잠들기 전에 발과 무릎 사이 부분에서 저리거나 불쾌한 느낌이 나는 질병으로 다리를 계속 움직이려고 하여 숙면을 취하지 못하는 증상이다. 이른바 쥐가 난다라고 표현하는 근육 경련과는 조금은 다른 질병이지만 큰 틀에서 보면 한 가지 질병으로 볼 수 있다. 이때 발이나 무릎 사이에서 나타나는 저림이나 통증은 모두가 상부 흉추의 문제로 온다. 전체 인구 중 10~15%가 이 질병을 가지고 있다고 하니 흔한 질병이며 앞으로 점점 등이 굽어서 문제가 되는 흉추의 변형이 증가되는 추세이므로 이러한 증상은 계속 많아질 것이다. 많은 환자분들이 병원에서 의사의 처방을 받아 약을 복용하게 되는데 심각하게 고민을 하여야 한다. 이때 수면제나 항진경제 등 뇌를 강제적으로 안정시켜 치료하는 약을 쓸 수 있는데 이런 약을 최대한 줄이고 척추를 바로 하는 것이 건강하고 바람직한 몸으로 가는 길이라고 생각한다.

하지불안이나 하지저림이 있는 사람들의 상부 흉추를 보면 유난히 뒤틀려 있거나 딱딱해져 있는 것을 볼 수 있는데 이것이 바로 중요한 원인이 된다.

이러한 흉추의 문제는 올라간 골반을 내려주고 요추 전만을 만들어 흉추가 제자리에 가도록 하는 것이 중요하다.

이렇게 골반과 척추를 교정하면 하지불안이나 하지저림이 없어지면서 숙면을 취할 수 있다. 그러므로 하지불안 장애는 척추의 이상에서 온다고 보아야 한다. 또한 이 질병은 폐경에 이르러 호르몬이 부족해진 중년여성에게 많으며 영양이 부족한 환자들과 심한 다이어트 후유증으로 잘 걸리는 것으로 보아 뼛골이 빠져서, 뼈가 딱딱해지고 약해져서 생기는 사실임을 알 수 있다. 그러므로 뼛골을 채우고 척추를 바르게 하면 신경전달이 잘 되고 혈액순환이 잘 이루어져 풍부한 산소공급과 충분한 영양공급이 원활하게 되므로 이러한 병들이 근본적으로 나을 수 있다.

16. 수면무호흡증 (코골이)

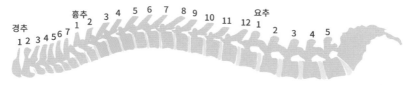

수면무호흡증은 흉추 3, 4, 5번을 살펴야 한다

코골이는 민폐의 대표적 용어가 된 지 오래되었다.

평상시에는 가장 가까운 배우자에게 먼저 민폐가 되고 다음은 같이 사는 가족에게 민폐가 되며 심한 경우 층간 소음으로 이웃에게까지 민폐가 되는데 어디 여행이나 모임에서 하룻밤이라도 같이 잘라치면 순식간에 달갑지 않은 존재가 되어버리는 민폐의 갑중의 갑이 될 수가 있는 병이다.

그런데 이 코골이는 수면무호흡증이 같이 오는데 심장에 무리가 따르고 심하면 다음 날 심한 피로감이나 심장마비의 위험이 증가되는 심각한 질병이기도 하다. 여러 가지 치료법이 있고 심하면 수술까지도 고려해 보아야 하겠지만 척추를 바르게 하면 코골이가 줄어들고 심장에 무리가 안 간다고 여러분께 제안을 하는 바이다. 수술로 해결하기 전에 흉추를 살펴보자.

흔히 뚱뚱한 사람이 기도가 좁아져서 코골이를 심하게 한다고 하는데 맞는 말이지만 마른 사람도 심하게 코를 고는 것을 많이 볼 수가 있다. 코골이를 심하게 하는 사람들은 대부분 흉추 3, 4, 5번이 뒤로 튀어나고 좁아져 있는 경우가 많다. 이 뒤로 튀어나온 흉추 3, 4, 5번이 폐의 기능을 약화시킬 뿐더러 기도를 좁게 하는데 보통은 베개를 너무 높게 베고 자는 사람에게 호발한다. 또한 이 부분은 심장과도 연관이 되는 체절이다.

실제로 뒤로 튀어나오고 좁아진 흉추를 교정하여 바르게 하면 코골이가 약해지며 심장이 편안해지고 다음 날 피로감이 없어진다. 수술로 해결하려 하지 말고 내 몸을 스스로 지켜야 한다.

아무리 좋은 방법이라고 해도 몸에 칼을 대면 무리가 따른다. 먼저 흉추를 교정하여 바르게 하고 교정석을 꾸준히 대어 바른 흉추를 유지하게 하고 내 몸에 맞는 베개를 선택하여 상부 흉추와 경추를 관리하면 분명히 개선이 된다. 일전에 RDI(Respiratory Disturbance Index 호흡 장애 지수)가 너무 높아 심장마비(돌연사)의 위험 때문에 수술을 고려하던 환자분이 흉추를 교정한 후 급격하게 좋아져서 치료를 종결하고 교정석과 베개로 관리를 하는 것으로 마무리를 하였다.

이 환자분의 척추를 보자.

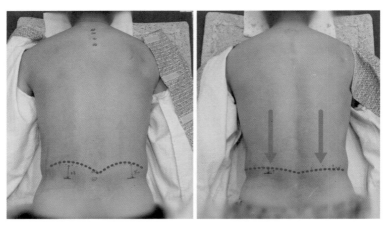

수면무호흡증이 심했던 환자. 골반이 올라가고 상부 흉추가 튀어나옴.하지저림 호소(왼)
/ 수면무호흡증이 많이 호전되고 하지저림이 없어짐(오)

사진에서 보듯이 골반이 많이 올라간 상태로 요추 4~5번 쪽이 좁아져서 요통과 하지 저림이 심하였는데 코골이와 같이 호전되어서 일거양득이 된 사례이다. 이분은 코골이 수술로 인한 사망 사건을 기억하고 절대 수술은 하지 않겠다 다짐하였지만 양압기는 너무나 불편하여 척추 치료를 시작하였다고 하셨다. 부인이 더 좋아하신다고 하니 더욱 뿌듯한 치료였다. 하지만 이것으로 치료가 다 되었다고는 볼 수 없다. 지속적으로 관찰이 필요한 경우임에는 틀림없다.

17. 난임증 (불임증)

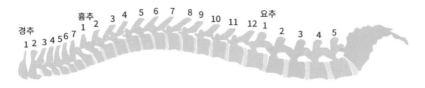

불임증은 골반과 요추 2, 3번을 살펴야 한다

최근 들어 아이 보기가 힘들어졌다.

전 세계적으로 출산율이 가장 저조하다고 하니 이것은 국가적으로도 큰일이 아닐 수 없다. 결혼을 하고 아이를 키우는 것이 이 세상에 본인이 태어난 흔적일터인데 이것을 외면하는 젊은 세대가 급격히 늘고 있다.

상상을 초월하는 주거비와 교육비를 감당하기가 버거워 결혼을 기피하고 아이를 낳는 것을 포기하는 4포 시대에 뭐라고 할 말이 없다. 그럼에도 불구하고 용감히(?) 결혼생활에 골인하여 행복한 결혼생활을 즐기는 부부들에게 박수를 보낸다. 부디 건강한 아이를 가지기를 진심으로 기원한다. 왜냐하면 그 아이들이 우리의 미래이기 때문이다. 아이들이 없는 미래는 있을 수가 없다. 아이들의 해맑은 웃음소리는 미래의 희망이다. 그런데 요즘 부쩍 불임증을 겪는 부부가 많아졌다. 원인이 무엇일까?

여성의 문제와 남성의 문제로 나누어 생각해 볼 수 있다.

여성의 문제는 자궁과 난소의 기능이나 기질적인 문제가 있을 수 있으며 스트레스나 환경적인 문제, 또한 체중의 문제(비만 혹은 저체중)가 있을 수 있겠다. 남성의 경우 정자와 고환의 문제와 더불어 전립선의 문제가 크게 작용하는 것으로 보는데 스트레스나 환경적인 문제가 더하여서 최근 들어서는 난임 및 불임이 여성의 문제가 아닌 남성의 문제가 아닌가 하는 의심이 더욱 커지고 있는 상황이다. 일설에는 현대남성의 정자 수가 1900년에 비하여 50% 이상 줄었다는 보고도 있는데 이런 현상은 운동부족과 함께 오랜 시간 앉아서 작업을 하는 생활습관과 여러 환경호르몬의 영향으로 인한 것과 과도한 음주 및 흡연과 스트레스를 주범으로 보고 있다.

요즘 정부지원으로 시험관 아기 등 아기를 가지기 위한 여러 가지 치료법이 동원되고 있다. 여기에 배란을 촉진하고 자궁에 충분한 혈액을 공급하여 자궁내막을 보하여 수정란의 착상을 도와주는 한약을 같이 복용하면 효과가 배가 된다. 또한 남성들의 정자 수를 많게 하며 정자 활동을 왕성하게 할 수 있도록 하는 좋은 한약들이 많이 있으므로 같이 부부가 같이 복용하면 임신 성공률은 더욱 높아지게 되어 있다.

난임(불임)은 아주 복잡한 문제이지만 여기서는 조금 단순하게 나가자. 난임증(불임증)을 겪는 부부들을 보면 골반이 올라가 있는 경우를 많이 본다. 이때 골반이 올라가고 요추 2, 3번 쪽이 뒤로 후만 되어 있는 경우 올라간 골반을 내려주고 요추 2, 3번의 전만을 만들어주면 남성이나 여성의 생식기 능이 좋아져서 임신을 할 확률이 높아진다. 이때 가골이 자라 있으면 좀 시간이 걸리더라도 꾸준히 치료하여 가골을 없애주면 임신이 될 확률이 높아진다. 여성의 경우 비만이면 먼저 골반과 흉추의 변형을 잡아서 비만을 치료해야 한다. 이때 잦은 다이어트의 실패로 인한 비만은 반드시 뼛골을 채워주는 한약을 같이 복용하여야 한다. 뼛골을 채워주면 과도한 비만은 살이 빠지고 저체중은 살이 알맞게 찐다. 저체중의 경우도 골반을 내리고 요추의 전만을 만들고 뼛골을 채워주는 한약을 복용하면 속이 편해지고 살이 찌므로 아기를 갖기에 훌륭한 몸이 만들어진다.

18. 성기능 장애

성기능 장애는 척추 전체를 살펴야 한다

동서고금을 막론하고 핫이슈가 되겠다.

내가 속한 탁구동호회에서 장기집권하신 회장님이 한 분 계신다. 이분이 술자리에서 항상 외치는 말이 있는데 바로 약육강식, 적자생존, 종족보존의 법칙이다. 다 맞는 말이지 않는가?

약육강식은 현대 자본주의에서는 강한 것이란 자본을 의미하는 것으로 해석될 수가 있겠다. 자본이 거의 모든 것을 지배하는 상태가 현대사회라면 적자생존의 의미도 자본에 충실히 길들여진 자가 살아남는 것이요. 종족보존의 법칙은 너무나도 자연스럽고 처절하기까지 한 본능으로 우리 삶의 기초가 되는 것이다. 이러한 말들을 가만히 생각해 보면 우리의 성기능과 관계가 깊은 것을 알 수가 있다.

자본과 성을 동일시하는 학자도 있을 것이다.

어찌 보면 우리가 살아가는 원천적인 힘은 종족보존의 원칙이 아닐런지…….

그러면 이러한 삶의 원천적인 힘을 유지하고 발휘하는 것의 지표가 성기능이라고 보면 이러한 성기능을 향상시킬 수 있는 것이 무엇인지 알아보자. 흔히 비아그라 한 방에 한방(韓方)이 무너졌다는 자조 섞인 농담이 있다. 비아그라가 나오기 전에는 소위 정력제라고 하여 한약이 많이 쓰였는데 간편하게 먹을 수 있고 효과도 탁월한 비아그라에 한약시장매출의 타격이 엄청나다는 말이다.

심장질환(협심증)을 치료하려고 개발한 약이 그 약의 부작용(사이드)이 발기부전을 치료하는 약이 된 것이다. 즉, 좁아진 심장의 관상동맥을 넓히려 개발한 약이 엉뚱하게 성기의 혈관을 넓혀 발기가 되는 부작용이 생겼는데 이것이 전 세계 남성들의 각광을 받게 된 것이다. 그런데 이 약이 개개인마다 어느 정도는 효과가 있겠지만 부작용도 만만치 않을 터이다.

남성의 성기가 발기가 된다는 것은 해면체에 혈액이 가득 찬 상태이다. 혈액이 가는 것은 신경전달물질이 먼저 가야 이루어지는 것인데 이는 신경의 흐름이 원활해야 한다는 것을 전제로 한다.

즉 남성의 발기가 이루어지려면 뇌에서부터 천골까지 원활한 신경의 흐름이 이루어져야만 천골 쪽의 성신경이 제대로 역할을 할 수가 있다는 말이다.

만약 뇌와 천골 사이의 척추 중 어느 하나라도 문제가 있으면 성생활에 문제가 있을 수 있다. 이것을 잘 이해를 해야 하는 것이 비아그라를 먹었다고 성기능이 해결되지 않는다는 것이다. 억지로 발기가 되었다면 그에 따르는 심장이나 혈관의 무리로 인한 부작용은 오로지 비아그라를 복용한 본인의 몫이다. 척추가 바르지 않아 뇌에서부터 신경전달 물질이 성기에게까지 도달하지 않은 상태에서 억지로 유입된 혈액은 발기는 가능하겠지만 인간이 가질 수 있는 근본적이고 원천적인 심오한 성감과는 거리가 있다.

성기능을 강하게 회복시키는 길은 바로 척추를 바르게 세우는 것이 최상이며 첩경이다. 남성은 뇌에서 시각 신경이 발동을 하여 음경이 있는 천골 신경까지 원활하게 신경의 흐름이 이루어지는 상태가 바로 건강하고 힘찬 성생활을 할 수 있게 하는 기초가 되는 것이다. 이것이 무너지면 건강한 성생활을 할 수가 없다. 그러므로 성기능이 약한 남성은 오로지 척추의 S라인을 만들고 유지를 하려고 노력을 해야 한다. 쓸데없이 이런저런 유혹, 즉 이상한 약이나 시술에 의존하지 말고 척추를 바로세우면 당신의 자신감이 바로설 것이다.

이 세상의 모든 동식물들을 자세히 보면 약육강식, 적자생존, 종족보존의 법칙에 너무도 충실하게 따르고 있음을 알 수 있다. 그들을 보면 자연에 순응을 하며 사는 것이 최상의 삶이라는 것을 깨닫게 된다. 자연에 순응을 하는 것 중 첫째가 척추를 바로 세우는 것이다. 식물도 햇빛을 최대한 받아들이며 순응을 하고 개나 고양이도 척추를 수시로 펴지 않는가? 이상한 약이나 시술에 눈을 돌리지 말고 햇빛을 보면서 척추를 바로 세우는 운동을 하자. 뼛골을 채우는 것 또한 중요하다. 햇빛의 비타민 D가 당신의 뼛골을 채워 줄 것이며 바로 선 척추는 당신의 성기능을 증폭시킬 것이다. 그리고 충분한 수면을 즐기고 스트레스를 최소화하여야 한다. 그리고 과음과 흡연을 피하고 충분한 단백질을 섭취한다면 그대는 이미 파트너의 황제가 되어 있을 것이다.

여성도 마찬가지이다.

갱년기가 되어 여성호르몬이 부족해지면 급격히 성 에너지가 감소한다. 갱년기가 아니더라도 다이어트, 출산, 스트레스 등으로 인하여 몸이 망가지면 바로 성기능 장애가 올 수 있다. 이렇게 되면 척추가 무너져 체형이 과도한 비만이나 저체중으로 변하기도 하는데 모두 여성호르몬이 부족해진 까닭이다. 이때 척추를 바로 세우고 뼛골을 채우는 것이 중요한데 재미있는 것은 척추를 바로 세우고 뼛골을 채우면 체형이 살아난다. 즉 과도하게 비만인 사람은 살이 빠지고 저체중으로 너무 마른 사람은 살이 쪄서 보기가 좋게 된다. 한마디로 몸의 S라인이 살아난다.

또한 피부가 고와지며 모발이 윤기가 나는데 얼굴이 성형수술을 한 듯 전체적으로 젊어지는 것이다. 햇빛을 보면서 척추를 바로 세우고 뼛골을 채우면 여성호르몬이 극적으로 증가하며 당신은 이미 사랑받을 준비가 되어 있는 것이다.

19. 산후풍

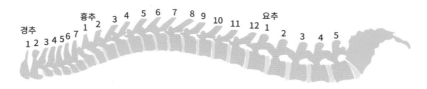

경추 1 2 3 4 5 6 7 / 흉추 1 2 3 4 5 6 7 8 9 10 11 12 / 요추 1 2 3 4 5

산후풍은 골반과 상부 흉추를 살펴야 한다

한의학적 산후치료법은 기혈을 크게 보해야 하는데 먼저 어혈을 풀어준 다음에 기혈을 보해야 한다는 말이 나온다. 만약 어혈을 제거하지 않고 기혈을 먼저 보하면 기혈 순환장애로 인하여 가슴이 답답해지고 비만이 온다고 하였다. 즉, 산후에는 산모의 몸이 껍질만 남은 그야말로 뼛골이 다 빠진 상태여서 크게 몸을 보하여야지만 그 전에 먼저 어혈을 풀어야 비만해지지 않는다는 말이 되겠다.

산모는 임신 중 엄청난 몸의 변화 및 출산 이후에 몸에 쌓여있는 어혈로 인하여 부종 및 비만이 나타나게 되어 있다. 출산 후 아이가 빠져나온 상태에서의 산모의 몸은 온 뼈들이 들떠있는 상태가 되는데 이는 임신 중 배가 많이 불러진 상태에서 요추가 전방으로 밀려가고 골반이 위로 올라가며 흉추 또한 굽어져 있는 것과도 관련이 있다.

열 달 동안 태아를 배에 담아 키울 때 몸의 변화와 아이를 낳으면서 그야말로 온몸을 쥐어짜면서 힘을 줄 때 온몸의 뼈마디가 틀어지면서 들뜨게 되는데 이 모든 중심에는 골반과 척추가 있다. 골반이 들떠 올라가고 척추 사이의 공간이 좁아짐으로써 신경이 눌리고 막히게 되어서 통증과 각 장기의 기능 저하가 오는 것이다.

그러므로 이때는 뼛골을 채우고 들떠서 올라간 골반을 내리고 척추 사이의 공간을 확보하여 신경의 흐름을 원활하게 해주어야 한다. 산후에 이유 없이 허리, 무릎, 어깨, 손목, 발목 등 관절에 통증이 나타나거나 손, 발, 허리 등 몸의 일부가 시리고 추위를 많이 타는 등 증세가 나타나는데 이를 한의학에서는 산후풍이라고 한다.

이러한 산후풍의 원인은 바로 골반과 척추에 있는데 특히 골반은 산도의 중심에 있으며 태아가 나올 때 치골이 벌어지고 천골이 뒤로 빠지며 산도를 넓혀주는 데 있어 중심적인 역할을 한다. 이러한 역할을 한 후 다시 잘 아물어야 하는데 아물지 못하고 들뜨는 상태가 되어서 신경을 압박하고 누르게 되면 바로 산후풍이 되는 것이다. 이때 들뜬 골반이 위로 올라가니 골반강 내의 장기들이 실질적으로 압박을 받고 압박을 받은 장기들의 기능 저하가 일어난다. 더불어 신경의 눌림 현상이 일어나고 신경의 눌림 현상이 지속되면서 근육과 인대의 긴장이 커지면 통증 및 산후풍의 증상이 나타난다. 또한 신경의 흐름이 정체가 되면 혈액순환도 원활치 못하므로 생리적인 대사가 늦어지게 되어 산후에 부종이 빠지지 못하고 그대로 비만이 되어버려 평생 고생을 하게 된다. 그러므로 임신 전의 몸매를 유지하고 싶다면 반드시 골반과 척추를 살펴서 신경이 잘 통하도록 하여야 한다.

여기에서 흉추의 중요함을 다시 말하고 싶다.

흉추, 즉 등뼈가 구부러지고 틀어진 사람들은 심폐기능이 저하된다. 심폐기능이 저하됨으로써 추위를 많이 타게 되고 소극적이 되며 우울증이 생기기 쉽고 급격한 체중의 변화가 올 수 있다. 또한 두통 눈의 이상 어지럼증 목 디스크, 기관지 천식, 역류성 식도염과 함께 화병도 모두 흉추의 이상에서 오며 우울증과 공황장애의 원인이 된다.

이 또한 산모가 아이를 안고 젖을 물리는 자세에서 흉추가 굽어지고 틀어질 수도 있으며 요즘 아이 엄마들이 아이를 가슴에 안고 생활을 함으로써 흉추의 굽어짐과 틀어짐이 촉발될 수 있음을 알아야 한다. 여기에서 말하는 우울증이나 공황장애 불면증 등은 대부분 등뼈가 굽고 틀어져서 나타나며 뼛골이 빠진 상태에서 생기는 것이다. 뼛골이 빠진 상태란 골수가 적어져서 우리 몸이 필요로 하는 혈액과 면역세포를 충분히 만들 수 없는 상태를 말한다. 그렇게 되면 절대적으로 세포에 산소와 영양이 부족해지며 면역력이 떨어지고 정신력까지 약해진다. 이때 뼛골을 채워서 피를 보충하고 면역세포를 만들어야 하는데 이러한 역할을 수행하기 위해선 양질의 단백질의 공급이 무엇보다 절실하다. 우리 몸을 구성하는 중요한 물질이며 생리 대사의 중심적인 역할을 하는 양질의 단백질이야말로 산모가 충분히 섭취해야 할 가장 중요한 것임에 틀림이 없다. 그러므로 충분한 단백질 섭취와 더불어 골반을 내리고 척추를 바르게 해야 산후풍의 공포에서 벗어 날 수 있는 것이다.

양질의 단백질 섭취와 관련해서 소고기, 문어, 낙지, 달걀 등과 함께 등푸른 생선을 권하고 싶다. 또한 추어탕 및 흑염소나 양고기 등이 산모의 영양공급에 정말 좋은 음식임에 틀림없다. 선현들은 골수를 보하여 피를 만들어내고 순환을 시켜주는 것을 으뜸으로 삼았으니 바로 사물탕이라는 약이다. 당귀, 천궁, 백작약, 지황 이 네 가지의 약을 산전 산후에 적량을 가감하여 산모의 증상에 맞추어 응용을 하였는데 찬탄을 금치 않을 수가 없다. 여기에다 많이 먹어도 몸에 무리가 가지 않는 미역국을 응용한 혜안은 놀랍지 아니한가?

유목민족과 농경민족은 산후조리가 다른 것으로 알고 있다.
이동을 하면서 살아가는 민족과 한 곳에서 정착을 하고 살아가는 민족은 환경과 생활습관에서도 남다를 수밖에 없는데 농경민족인 우리나라 산모들은 출산 후 안정가료를 하는 것이 옳다고 생각한다.
산후풍이란 산모가 귀하디귀한 생명체를 탄생시킴에 있어 피할 수 없는 골반과 척추의 변형에서 나오는 통과의례인 병증이다. 들뜨고 올라간 골반과 척추를 바로 잡아서 신경의 흐름을 원활하게 함으로써 모든 병증을 완화시키는 치료가 바로 척추 교정이다. 이는 몸이 불편하고 정신적으로 약해진 산모가 골반과 척추 교정을 해야 할 이유이며 산모의 모든 병증을 가장 빠르고 바르게 없애주는 해결책이 된다.

20. 치매

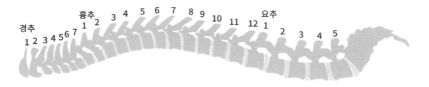

경추
1 2 3 4 5 6 7

흉추
1 2 3 4 5 6 7 8 9 10 11 12

요추
1 2 3 4 5

치매는 경추 전체와 상부 흉추를 살펴야 한다

앞으로 점점 다가오는 노령화 사회에서 국가적으로 큰일이며 큰 병이 되겠다. 얼마 전만 하더라도 한 집안에 치매 노인이 발생하면 그 집안이 정말로 힘들어지는 것을 많이 보았다. 아들, 며느리의 얼굴에 수심이 가득하고 공부하는 자녀들의 고생은 한마디로 전쟁의 연속이다. 웃음을 잃어버린 가족은 도움이 절실하지만 누구도 돌봐줄 수 없는 가슴 아픈 상처를 항상 지니고 살아야 하는 상황이 된다. 이제는 요양원이 많이 생겨서 다행이지만 그래도 부모를 현대판 고려장을 시키는 자식들의 마음은 항상 무겁기가 그지없다. 마침 정부에서 치매국가책임제를 시행한다고 하니 치매의 원인을 규명하는데 조금이라도 도움이 되기를 바라며 이 글을 쓴다.

치매의 원인이 복잡하여서 60~70여 가지의 원인을 제시하기도 하나 가장 많은 뇌가 쪼그라드는 알츠하이머와 뇌혈관의 장애로 인한 혈관성 치매를 가장 흔한 원인으로 생각되어지는 것이 사실이며 이는 결국 뇌와 척추신경의 흐름이 원활하지 못하므로 뇌 조직에 혈액공급이 잘 안 되어 오는 것으로 유추할 수 있다. 또한 파킨슨씨 병도 결국은 뇌의 신경전달물질인 도파민의 부족으로 인식되는 것으로 보아 역시 뇌와 척수신경의 흐름의 변화로 인한 신경전달물질의 전달 장애가 치매의 직접적인 원인이 아닌가 하는 생각을 하게 된다. 이런 사실로 보아 치매의 큰 원인은 뇌와 척수신경의 흐름이 원활하지 못한 것과 심장으로부터 뇌 조직으로 충분한 혈액공급이 이루어지지 않아서 생기는 것으로 크게 볼 수 있다.

즉, 신경전달물질이 원활하게 뇌와 척수신경으로 흐르지 못하고 막혀 있는 상태로 보아야 한다는 의미가 된다.

그렇다면 치매의 원인은 바로 척추의 변형으로 볼 수 있다는 가설이 성립이 된다. 단순한 뇌 조직의 노화로 보기에는 최근 들어 젊은 치매 환자들이 급격하게 증가하고 있다는 사실은 노령화의 문제이기도 하지만 현대 생활습관과 자세와도 무관하지는 않는다는 증거이기도 하며 이는 척추의 변형과 밀접한 연관이 있다는 것을 알 수 있게 한다. 치매 환자들의 척추를 만져보면 상부 흉추가 굽어 있거나 가골이 자라 딱딱해져 있는데 특히 경추 부위가 가골이 자라나 딱딱하게 굳어 있으며 손톱이 들어갈 만한 틈이 있는 등 경추의 변형이 심하게 온 경우가 많다. 치매가 이미 많이 진행된 경우는 치료하기가 정말 힘들다. 뇌의 변성이 이미 시작이 되었으면 멈추기가 어려우니 치매의 치료방법은 치매가 오기 전 미연에 방지하는 것이 최선이며 늦어도 초기에 집중적인 치료를 하여야 할 것이다. 이에 치료의 주안점은 상부 흉추와 경추에 있다.

일차적으로 상부 흉추가 굽어서 심장에서 뇌로 혈액이 충분하게 공급이 안 되어 오는 경우는 반드시 상부 흉추를 반드시 펴서 심장에서 뇌로 혈액공급이 원활하게 이루어지도록 해야 하며 경추에 가골이 자라서 뇌와 척수신경에 장애가 온 것은 경추의 변형을 치료하여야 한다. 이때 치매에 걸린 사람들은 목(뒷목)을 만지면 매우 딱딱하고 경결이 되어 있으며 통증을 많이 느낀다.

그냥 누워서 아무리 뇌에 좋은 약을 복용한다 한들 빠르게 좋아질 수가 없으니 반드시 상부 흉추와 경추의 변형을 살펴서 교정을 해야 하며 적당한 운동과 가족이나 친구들과의 소통의 문제가 매우 중요하다.

적당한 운동과 소통은 두뇌와 척추를 활성화시켜 치매를 예방하고 치료하는 데 있어 제일 중요한 요소이기 때문이다. 이와 함께 먼저 뒷목 쪽의 근육을 마사지하여 풀어주는 것이 효과적인데 이는 가족이나 주위 사람이 인내심을 가지고 해야 한다. 실제로 치매 초기에 가족들이 뒷목을 지속적으로 마사지하여 치료가 된 케이스가 있으며 이는 상당히 근거가 있다. 또한 뼛골이 채워져야만 정신이 맑아지는 것이다. 대부분 치매 환자는 뼛골이 빠져서 오기 때문에 항상 뼛골을 채워주는 보정의 의미를 잊지 말아야 한다.

실제로 필자가 석사 논문에서 실험한 결과를 보면 미로를 만들어 놓고 치매에 유용한 한약(정지환)을 먹인 실험쥐와 한약을 먹이지 않은 실험쥐를 미로에서 빠져나오는 시간과 확률을 비교한 결과 한약(정지환)을 먹인 실험쥐가 미로를 빠져나오는 시간과 확률이 월등히 빠르고 높았다. 오래전(1993년도)의 실험이었지만 한약의 우수성을 새삼 확인하였다.

그러므로 치매가 두려운 사람들은 충분한 영양섭취와 함께 상부 흉추를 세우고 경추의 변형을 치료하여 치매의 어두운 터널로 들어가지 않도록 노력해야 하며 가족들도 척추의 변형에 주의를 기울여야 할 것이다.

21. 저체중

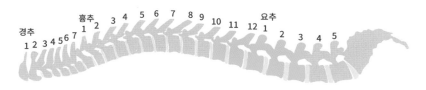

저체중은 흉추 11, 12번과 요추 1, 2, 3 및 일자 허리를 살펴야 한다

남들은 살빼기운동으로 몸살을 하고 있는데 살을 찌우고 싶어 하는 사람들은 더욱 필사적이다. 남성들은 살이 너무 없으면 빈티가 나고 힘도 없어 보인다는 주위의 말에 스트레스를 많이 받으며 여성들은 그렇게 말라깽이가 되어 아이나 제대로 낳겠느냐는 시선을 받기 일쑤다.

실제로 저체중인 사람들의 수명이 체중이 정상인 사람이나 과체중의 사람들보다 수명이 짧다는 연구결과들이 속속 나오고 있는 실정으로 오래 살려면 살을 찌워야 하는 절박감도 스며있다. 아무리 먹어도 살이 찌지 않는 사람들과 조금만 먹어도 배가 더부룩하여 소화가 되지 않고 조금만 음식을 과식하거나 맞지 않는 음식을 먹으면 설사를 하여서 살이 찔 틈이 없는 사람으로 나눌 수 있는데 여기서는 아무래도 후자를 중점으로 얘기해야 할 것 같다. 아무리 먹어도 살이 찌지 않는 사람은 아주 건강한 축에 낀다.

TV에서 먹는 시합에서 우승하는 사람들을 보면 의외로 마른 사람이 많은 것을 보고 깜짝 놀란다. 마른 사람이 그 많은 음식을 먹고서도 이겨내는 것을 보면 그 사람들은 골반과 척추가 좋아서 척추 사이의 공간이 충분하므로 생리활동이 왕성한 것으로 보아야 한다.

반대로 살이 찌고 싶어 하나 음식을 마음대로 못 먹으며 살이 계속 빠지는 사람들은 골반과 척추를 의심하여야 한다. 이런 사람들은 특히 척구가 실종이 되어 있는데 만약 척구가 발달이 되었다면 많이 먹어도 살이 찌지 않는 건강한 사람이니 구태여 다른 치료가 필요가 없다.

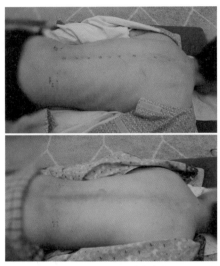

척추를 다친 후 저체중이 되어 내원. 일자 허리가 심함(위) / 일자 허리 호전 및 체중 증가(아래)

저체중에 시달리는 사람들 대다수는 골반이 올라간 상태에서 요추가 전적으로 후만되어 일자 허리가 되어 있는 경우이다. 실제로 일자 허리를 가진 사람들은 허리가 항상 약하여 조금만 힘이 들어도 허리와 다리에 무리가 오는 경우가 많으며 아울러 소화기가 항상 약하여 많이 못 먹고 대소변이 약한 경우가 많다. 평소에 자세가 안 좋아서 오는 경우가 많은데 때로는 골반과 허리를 다치거나 심하게 삐끗한 후에 나타나는 경우가 있다.

실제로 군대에서 허리를 다친 후에 심한 소화불량과 함께 체중의 급격한 감소로 고생하는 경우도 보았으며 의외로 이러한 케이스들이 많다.

이러한 사람들을 골반을 내려주고 요추의 전만을 만들어주면 신기하게도 소화가 잘 되며 무엇보다도 살이 찐다. 그리고 허리가 강해져서 허리가 아픈 줄 모르게 되며 대소변이 좋아지는 것이다.

주위에 마른 사람들의 척추를 만져보면 바로 알 수 있다.

허리뼈가 딱딱해져 있으며 동아줄처럼 뒤로 튀어나와 있지 않은지 살펴보면 내 말이 틀림이 없다는 것을 알 것이다. 심한 경우 장의 기능이 너무나 약해져서 음식을 못 먹으니 면역력이 떨어짐은 물론이요. 걷기조차 힘이 드는 무기력에 빠져든다.

이 또한 뼛골이 빠지는 상태이니 너무 늦기 전에 빨리 치료를 해야 한다. 너무 뼛골이 빠지면 무기력감에 우울증까지 같이 오며 불면증과 악몽에 시달릴 수가 있다. 그래서 잘못하면 극단적인 선택을 하는 경우가 생기는 것이니 심한 질병으로 보고 시급히 해결을 해야 하는 것이다.

골반을 내리고 요추 전만을 만들어주면 살이 찌게 되어 있다. 조금씩 잘 먹게 되고 다리와 허리에 힘이 생기니 밖으로 나와 가벼운 운동을 할 수 있고 햇볕을 쬐니 기분이 좋아지고 잠이 온다.

이보다 좋은 치료법이 어디에 있겠는가?

22. 변비

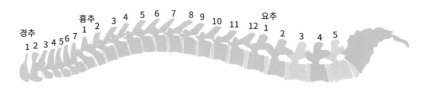

변비는 골반과 요추 3, 4, 5번을 살펴야 한다

변비로 고생하는 사람들이 의외로 많으며 이는 여성들이 압도적으로 많은데 전인구의 20% 정도 된다고 하고 노인이 되면 약 45%의 사람들이 고생을 하는 것으로 나와 있다. 변비의 원인은 과연 무엇일까?

많은 원인이 있고 많은 치료방법이 있겠지만 여기에서는 병원치료 등 온갖 방법을 써도 해결이 잘 되지 않는 변비에 대하여 이야기를 해 보고자 한다.

섬유소가 많은 음식을 먹어라, 변비에 좋은 운동법, 변비에 좋은 약 등등 치료방법이 많다는 것은 그만큼 잘 해결이 안 되는 것을 의미한다.

잘 해결되지 않는 변비는 척추를 살펴보자.

요추 4번에 문제가 있다. 물론 골반과 인접한 요추 3번과 5번을 같이 살펴보아야 한다. 골반을 내리고 약간 튀어나오거나 좁아진 요추 4번 쪽을 교정하면 변비는 시원하게 해결이 될 것이다. 그러면 튀어나오거나 좁아진 요추 4번을 교정하면 변비도 해결이 되거니와 요즘 증가하는 대장암도 예방이 된다. 직장에 문제가 있어 변비가 오는 사람은 요추 5번과 천골 사이에 문제가 있는데 천골 쪽이 뒤로 솟아 올라와 있으며 이는 직장암이나 치질,

치루 에도 연관이 있으므로 빨리 교정을 하여 변비도 치료하고 항문병이나 직장암도 예방을 하여야 한다. 치질 초기증상이나 수술 후에도 깨끗하지 않은 항문병의 경우에 효과가 좋다.

노인들 변비도 마찬가지이다. 나이가 먹을수록 골반이 올라가고 천골과 요추 4, 5번이 좁아지고 틀어지고 튀어나온다. 그러므로 허리도 아프게 되고 무릎도 힘이 없으며 아프고 아울러 내장기능도 떨어져서 변비가 쉽게 오는 것이다. 원인은 바로 신경전달물질이 약해서이다. 즉, 좁아지고 틀어지고 튀어나온 척추로 인하여 신경이 압박을 받기 때문으로 신경전달물질이 잘 흐르지 못하는 것이니 이 좁아지고 틀어진 척추를 바로 잡아야만 변비가 해결이 되는 것이다.

23. 설사 (과민성 대장염, 크론씨 병, 궤양성 대장질환)

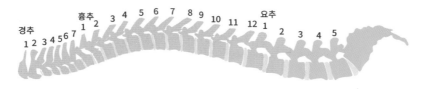

설사는 골반과 요추 3, 4, 5번을 살펴야 한다

변비가 뇌와 척수신경에서 대장에 보내는 트래픽이 약하고 정체되어서 온다고 가정하면 설사는 이와는 반대로 뇌와 척수신경에서 대장으로 보내는 트래픽이 초과되어 강하고 빠르게 되어서 온다고 생각된다. 즉, 변비가 골반이 올라가고 척추 사이의 공간이 적어져서 신경전달물질이 잘 흐르지 않아서 생긴다면 설사는 척추 사이의 공간이 좁아져 있으면서 가골이 자라난 상태나 척추 사이가 날카롭게 틀어져 무언가 신경을 눌러 신경이 예민해진 상태로 신경전달물질을 가속하게 만드는 것이 아닌가 싶다.

단순한 설사라면 며칠이 지나면 회복이 되지만 장기간의 설사는 체중의 감소와 함께 불면증을 포함한 우울증까지 정신적인 문제까지 같이 올 수 있다. 그런 사람들은 뼛골이 쉽게 빠지는 상태가 되는데 설사가 장기화하면 척추 뼈가 딱딱해지며 말라가는데 이때 가골이 자란다.
실제로 크론씨 병이나 궤양성 대장질환을 가진 사람들의 척추를 보면 요추 3, 4, 5번 정도가 가골이 자라 딱딱한 경우가 많았으며 심한 상태의 경우는 흉추도 가골이 자라 있는 경우가 있다. 이때는 흉추의 가골까지 교정을 해 주어야 전체적으로 안정이 되면서 치료가 되는데 가골을 녹이고 없애려면 시간이 많이 걸린다. 이때 환자 본인의 노력 또한 눈물이 겹도록 필요한 병이다.

흉추의 이상으로 인해 우울증이나 감정의 기복이 심해지므로 스트레스를 받으면 증세가 심해진다. 오죽하면 저주의 말로 설사병이나 걸려라 하는 말이 있다. 그만큼 사람을 힘들게 하는 것이 바로 설사라는 말이니 치료가 쉽지 않은 것은 사실이다. 쉽게 낫지 않는 설사병, 척추를 바로 해서 멈추게 하고 장의 평안을 찾아야 한다. 단순한 음식조절이나 약으로 해결이 안되는 경우가 많다. 음식조절을 해도 약을 써도 안 되는 설사병은 반드시 척추를 살펴서 문제가 되는 척추를 교정을 해야 한다. 그래야 설사가 멈추어지고 음식이 맛이 있어지면서 살이 찌게 되는 것이다. 당연히 뼛골이 채워져서 말라비틀어진 나무 같던 척추 뼈가 물이 오른 나무같이 부드러워지게 만들면 다시는 재발이 없게 되고 몸이 전체적으로 좋아진다. 힘든 여정이지만 하나뿐인 귀하디귀한 내 몸을 위해서 척추를 바로 해야 한다.

24. 심혈관 질환 (부정맥, 협심증, 심근경색)

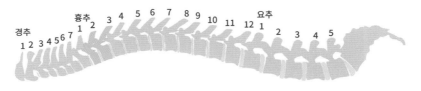

심혈관 질환 및 심장 질환은 흉추 2, 3번을 살펴야 한다

우리 몸 전체에 필요한 산소와 영양을 공급하는 혈액을 품어 올리는 펌프의 역할을 24시간 쉬지 않고 수행하는 것이 심장이다. 이 심장도 관상동맥이라는 혈관을 통하여 펌프 역할을 수행하는데 필요한 산소와 영양공급을 받는다. 그런데 이 관상동맥의 기능이 약해져서 심장에 혈류가 공급이 잘 안 되면 왼쪽 가슴의 통증이나 가슴 답답함을 포함한 호흡곤란, 심한 피로감을 동반한 기력의 저하, 실신 등으로 이어지는 증상이 나타난다.

즉, 부정맥이나 협심증, 심하면 심근경색이 나타나는데 이때 왼쪽 팔과 손가락의 통증이나 마비감도 함께 일어날 수 있다.

이는 혈관 벽의 문제로 죽상경화로 인한 관상동맥의 협착으로 오며 흡연, 고혈압, 당뇨, 비만, 고령, 가족력의 원인이 큰 유발요인으로 현대 의학에서는 보고 있다. 그리하여 금연, 혈압과 당뇨 관리, 체중감량, 음식조절, 주 3회 30분 정도의 유산소 운동을 권하고 있다. 맞는 말이다.

그런데 필자는 심혈관질환을 가진 환자들을 진단하고 치료하면서 척추의 중요성을 새삼 느끼고 있다. 즉 심장부위와 관련된 척추인 흉추 2번과 3번의 변형이 심혈관질환과 밀접한 관련이 있다는 것을 알 수가 있었다.

대부분의 심혈관질환이 있는 환자들은 흉추 2번과 3번의 부위가 좁아지거나 틀어져 있는 경우가 많은데 심한 환자의 경우 가골이 형성이 되어 덩어리가 져있거나 뒤로 튀어나와 있는 것이었다. 특히 이런 경우 주로 왼쪽으로 치우쳐 변형이 온다. 이럴 때 통상적으로 왼쪽 팔이나 손가락의 통증이나 마비감이 같이 오는데 바로 왼쪽 흉추 2번과 3번의 신경이 지배하는 분절이 심장부위와 같기 때문이다. 이 변형된 흉추를 교정하면 가슴의 통증이 없어지고 숨이 깊게 쉬어져 가슴이 편해진다. 또한 심장의 박동이 정상화가 되면서 피로감이 줄어들며 눈과 머리가 맑아지는 것을 경험하게 된다. 마찬가지로 이유 없는 왼쪽 팔과 손가락의 통증이나 마비감이 소실이 되니 온몸이 같이 편해지는 것이다.

모든 혈관과 근육은 신경의 지배를 받는다. 즉, 혈종기행(血從氣行)이라 하여 기가 먼저 간 다음에 피는 따라가게 되어 있다. 여기에서 기란 바로 신경전달물질이다. 신경전달물질이 잘 흐르지 못하면 혈액순환이 잘 되지 못하고 산소와 영양공급이 잘 되지 않으니 쌓이고 쌓인 찌꺼기가 많게 되면 막힐 수밖에 없다. 관상동맥도 마찬가지이다.

혈관 근육세포도 신경의 지배를 받는데 신경이 잘 흐르면 충분한 산소와 영양공급을 받아서 수축이 필요할 때 수축을 하고 이완이 필요할 때 이완을 하는 것이다. 그런데 신경이 잘 흐르지 못하면 수축이 필요할 때 수축을 하지 못하고 이완이 필요할 때 이완을 하지 못하니 제 기능을 발휘하지 못하여 찌꺼기가 끼는 문제가 발생하는 것이다. 그러므로 심장혈관의 문제가 있거나 의심이 되는 사람은 금연, 약물 처치나 음식조절 및 운동도 필요하지만 반드시 흉추 2, 3번의 이상을 살펴서 먼저 교정을 하는 것이 심장건강의 지름길임을 잊지 말아야 한다.

이때 문제가 되는 흉추를 교정하기 위해서는 골반과 전체적인 척추를 균형 있게 S자 라인을 만드는 것이 우선이다. 평소 비만이나 고혈압이 없이 건강했던 사람이 하룻밤 사이에 심장마비로 급사하는 경우를 자주 본다. 바로 이 흉추 2, 3번에 문제가 있어서 심장으로 가는 신경이 막혀 오는 것이니 척추의 상태를 결코 소홀히 하여서는 안 된다. 또한 수면무호흡증과 불면증도 심장질환과 깊은 연관이 있는데 이러한 증상도 흉추 2, 3번을 위주로 상부의 흉추 문제로 생기는 것이므로 척추로 보면 하나의 범주에 속하는 질병인 것이다. 상부 흉추에 전체적인 문제가 있는, 즉 등이 굽어 있으며 일자목, 거북목에 베개를 높이고 자는 사람들이 더욱 심장질환에 노출될 가능성이 높은 것은 분명한 사실이다. 가슴에 통증이 있거나 가슴이 답답하고 두근거리며 숨이 시원하게 쉬어지지 않고 왼쪽 팔과 손가락의 마비감이 있는 자는 하루빨리 척추를 교정해야 한다. 거기에 불면증과 수면무호흡증까지 있다면 더욱 조심하여야 한다. 원인과 결과가 너무나 명확하다.
삶과 죽음의 경계선에 있는 것이 바로 척추인 것이다.

25. 저혈압

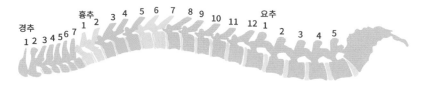

저혈압은 상부 흉추의 3, 4, 5번을 위주로 살펴야 한다

저혈압으로 고생하는 사람이 의외로 많이 있다.

특히 여성분들이 압도적으로 많은데 여성들은 월경으로 인하여 지속적으로 혈액이 소실되므로 항상 혈액이 부족한 상태로 심장과 말초혈관의 압력이 적어지기 때문이다. 이 모든 것이 신경의 흐름이 원활하지 못하여 혈액순환이 약해진 것인데 척추의 변형이 문제가 되어 발생하는 것이다.

혈압이 낮다는 것은 신경이 잘 흐르지 못하여 신경전달물질이 적어져 약해진 상태, 즉 기가 약해진 것이다.

저혈압 환자들도 상부 흉추가 원인인 경우가 많은데 고혈압과는 달리 심장으로 가는 신경전달물질의 트래픽이 적어지거나 감소된 상태로 볼 수 있다. 이것만으로 보면 고혈압 환자들과 상부 흉추의 변형과 대동소이한데 고혈압환자들이 보이는 상부 흉추의 변형된 모습과는 달리 특이하게도 상부 흉추가 일자이거나 오히려 앞가슴 쪽으로 밀려 들어간 경우가 많다.

이런 사람들은 요추가 전만되지 못하고 후만되어 허리가 일자인 경우가 많은데 특징적인 것은 요추가 후만됨으로 인하여 소화가 안 되고 장이 약하여 설사나 변비에 시달리게 되며 체중이 점차 줄어드는 사람이 많다.

요추가 일자인 사람들은 대부분 체중이 저하가 되며 소화가 잘 되지 않는데 이 또한 요추를 전만시켜주면 소화가 잘 되고 소화가 잘 되므로 살이 찌게 되고 아울러 상부 흉추가 제자리로 교정이 되면 혈압이 정상으로 돌아오는 사례가 많다. 이런 저혈압 환자들은 심한 피로감과 더불어 의욕상실, 어지럼증을 동반한 두통과 가슴이 답답해지며 소화도 안 되고 대소변도 약해지는 등 허약한 상태가 지속이 되는데 뼛골이 빠지고 기운이 적어짐으로 인해 우울증에 빠지기가 쉽다. 이런 경우 잠을 자면 잘수록 깊은 나락에 빠지듯이 잠을 자고 자도 깊은 잠을 잘 수 없으므로 피곤함이 없어지질 않고 지속적인 만성적인 피로를 호소한다. 한 마디로 뼛골이 빠진 상태이니 상부 흉추의 변형과 더불어 뼈의 상태가 말라 틀어진 나무와 같이 딱딱해진 것이다.

분명한 것은 골반과 척추를 교정하고 뼛골을 채우는 한약을 복용하면 말라비틀어진 척추가 서서히 물을 머금은 나무와 같이 조금씩 부드러워지고 아울러 기운이 나며 가슴이 시원해지고 머리가 맑아지면서 혈압이 정상적으로 오게 되는 것이다.

26. 화병(火病)

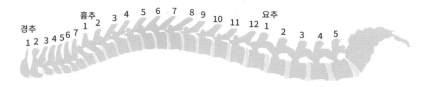

화병은 흉추 6, 7, 8번을 살펴야 한다

가슴이 답답하고 꽉 막힌 것 같다. 가슴속에서 뜨거운 것이 주먹만 하게 치밀어 오면서 얼굴까지 달아오르며 등 뒤(브래지어 끈 부위)가 뻐근하고 아프다.

두통이 있으며 불면증으로 힘들고 무기력하고 의욕이 없다. 목구멍이 답답하고 매실 씨앗만한 것이 걸려있는 느낌이며 소화가 안 되고 손발이 저리고 쥐가 잘 난다. 불안하고 가슴이 두근거리며 가슴에 통증을 느끼고 잘 놀란다.

숨이 막히고 기관지가 약해져 기침을 하고 코와 목구멍이 막힌 느낌 때문에 킁킁대기도 한다. 한국 여성들이 혼자 분노와 걱정을 참아야 하는 한국 문화에서 나타난다고 하여 화병(Haw-Byung)이라고 국제적으로 통용될 만큼 우리나라 중년여성들에게 흔하게 나타나는 질병이다.

대표적으로 시월드의 문제를 들 수 있으며 금전적인 문제, 남편의 외도, 자신의 욕심이나 억울함을 남들에게 표현을 못 하고 혼자만 삭여야 하는 분노와 걱정 근심으로 생기는 병으로 볼 수 있다.

속에서 불이 나는 병이니 심하면 천불이 난다고 표현을 한다. 하나의 불도 답답하고 뜨거운데 천 개의 불길이 가슴에서 일어난다면 생각만 해도 끔찍하지 않은가? 이는 울화병이라고도 하는데 울(鬱)이란 것은 막혀서 답답한 것이다.

막혀서 답답한 가운데 불이 나니 얼마나 힘이 들겠는가? 마치 실타래가 얼기설기 꼬이고 얽혀있는데 풀다가 지쳐서 그냥 버리거나 가위로 꼬이고 얽힌 부분을 확 잘라버려야 하는데 하나밖에 없는 몸이니 버리거나 자를 수가 없는 것이니 어찌해야 할 것인가?

낚시를 할 때 엉켜있던 낚싯줄이 풀어지지 않고 점점 더 엉켜 짜증이 나 가슴이 점점 더 답답해지고 욱하는 심정이 되는 것과 마찬가지이다. 이때 확 잘라야 하는데 자르지는 못하고 그저 내 몸은 어쩔 수 없이 그대로 두고 맘이라도 다스려야 하는 상태이다.

이제 세상살이가 많이 바뀌어서 고부갈등보다 사위와 장모 간의 갈등으로 인한 장서갈등도 많이 생겨 이제는 화병이 남자들도 생길 수 있으며 스트레스를 받으며 공부하는 학생들도 생길 수 있는 병이 되어가고 있다. 또한 불만이 가득한 사회생활을 하는 현대인들은 누구라도 가질 수 있는 병이기도 하다. 이를 큰 갈래로 볼 때 우울증과 비슷하며 치료도 우울증에 준하여 치료를 한다.

그런데 화병을 가지고 있는 사람들을 척추로 진단해 보면 재미있는 사실을 알 수가 있다. 화병이 심한 사람들은 흉추 6~8번 쪽, 즉 브래지어 끈이 있는 곳의 척추를 눌러보면 통증을 유난히 많이 느낀다. 또한 남녀노소를 불문하고 흉추 6~8번 쪽의 문제가 있으면 화병이나 비슷한 증상의 소견을 가지는데 이는 화병도 척추의 문제로 접근할 수 있는 근거가 되는 것이다.

즉 같은 악조건에도 화병이 생기는 사람과 그렇지 않은 사람을 볼 때 척추와 뼛골을 생각하면 답이 나온다.

척추 사이의 공간이 좁아지면 척수신경이 압력을 받음으로 인하여 내부 장기가 제 역할을 하지 못하는 고로 날카롭게 되어 조그마한 문제도 심각하게 생각하는 그런 단계로 나아갈 수 있는 것이다. 또한 심한 스트레스를 받으면 음식이 먹기 싫어지고 소화도 안 되는 법이니 영양이 부족하여 뼛골이 빠지는 상태가 된다. 그렇게 되면 기운이 없어지고 무기력하게 되니 정신마저 약하게 되는 것이다.

가슴에서 무엇인가 치밀어 오는 느낌은 신경전달물질이 가슴 밑으로 잘 흐르지 못하고 막혀있는 것으로 볼 수 있다. 이것은 전기가 흐르는 전선이 압력을 받아 좁아진 상태에서 좀 더 큰 압력이 들어오면 스파크가 일어나면서 불이 나는 것과 비슷하다고 이해하면 되겠다. 국지적으로 작게 스파크가 일어나는 것은 몸이 그나마 감당을 하겠지만 압력이 거세지면 전선이 좁아지고 꼬여져서 큰 불길과 함께 목숨마저 위태로울 수 있다. 꼬여지고 틀어진 척추를 바로잡아 내 몸에 올 수 있는 스파크를 미연에 방지하자.

27. 난청, 이명

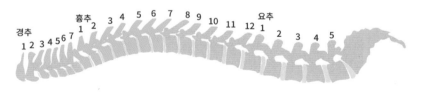

난청, 이명은 경추 3, 4번과 상부 흉추를 살펴야 한다

난청과 이명은 초기증상이 있을 때 치료를 해야 효과가 빠르며 시간이 지날수록, 나이가 들수록 치료가 어려워지는 질환이다.

노령인구의 1/3 정도가 가지고 있는 질환이니 노화에 따른 질병으로 보지만 요즘은 젊은 층에서도 빈번히 나타나며 증상도 나날이 복잡해지고 있다. 이는 척추 사이의 공간이 좁아짐으로 인하여 귀 쪽으로 가는 신경의 흐름이 적어져서 생기는 것으로 현대인의 자세나 생활습관 및 스트레스와 관계가 깊음을 알 수 있게 하는 것이다. 또한 어지럼증이나 두통을 같이 호소하는 경우가 많은데 이것을 보면 상부 흉추와 경추의 문제로 보아야 한다. 이때 직접적으로 난청과 이명을 일으키는 척추는 경추 3, 4번으로 이명과 난청이 생긴 부위 쪽으로 좁아져 있거나 틀어져 있다. 즉 왼쪽에서 이명이 있거나 난청이 있으면 왼쪽 경추 3, 4번의 문제가 있고 오른쪽에서의 이명이나 난청은 오른쪽 경추 3, 4번의 문제로 오는 것이다.

그런데 양쪽이 다 증상이 있으며 어지럼증이나 두통을 호소하는 경우에는 상부 흉추까지를 잘 살펴서 치료를 해야 한다. 이때 유난히 등이 굽은 사람이 많은데 거북목이나 일자 목을 가졌으면 고도의 위험군이 된다.

이는 메니에르병도 마찬가지인데 구토를 유발할 때에는 흉추 7번까지 잘 살펴서 교정을 해야 한다. 항상 척추를 살펴보면 볼수록 흉추 1번부터 7번까지의 변형이 난치병과 연결이 되어 있음을 많이 느낀다. 메니에르병 같이 원인을 알 수 없는 병들은 거의 흉추와 연관이 되어 있다. 즉, 직접적으로 귀 부위와 관련된 척추는 경추 3, 4번이지만 어지럼증이나 구토 등 다른 증세까지 관련이 되어 있는 경우에는 흉추의 문제를 전반적으로 살펴야 한다. 물론 이때 올라간 골반의 문제로 인하여 흉추의 변형이 온다는 사실은 항상 염두에 두어야 하며 일차적으로 골반을 내려주어 척추의 압력을 줄여주는 것이 치료의 첫걸음이 되어야 한다.

28. 치아와 잇몸질환

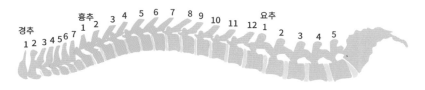

잇몸 질환은 경추 5번과 상부 흉추를 살펴야 한다

한의학에서 齒者 骨之餘(치자 골지여)라 하여 치아는 뼈의 여분이라고 하였고 腎主營養(신주영양)이라고 하여 신장에서 주관하여 영양을 공급하고 기른다 하였으며 齒者 骨之所終(골지소종) 髓之所養(수지소양) 腎實主之(신실주지) 腎衰則 齒豁(신쇠즉치할) 精盛則齒堅(정성즉치견) 虛熱則齒動(허열즉치동)이라 하였다.
즉, 치아는 뼈의 기가 마지막으로 이르는 곳으로 골수가 이것을 기르는데 신장이 실질적으로 주관한다.

신장이 쇠약해지면 치아가 성글어지고 정이 성하면 치아가 단단해진다고 하였으며 허열이 올라오면 치아가 흔들린다고도 하였다. 여기서 주목해야 할 것은 치아도 뼈에 속하며 신장의 기능과 밀접한 연관이 있는 점이다.
그러므로 치아에 문제가 있으면 치과에 가서 치료를 받되 치료가 잘 되지 않는 풍치 등 치아 및 잇몸질환은 반드시 척추를 바로 세우고 뼛골을 채워야 한다. 실제로 치과의사들의 실력은 이미 불가능한 것을 가능한 것으로 만드는 경지까지 올라 있으니 당연히 치아에 문제가 있으면 그들의 도움을 받아야 한다. 단, 여기에서 말하고 싶은 것은 척추가 좁아지고 틀어져서 치

아와 잇몸으로 가는 신경이 약해짐으로 인하여 신경전달물질이 적어지는
문제이다. 신경전달물질이 약해지면 혈액공급이 적어져 치아와 잇몸조직에
충분한 산소와 영양을 공급하지 못하므로 각종 치아질환 및 잇몸질환이
생기는 것이다. 이때 치아 및 잇몸질환에 중요한 척추 뼈는 경추 5번이다.
만약에 심한 치아 및 잇몸질환이 있는 경우는 바로 경추 5번이 좁아져 있
거나 뒤로 튀어나와 있다. 항상 말하지만 경추의 변형을 불러오는 것은 상
부 흉추의 변형이 주된 원인이 되는 경우가 많으므로 반드시 상부 흉추의
변형을 살펴서 교정을 해야 한다. 이런 경우 상부 흉추가 딱딱하게 말라 가
골이 형성되어 있으면 특히 골반의 하향 안정화와 요추 2, 3번의 전만을 유
도해야 한다. 골반이 올라가고 요추 2, 3번이 후만되어 있으면 신장의 기능
이 약해지고 이에 따라 온 몸의 뼈들이 딱딱해지고 약해진다.

치아도 뼈의 나머지(여분)이니 여기에 따르는 것이다.
실제로 풍치 등 잇몸질환으로 고생하거나 임플란트를 해야 하는데 치조골
이 부족하여 심지 못하는 것을 척추 교정 치료와 함께 골수를 보하는 보정
제를 쓰면 잇몸질환이 치료가 되고 임플란트를 할 수 있게 되며 몸이 좋아
지므로 힘든 치과치료에 적응을 잘하게 된다. 치과 치료가 장기화되거나 치
료가 잘 안 되면 먹고 싶은 음식을 먹지 못하게 되므로 영양이 부족하여 기
운이 없고 힘이 든다. 이때 골반과 요추 2~3번, 상부 흉추에 문제가 많은
사람들은 우울증에 걸리기 쉽게 되는데 실제로 치과 치료 중에 자살을 하
는 사람도 보았다. 이런 불상사를 예방하기 위해서도 반드시 척추 교정이
필요하며 뼛골을 채우는 보정제의 복용이 절실히 요구된다.

29. 틱 장애(뚜렛병)와
주의력결핍 과잉행동장애(ADHD)

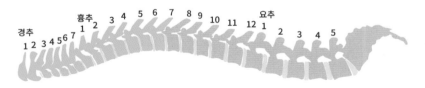

틱 장애는 경추와 상부 흉추를 살펴야 한다

Tic 증후군이란 본인의 의지와는 상관없이 무의식적으로 근육을 움직이거나 음성적으로 소리를 내는 것으로 반복적이고도 불규칙하게 근육이 움직이는데 눈을 깜박이거나 코를 실룩거리기도 하고 목을 갑자기 틀기도 하며 머리를 흔들고 혀를 내밀거나 턱을 움직이기도 한다. 소리를 내기도 하는데 주로 킁킁대거나 기침 소리를 낸다.

스트레스를 받으면 증상이 더욱 심해지는 현상이 나타나는데 이것은 스트레스가 신경을 자극하기 때문임은 자명한 사실이다. 다행히 대부분 몇 달이나 몇 년이 지나면서 서서히 안정을 찾아가고 성인이 되어서는 증상이 없어지는 것이 일반적이지만 그렇지 않은 경우는 심각해진다.

이런 증상이 심해지면 장기적으로 근육의 움직임과 소리를 내는 것이 점점 커지면서 정상적인 학습활동이나 사회활동을 할 수 없는 뚜렛병이 올 수도 있는데 정말로 큰 병이 아닐 수 없다. 만약에 우리 아이 중 한 명이라도 이러한 아이가 있다면 가정의 걱정 근심은 이루 말할 수 없다.

이것은 강박, 불안, 학습장애를 초래하고 우울증을 유발하며 돌출적인 행동장애까지 유발하는데 심하면 본인도 모르게 타인이 볼 때 이해할 수 없는 불쾌한 행동과 더불어 외설적인 욕설까지 하는 경우도 있으니 그 아이의 인생이 걸린 문제이다.

자 그러면 이와 같은 병은 왜 생기는 것일까?

여러 가지 기존 학설에 이의를 제기하지 않는다. 단지 척추의 문제를 한 번쯤은 생각하자고 이야기를 하고 싶다. 예전에는 이러한 병들이 상당히 드물었다. 그런데 유모차와 보행기, 푹신한 침대사용, 잘못된 자세로 오래 앉아 있는 습관 등으로 인하여 아이들의 골반이 올라가고 등이 굽었으며 거북목, 일자 목이 많아졌다. 이러한 이유로 인하여 등이 굽고 일자 목이 되면 심장에서 뇌로 피를 제대로 공급하지 못하므로 뇌가 일시적인 빈혈의 상태에 빠질 수밖에 없게 된다. 그러면 불수의적으로 자기도 모르게 근육을 움직여 뇌에 혈액을 공급하려는 동작이 바로 틱 장애의 현상으로 나타나는 것이다. 이러한 증상이 개선이 되지 않고 점점 심해지면 머리, 목, 어깨를 지나 배나 하체 쪽으로 내려오면서 전신적인 반응으로 발전하는 것이 바로 뚜렛병이 되는 것이다. 물론 음성이 점점 커지면서 과격화되는 것도 포함된다.

컴퓨터 사용, 특히 스마트폰 사용은 이러한 질환에 독이 되는 것은 이미 알려지고 있으니 당연히 삼가야 하며 이때 여러 가지 치료를 시행함에 있어 우선적으로 척추를 반드시 교정을 해야 근본적인 치료에 다가설 수 있다고 제안을 하는 바이다.

주의력결핍 과잉행동장애도 마찬가지이다.

요즘에는 ADHD(Attention Deficit Hyperactivity Disorder)에서 H(Hyperactivity)를 빼고 ADD라고 하여 과잉행동을 빼고 주의력결핍, 장애란 병명이 생겼다.

즉, 과잉행동이 없어도 병이란 말이 성립이 된다는 말로 주의력이 결핍된 상태로 그냥 평범하게 조용히 있어도 병이 있다는 말이다.

점점 병명의 진화가 무서워지기도 한다.

아무튼 이러한 증세가 틱 장애와 함께 발현되는 면도 있지만 틱 장애나 뚜렛병 보다는 척추의 변형이 약한 상태로 보인다.

즉, 틱 장애나 뚜렛병은 척추의 변형이 ADHD나 ADD보다 훨씬 심하게 되어 있다는 것을 의미한다. 그러므로 주의력결핍 과잉행동장애는 척추의 문제로 접근하여 풀어 가면 의외로 쉽게 해결될 수 있으며 특히 흉추와 경추에 주의해야 한다. 특히 아이들이 골반이 올라가서 등이 굽게 되고 일자 목이 되면 심장에서 뇌로 혈액공급이 약하게 되니 두뇌활동이 정상적이지 않고 불안하게 되는 상황인데 ADHD나 ADD는 아직 가골이 심하게 자라나지 않았고 틱 장애나 뚜렛병은 가골이 심하게 자라나 있는 경우까지 생각해야 하는 것이다. 이때 올라간 골반을 내리고 굽은 등뼈를 펴고 일자 목을 교정하여 머리를 바로 세우면 몸이 가벼워지면서 답답했던 가슴이 시원해지고 짓눌렸던 어깨가 가벼워지고 소화가 잘 되면서 대소변이 편해지고 머리와 눈이 맑아진다. 이렇게 되면 구태여 이상한 행동과 소리를 내지 않아도 편안한 상태로 뇌에 혈액공급이 원활하게 되니 자연스럽게 이상한 행동과 소리가 없어져 정상적으로 생활을 할 수가 있는 것이다.

그러므로 이러한 상황을 질병으로 보지 말고 척추를 바로 세우면 해결할 수가 있으니 반드시 골반과 척추를 바로 하여 근본적인 치료에 다가가야 한다.

증상이 있을 때 당연히 약으로 해결하려고 생각을 하게 되어 있으며 이는 틀린 생각이라고 할 수 없다. 하지만 특히 틱 장애나 뚜렛병, ADHD, ADD 등의 병에 쓰는 약들은 뇌의 상태를 무뎌지게 하는 것으로 알고 있다. 뇌가 무뎌지는 것은 무엇을 말함인가? 또한 거기에 따르는 부작용의 문제는 어찌할 것인가?

하지만 구조가 바로 서면 기능은 정상화가 된다. 이때 틀어지고 꼬여진 척추의 구조를 개선하지 않고 약으로만 정상화를 시키려고 하는 것은 반드시 무리가 따르게 되어 있다. 구조를 바로 세우면서 최소한의 약을 쓰고 증세에 따라서 점점 줄여나가 최종적으로는 약에 의존하지 않고 정상적인 생활을 할 수 있도록 노력해야한다.

척추를 바로 세우자.

척추를 바로 세우면 복잡한 병명으로 고생하는 절망에서 우뚝 서서 한 번뿐인 인생을 오로지 내 것으로 향유할 수 있는 것이다.

30. 폐 질환

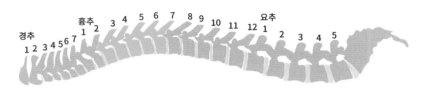

폐 질환은 흉추 3~7번을 살펴야 한다

폐는 우리 몸에서 호흡을 통하여 공기 중의 산소를 얻고 이산화탄소를 배출하는 기관으로 우리 몸에서 심장과 함께 쉬지 않고 혈액 대사와 체액 대사를 하며 가벼운 스펀지 같은 조직으로 이루어져 있다.

또한 한의학에서는 폐가 대장과 함께 우리 몸의 수분 대사를 한다고 하는데 폐조(肺燥)한 상태가 되면 질병이 생긴다고 하였다. 즉 우리가 기침을 많이 하거나 숨이 잘 쉬어지지 않는 천식이 있으면 폐가 말라서 오는 것으로 보고 윤폐(潤肺)시키는 약을 써서 치료를 하는 경우가 많다. 이때의 윤폐란 마른 스펀지 같은 딱딱해진 조직의 폐를 물을 머금은 부드러운 조직으로 변하게 하는 방법을 말한다.

세상의 만물이 물기를 머금은 부드러운 것은 삶의 것이요, 마르고 딱딱한 것은 죽음의 무리라고 하였으니 폐도 예외는 아니다. 폐가 마르고 딱딱하다는 것은 물론 병변의 변화로 인한 것도 있지만 폐를 관장하는 신경의 통로인 척추가 좁아지거나 꼬여져서 오는 경우를 생각해 보아야 한다.

그리하여 신경이 제대로 흐르지 않아 혈액순환이 잘 이루어지지 않으므로 산소와 영양공급이 약해지므로 마르고 딱딱해지는 것으로 보아야 한다.

이때 폐와 관련된 체절에 해당하는 흉추 3번부터 흉추 7번의 변형이 폐의 병변을 일으키게 된다고 볼 수 있다. 물론 바이러스나 세균성으로 인한 감염성질환은 예외로 보아야 하는데 척추가 바르다면 그러한 감염성 질환도 빨리 이겨낼 수 있는 것이다. 그러므로 잘 낫지 않는 천식이나 기침은 흉추 3번에서 7번까지를 잘 살펴서 교정을 하면 도움이 많이 된다.

가슴이 답답하고 숨이 잘 쉬어지지 않는 만성 폐질환이나 폐암 같은 경우에도 굽어 있고 틀어진 흉추를 교정하면 증세가 호전되는데 기존 치료법에 더하여 응용을 하면 좋은 효과를 볼 수 있다.

항상 말하지만 등이 굽고 머리가 앞으로 쏠리면 흉추의 변형이 온 것이고 이러한 흉추의 변형은 심폐기능을 약화시켜 몸의 기능을 저하시킨다.

반드시 등을 펴고 가슴을 내밀어 머리가 등 뒤쪽으로 가게 하면 흉추가 바르게 되고 아울러 심폐기능이 좋아져서 기운이 나며 면역력이 향상될 것이다.

31. 간 질환 (담낭 질환)

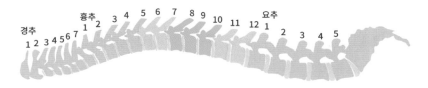

간질환은 흉추 8, 9, 10번을 살펴야 한다

간이 좋지 않다고 하면 언제부터인가 한약은 금물이요, 한의원에 오지도 않는 질병이 되어 버린 지 오래이다. 예전에는 간에 병이 들면 한의원에서 치료를 받는 것이 보통이었는데 어느 날부터 기피 1호가 되어 최근 들어서는 병원에서 포기한 말기 환자가 아니면 볼 수 없게 되었다.

병원에서 포기한 환자를 치료하기가 쉽지 않음을 삼척동자도 알 수 있지만 그래도 치료가 잘 안 되면 미련이 크게 남는다. 이러한 현실이 옳고 그름을 떠나서 환자들에게 진정으로 이익이 되는지는 한 번쯤은 생각해 볼 일이다. 하지만 말기 환자들의 그 어려운 간이식을 해내는 첨단기술을 가진 양방의료진들이 부럽고도 존경스럽다. 간의 말기 환자들을 치료할 수 있는 방법은 절대적으로 간이식이 마지막 방법이지만 미리 조심하고 관리를 잘하여 간이식의 험난한 길을 가지 않게 하는 것이 현명한 처사일 것이다.

A형, B형 간염이나 C형 간염으로 인한 간질환은 감염성 질환이다. 이러한 감염성 질환은 척추 교정으로 치료가 된다고 하기가 어려운 것은 사실이다. 그

렇지만 원인을 알 수 없는 간담질환을 척추를 교정하면 확연히 좋아지는 것을 경험한다. 이때 문제가 되는 척추는 췌장질환과 비슷한 흉추 8, 9, 10번 부위인데 췌장질환은 척추가 왼쪽으로 약간 치우친 감이 있고 간담질환은 오른쪽으로 치우쳐서 변형이 온다. 실제로 척추 교정을 하면 높았던 간 수치가 정상적으로 떨어지면서 피로감이 많이 줄어드는데 이때 비만이나 콜레스테롤의 문제가 같이 호전이 되는 경우가 많다.

양방에서는 간에 조그마한 문제가 있으면 무조건 한약을 금기시한다. 그렇게 의사들에게서 티칭을 지속적으로 받은 환자들에게 한약을 권할 수도 없고 권하지도 않는다. 하지만 분명한 사실은 간질환에 효과적인 한약이 있다는 것이며 이는 앞으로 국가적인 시스템으로 검증을 받아서 많은 간질환자들에게 희망이 되었으면 하는 바람이다.

간 기능이 안 좋은 사람에게 흉추 8, 9, 10번을 교정하면 피로가 줄어들고 얼굴색이 환해지며 각종 검사 수치가 좋아지니 이 부위가 바로 간, 담, 췌장의 체절이 아닌가 싶다. 특히 간담도와 췌장에서 십이지장으로 가는 복잡한 구조도 흉추 8, 9, 10번의 지배를 받는데 이는 상하의 척추, 즉 흉추 6~7번과 흉추 11~12번까지 넓게 범위를 두고 살펴야 한다. 이곳의 변형을 잡으려면 요추 2~3번의 전만이 우선시 돼야 하는데 이는 골반이 하향 안정화가 되어야 이루어지는 것이다. 등이 굽은 상태에서 스트레스를 받으면 이 부위가 위험하다.

간, 담, 췌장의 부위이니 흉추 8, 9, 10번의 부위이다.

이 부위가 낮아지고 정상으로 가면 반드시 간, 담낭, 췌장의 기능이 향상되면서 밥맛이 돌고 소화 기능이 좋아지는데 단기간의 치료에도 효과는 있지만 일단 증상이 발현이 되었다면 장기적인 치료가 필요하다. 만약 이 부위에 암이라도 생길라치면 치료도 어렵고 또한 생존율도 다른 암에 비하여 떨어지는 것으로 알고 있다.

척추 교정을 통하여 몸이 가벼워지고 혈액 수치가 좋아진다는 것은 바로 깊은 병이 오기 전에 예방을 할 수 있는 것으로 생각된다. 아무리 사소한 병도 이미 생겼다면 치료하기가 어려운 법이다. 하물며 침묵의 장기라고 불리는 간으로 병이 왔다면 더욱 조심하여 대처를 해야 할 것이다.

척추 교정을 통하여 내 몸에 큰 무리가 가지 않고 병이 없어질 수만 있다면, 완치는 아니더라도 가벼워질 수만 있다면 정말로 좋은 치료방법이 아닌가?
척추 교정법이란 기존치료방법을 부정하지 않고 다만 척추를 바로 세워서 신경의 소통을 원활하게 하자는 법이다.
신경이 잘 통하면 혈액순환이 잘 되므로 각 장기 및 세포에 필요한 산소와 영양공급이 충분하게 되어 각 장기와 세포가 새로운 활력을 찾게 된다.
귀하디 귀한 하나뿐인 몸을 가지고 살아가는 이 세상 모든 아픈 사람들에게 이러한 방법도 있다는 것을 알리고 싶은 마음이다.

32. 안구건조증, 통증 (쇼그렌 증후군)

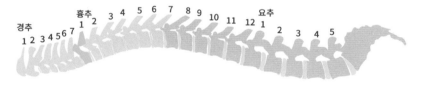

경추 1 2 3 4 5 6 7 흉추 1 2 3 4 5 6 7 8 9 10 11 12 요추 1 2 3 4 5

안구 건조증은 흉추 1번을 중심으로 경추 전체와 상부 흉추를 교정해야 한다

힘들지 않은 병이 어디 하나라도 있겠는가? 그중에서도 눈이 아프고 건조한 것은 정말 견디기 힘이 든다.

옛사람들의 말 중에 눈이 우리 몸이 쓰는 정기(精氣)의 반을 쓴다고 하였으니 실로 눈이 우리 신체에 미치는 영향은 지대하다. 눈이 충혈되고 뻑뻑하고 모래알이 들어간 느낌 등의 이물감이 있으며 때론 시리기도 하고 눈이 부셔서 눈을 뜨기도 힘들다.

눈이 마르고 아프며 대부분 머리가 맑지 못하고 두통까지 같이 온다.

예전에는 나이가 들어서 눈물의 양이 줄어들어서 온다고 보았으며 주로 노인들에게 나타나는 질병이었지만 요즘은 나이 불문하고 안구 건조증을 세 명 중 한 명이 호소한다고 하니 정말로 국민병이 되었다.

스마트폰, 컴퓨터, TV 등 이제는 없어서는 안 되는 문명의 이기가 눈의 건강을 직접적으로 위협하고 있음은 주지의 사실이다. 특히 눈이 쉬어야 할 야간에 스마트폰을 보고 컴퓨터 작업을 오래 하며 장기간 TV 시청을 하는 행동들은 눈에 치명적인 해로움을 줄 수밖에 없다. 그런데도 남녀노소 이러한 행동들이 점점 일반화가 되어 당연한 생활이 되어가니 정말로 큰 문제가 아닐 수 없다.

생각해 보자. 스마트폰, 컴퓨터, TV, 밤을 밝히는 조명기구 등 모두가 전기를 사용하고 전자파를 내뿜는다. 전기와 전자파는 가볍고 마르고 뜨거운 것이다. 한마디로 Dry 한 것이다. 그렇지 않아도 해가 떨어지고 어두워진 밤이 되면 낮에 힘들었던 눈은 시원하고 편안한 안식이 필요한데 다시 전기와 전자파를 대하니 마를 수밖에 없는 Dry Eye Syndrome(안구 건조증)이 내 몸에 찾아오는 것이다. 여름에는 에어컨, 겨울에는 히터 등 냉난방기의 영향도 있으며 항히스타민제나 신경안정제 등의 약제도 악화를 부채질한다. 인공눈물을 넣어보지만 그때뿐이고 장기간 사용 시 눈물의 양이 더 줄어든다는 부작용도 보고되고 있으니 불안한 마음뿐이다. 스테로이드도 단기간에는 효과가 있지만 장기적으로는 부작용이 점점 증가될 것이다.

자 그러면 어떻게 해야 내 소중한 눈을 부드럽고 촉촉하게 만들어 세상을 밝게 볼 수 있을까?

눈은 우리가 가지고 있는 신체기관 중 유일하게 뇌와 같은 혈관을 쓰고 있으며 유일하게 혈관을 직접 볼 수 있는 기관이다. 그러므로 눈이 피로하다는 것은 바로 뇌가 피로하다는 것이며 눈이 건조하다는 것은 바로 뇌가 혈액공급을 적게 받아 건조해져 있다는 말이 된다.

또한 눈이 충혈이 되어 있다는 것은 뇌의 혈관도 충혈이 되어 있다는 사실이 되니 뇌졸중의 위험이 항상 도사리고 있다는 말이 성립이 된다.

척추를 보고 말하자면 눈과 연관이 되는 척추는 바로 경추와 흉추 1번인데 거북목이나 일자 목인 경우가 많다. 반복하여 말하지만 경추의 문제는 바로 흉추의 문제에서 촉발되는 것이 대다수이다. 그러므로 눈의 건조함이나 이상은 경추와 흉추 1번을 살펴야 하는데 상부 흉추 즉 흉추 1번에서 7번까지를 정확하게 교정해야 한다. 경추와 상부 흉추를 교정하면 거의 눈이 시원해지고 밝아지는 느낌을 받는다. 이는 바로 뇌와 눈으로 혈액공급이 잘 되어 산소와 영양공급이 충분히 이루어진 결과물이라고 볼 수 있다.

또 한 가지 중요한 사실이 있다. 영양의 문제인데 뼛골이 빠지면 혈액의 양과 질이 줄어들고 약해지는 것은 자명한 이치이다.

눈과 뇌에서 쓰는 영양은 매우 정밀한 영양분을 쓴다. 바로 이 정밀한 영양분을 만드는 곳이 바로 골수이다. 골수가 건강해야 뇌와 눈이 건강해지는 것이다. 즉, 골수가 건강해야 건강한 혈액을 만들고 건강한 혈액은 충분한 산소와 풍부한 영양을 가지고 있으므로 세포와 장기에 활력을 불어 넣을 수 있는 것이다. 뼛골이 빠지면 혈액 및 림프의 부족 문제. 면역력 저하 문제, 호르몬 부족의 문제 등이 따라온다.

이때 문제가 되는 경추와 상부 흉추를 교정하여 신경이 잘 통하게 하면 혈액공급이 원활하게 되고 혈액이 잘 흐르게 되면 산소와 영양이 충분하게 공급이 되어 이러한 증상이 많이 개선이 된다.

요즈음 문제가 되는 쇼그렌 증후군도 마찬가지이다.

특히 40대 후반 이후 여성의 폐경기와 맞물려 급격한 진액 고갈로 인한 안구 및 구강건조증이 대표적인 문제가 되는데 최근에는 안구 건조증을 호소하는 젊은 여자분들 중에 쇼그렌 증후군을 진단받는 경우가 많아지고 있는 추세이다. 그만큼 요즘 젊은이들의 경추와 흉추의 변형이 심각해져가는 상황이다.

쇼그렌 증후군이 심해지면 내부 장기가 진액이 부족하여 점점 말라가는 안타깝고도 처절한 상황이 되는데 이는 자가 면역질환으로 인한 것으로 호르몬의 변화와 관계가 깊은 것으로 보이는 질병이다.

즉, 이 병을 잘 살펴보면 갱년기 이후 뼛골이 빠져서 오는 전형적인 증상임에 틀림이 없으며 골수의 기능과 밀접한 연관이 있다. 갱년기란 여자에게 있어 더 이상 자녀를 갖지 못하는 신체적인 변화이니 즐겁지만은 않은 상황인데 여기에 더하여 호르몬 부족으로 인한 몸의 안 좋은 변화를 감내하여야만 한다.

뼛골이 빠지면(골수의 기능이 약해지면) 혈액 및 림프 대사와 호르몬 대사가 약해질 수밖에 없는데 이는 우리 몸에서 진액이 다 말라가는 상황으로 이해하면 되겠다. 특히 일자 허리가 되어 위장이 약해지면서 영양분을 제대로 흡수 못 하고 굽어 있는 등뼈로 인하여 심폐기능도 약해지고 점점 더 골수가 약해져 가는 갱년기의 여자는 더욱더 위험한 상황에 빠질 수밖에 없는 것이다. 뼛골 즉 골수에서 혈액과 림프액을 만들어내고 있으며 호르몬 대사와도 깊게 연관되어 있다.

이는 바로 한의학에서 말하는 진액(津液)과 밀접한 관계가 있는데 이 진액이란 말은 혈액, 림프, 호르몬 등을 말함이고 안구 건조증이나 쇼그렌 증후군도 마찬가지로 이 진액의 부족으로 발병이 된다. 우리 몸에서 절대적으로 진액이 부족한 상태인 이러한 질병들은 진액을 채워줘야 근본적인 치료를 할 수가 있다. 아울러 골수를 채워주면서 눈을 편하게 하는 한약으로는 감국, 구기자 그리고 사물탕에 들어가는 당귀, 천궁, 백작약, 지황 이 네 가지 약물이 있다. 또한 육미지황탕이란 처방이 있는데 지황, 산수유, 산약, 백복령, 목단피, 택사로 이루어졌다. 이 처방은 척추가 좁아져 있으며 가골이 자라나 뼈가 딱딱하여 신경이 잘 통하지 않는 환자들에게 쓸 수 있는 처방인데 이 처방을 쓰면 뼈가 부드러워지고 가골이 빨리 없어진다.

이러한 한약은 수기(水氣), 즉 물기를 채워주는 기능을 가지고 있고 성호르몬을 향상시킨다고 하였는데 실제로 처방에 응용하여보면 발군의 효과를 보이는 처방들이다.

치료방법이 없다고 절망하지 말고 척추를 바로 세우고 눈에 필요한 영양과 산소를 공급하자. 점점 살아나는 강단이 있는 뼈로 인하여 기가 세지고 혈액순환이 활발하게 되니 밝고 촉촉한 눈과 딱딱하지 않고 부드럽고 귀한 내 몸을 만날 수 있을 것이다.

33. 탈모

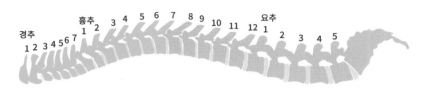

탈모는 경추와 상부 흉추를 살펴야 한다

현대인들에게 있어 탈모는 정말로 크나큰 고민임에 틀림없다. 심지어 10대 후반이나 20대 초반에도 탈모로 고민하는 사람들이 너무나 많아졌다.

요즘 왜 이리 탈모로 고생하는 사람들이 늘고 있는 것일까?

오래 앉아서 컴퓨터, 스마트폰을 보는 자세는 골반을 올라가게 만들고 등이 굽어지게 되며 일자 목, 역C자 목을 만든다. 이러한 자세와 함께 스트레스를 많이 받으면 척추는 더욱 꼬여지고 척추사이의 공간을 잃게 되므로 신경전달이 원활치 못하게 된다. 이렇게 되면 두피에 혈액 공급이 안 되어 머리카락이 필요로 하는 산소와 영양이 부족해서 탈모가 오는 것임을 우리는 간과하고 있다. 이는 기운과 피가 부족하여 오는 것으로 이전에는 노약자들의 문제였지만 지금은 젊은 사람들도 피해갈 수 없는 상황이 되었다.

또 하나의 원인은 탈모가 진행되기 전 가려움증과 비듬이 많이 생기는 과정을 겪게 되는데 이는 바로 열증으로 오는 것을 알 수가 있다. 머리 쪽으로 뜨는 열증은 경추와 상부 흉추가 막혀서 뇌의 전기신호가 아래로 내려가지 못하고 위로 치받혀 올라오는 상태로 보아야 한다. 탈모는 유전적인 성향이 강하지만 경추와 상부 흉추를 바로 잡아 신경을 잘 흐르게 하여 혈액 순환이 잘 되게 해야 한다. 그렇게 되면 두피가 시원해지며 탈모에 효과를 볼 수 있다.

필자도 유전적으로 머리가 많이 빠지고 있다.

10년 전부터 갑자기 빠지기 시작하여 고민을 거듭한 후 약 6년 전 한방샴푸를 개발하여 꾸준히 쓰면서 관리를 하고 있다. 동의 보감에 나오는 누렇고 건조한 모발을 검고 윤택하게 만든다는 국화산이라는 처방에 현대인들의 열을 식힐 수 있는 한약재를 첨가하고 천연성분으로 샴푸를 제조하여 특허(특허 제10-1544182 호)를 받았다. 이는 두피의 청결 뿐만 아니라 항염증 작용과 생기 없는 모발에 생명력을 키워 혈액순환 촉진작용, 향진균작용, 비듬과 가려움증을 예방한다. 꾸준한 사용 결과 서서히 빠지는 머리카락은 어찌할 수가 없지만 확연히 빠지는 속도는 줄었으며 심하였던 비듬과 가려움증은 거의 없어졌다.

탈모는 척추를 반듯이 하여 신경전달이 잘 되게 하여야 한다. 그러면 두피에 산소와 영양공급이 충분하게 이루어져 탈모를 지연시키고 예방할 수 있을 것이다. 또한 기운과 피가 부족해져서 오는 탈모는 기혈을 보강해주고 열이 너무 많아서 오는 탈모는 두피를 시원하게 해주는 한약을 복용한다면 많은 도움이 될 것이다.

마지막 장

바른 척추는
바른 몸과 맑은 정신을 만든다

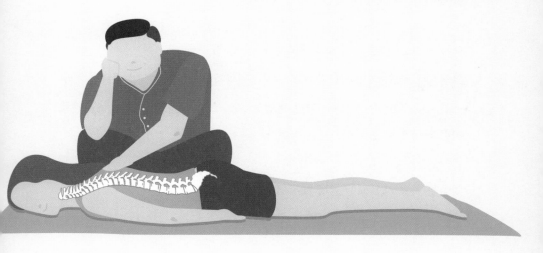

바른 척추는 바른 마음의 시작이다

이상과 같이 임상 경험상 척추와 관련이 깊은 통증과 질병을 간단하게 살펴 보았다. 다른 여러가지 치료법으로 효과가 없거나 적을 시에 척추를 바로 하면 효과가 나타나고 근본적인 치료가 되는 것을 많이 경험하였다.

전상(前相)**이 불여**(不如) **후상**(後相)
후상(後相)**이 불여**(不如) **심상**(心相) 이라 하였다.

옛말에 사람은 모름지기 앞모습보다 뒷모습이 좋아야 한다고 하였다. 앞모습은 꾸밀 수가 있으나 뒷모습만큼은 꾸밀 수 없다고 하였는데 바로 이 뒷모습이 척추의 모습이다. 우리가 척추를 바르게 세우는 것은 건강을 바르게 세우는 것이다. 바른 척추는 바른 마음을 가지는 데에 큰 틀을 만들어 줄 것이다.

항상 이야기 하지만 이 방법만이 전부는 아니다. 기존의 치료 방법으로 효과를 보는 상황에서는 환자들에게는 절실하지 않을 것이며 이 치료법을 무조건으로 권할 수는 없다. 다만 병명도 모르고 고통에 헤메이는 분들에게 이런 길이 있음을 알려드리는 바이다.

척추를 바로 세우고 뼛골을 채우면
내몸이 바로서고 정신이 맑아질 것이다.

| 맺는 글 |

　노르웨이의 수도 오슬로에 가면 세계적인 조각가 구스타프 비겔란드의 인생을 주제로 한 조각공원이 있는데 돌과 청동으로 인간의 생로병사가 잘 표현이 되어 있다. 척추를 매일 생각하는 필자가 그 곳에서 조각작품을 감상하다보니 인생에 있어 생로병사의 주체는 역시 척추임을 새삼 느낄 수가 있었다. 그도 아마 인생을 놓고 조각 작품을 고민할 때 척추를 항상 생각하고 조각 작품을 만들지 않았나 생각이 들었다. 또한 무려 천삼백억 원에 낙찰되었다는 뭉크의 절규란 작품도 공황장애를 앓았던 뭉크 자신의 모습을 표현한 것으로 알고 있다. 그 작품을 보면 척추의 상태가 온전한 것이 아님을 한눈에 알 수가 있으며 공황장애의 상태를 온 몸으로 표현하고 있다.

　가전제품의 대명사였던 일제의 소니와 파나소닉을 제치고 삼성과 LG가 글로벌한 선두가 되어 있음을 국내에서보단 해외에 나가면 실감할 수가 있다. 아무리 좋은 제품이라도 시대의 정신을 따라가지 못하면 도태되고 만다는 진리 앞에 우리는 서있다. 그런 시대의 정신을 선도하고 앞서 나가는 우리 국민들이 자랑스럽고 대한민국의 위대함을 새삼 느낀다.

세상은 빠르게 변하고 있다.

생활습관의 변화, 식습관의 변화로 인하여 우리 몸도, 골반과 척추도 시대의 흐름에 따라 빠르게 변하고 있는 실정이다. 동의보감이라는 위대한 책도 400여 년의 세월이 흘렀다. 필자도 많은 환자를 이 책의 도움을 받아 치료했고 또한 좋은 결과를 얻고 있다.

하지만 최근 현대인들의 복잡한 질병과 통증의 양태를 400년 전으로 돌려 치료하기엔 무리가 따르며 척추의 변형으로 인한 통증과 질병의 급격한 변화의 조짐이 감지되는 상황임을 뼈저리게 느끼고 있다.

척추동물인 인간은 척추를 간과해서는 통증과 질병에서 자유스러울 수가 없다. 동의보감을 지으신 허준선생의 시대에는 골반과 척추의 문제가 드물었다고 보아야 한다. 현대인들의 생활상태와는 다르게 그때의 생활상태는 골반과 척추의 변형을 크게 초래하지 않았던 것으로 생각된다.

하지만 오랫동안 앉아서 컴퓨터, 스마트폰을 사용하는 현대인들은 골반이 올라가고 척추의 균형에 필요한 근육의 양은 점차로 줄어들어 척추의 변형이 심각하게 온다. 이렇게 변형이 된 척추를 교정하지 않고서는 현대인들의 통증과 질병을 해결하기가 어렵다.

골반을 내리고 척추의 공간을 확보하여 신경을 잘 통하게 하면 신경의 압박으로 인한 통증이 없어지며 혈액순환이 잘 되어 각 조직과 세포에 산소와 영양공급이 잘 이루어지므로 지긋지긋한 통증과 질병의 굴레에서 벗어날 수 있다. 물론 이 방법만이 모든 질병과 통증을 치료할 수 있는 것은 아니다. 또한 이 방법만이 모든 환자를 치료할 수 있다는 것은 더욱 아니다.

다만 온갖 치료에도 효과가 없고 원인도 모르는 통증과 질병이 있다면 한 번쯤은 골반과 척추의 구조에 관심을 가졌으면 하는 바람에서 한없이 부족하고 짧은 지식이지만 용기를 내어서 이 책을 출간한다.

앞으로 많은 의료인들이 이 방법을 익혀 고통 받는 환자에게 큰 도움을 주었으면 좋겠다. 또한 이 교정기술이 전 세계로 당당히 퍼져나가 원인을 알 수 없는 통증과 질병에 고통 받는 세계인들에게 크나큰 복음이 되기를 간절히 바란다.

그동안 치료를 하면서 만난 모든 환자의 골반과 척추가 바로 교과서였으며 공부의 길잡이가 되었다. 술기가 섬세하고 정확하지가 못하여 오해와 불신을 일으키게 한 환자분들에게 심심한 위로의 마음을 전한다. 또한 척추의 변형과 치료과정을 정확하게 알 수 있게 해준, 힘들어도 끝까지 치료에 따라준 환자분들에게 깊은 감사의 인사를 드린다.

나를 낳아주시고 길러주셨으며 항상 큰 믿음을 주시는 어머니 강양길 여사께 지면을 빌어 감사함을 전한다. 그동안 힘든 상황에도 불구하고 묵묵히 옆을 지켜주며 현명한 지혜를 주는 아내 숙경에게 고마움을 전하고 싶다. 그리고 교정을 맡아준 큰딸 소은이와 책을 디자인하고 삽화를 그려준 둘째딸 소현이에게 큰 박수를 보낸다. 또한 홀로 글을 쓰는 새벽 나에게 다가와 재롱을 피우던 강아지 남순이는 작은 위로가 되었다.

끝으로 부족한 책을 끝까지 정독하고 추천사를 써주신 정헌영 학장님과 정현택 교수님 그리고 친구 전병하 변호사에게 깊은 감사를 드린다.

2017년 11월 어느 날

박진영